PET/CT

图谱

主　编　赵晋华

副主编　邢　岩　宋建华

人民卫生出版社

图书在版编目（CIP）数据

PET/CT 图谱 / 赵晋华主编 .— 北京：人民卫生出版社，2019

ISBN 978-7-117-28305-2

Ⅰ.①P… Ⅱ.①赵… Ⅲ.①计算机 X 线扫描体层摄影—图谱 Ⅳ.① R814.42-64

中国版本图书馆 CIP 数据核字（2019）第 050859 号

| 人卫智网 | www.ipmph.com | 医学教育、学术、考试、健康，购书智慧智能综合服务平台 |
| 人卫官网 | www.pmph.com | 人卫官方资讯发布平台 |

PET/CT 图谱

主　　编：赵晋华

出版发行：人民卫生出版社（中继线 010-59780011）

地　　址：北京市朝阳区潘家园南里 19 号

邮　　编：100021

E - mail：pmph @ pmph.com

购书热线：010-59787592　010-59787584　010-65264830

印　　刷：北京盛通印刷股份有限公司

经　　销：新华书店

开　　本：889×1194　1/16　　印张：17

字　　数：502 千字

版　　次：2019 年 4 月第 1 版　2019 年 4 月第 1 版第 1 次印刷

标准书号：ISBN 978-7-117-28305-2

定　　价：218.00 元

打击盗版举报电话：010-59787491　E-mail：WQ @ pmph.com

（凡属印装质量问题请与本社市场营销中心联系退换）

编者名单

（以姓氏汉语拼音为序）

陈 香　上海市第一人民医院

韩 磊　上海市第一人民医院

刘长存　上海市第一人民医院

吕 靖　复旦大学附属中山医院

乔文礼　上海市第一人民医院

宋建华　上海市第一人民医院

孙 娜　上海市第一人民医院

孙一文　南京鼓楼医院

汪太松　上海市第一人民医院

吴 珊　上海市第一人民医院

邢 岩　上海市第一人民医院

赵晋华　上海市第一人民医院

PET/CT

主编简介

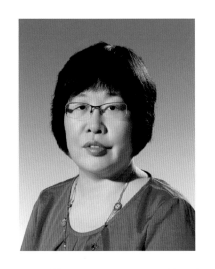

赵晋华

教授、主任医师、博士生导师，上海市第一人民医院核医学科主任。

现任中华医学会核医学分会第 11 届委员会实验核医学学组副组长，上海市核学会临床核医学专业委员会主任委员，上海市医学会核医学专业委员会副主任委员，《肿瘤影像学》杂志常务编委，《中华核医学与分子影像杂志》编委等。历任中华医学会核医学分会第 8~10 届委员会委员暨第 8 届委员会肿瘤学组副组长、第 9~10 届委员会 PET 学组副组长、第 10 届委员会淋巴瘤 PET/CT 工作委员会主任委员，中国女医师协会影像医学专业委员会副主任委员。

主要研究方向为：PET/CT 显像在肿瘤治疗决策中的应用，脑胶质瘤 ^{131}I-BMK CT 分子影像学与靶向治疗研究。承担国家自然科学基金委员会、上海市科学技术委员会等组织的多项国家级及省部级科研课题，发表多篇 SCI 及核心期刊论文，牵头撰写《淋巴瘤 PET/CT 临床应用指南》，主编《淋巴瘤 PET/CT 影像学》，在国际会议和全国性学术会议、学习班多次进行 PET/CT 在淋巴瘤、肺癌、肾癌治疗决策中应用的演讲。2013—2018 年连续 6 年举办国家级继续教育学习班"PET/CT 与 PET/MRI 评价肿瘤治疗效果和预后评估"。指导培养博士、硕士研究生 20 余名。

融合影像诊断利器 PET/CT 应用于临床十几年来，其对恶性肿瘤的早期发现、临床分期、疗效判断及预后评估的重要作用日益得到认可和接受，已逐渐成为肿瘤诊疗中不可缺少的常规性评价手段，也促进了其在全国各地三级医院及影像中心的快速普及。

上海市第一人民医院是国内 PET/CT 装机较早的医院之一，自 2007 年初装机至今，已历时 12 年，我们积累了大量的 PET/CT 病例资料，不仅有常见病、多发病的病例，还有珍贵的少见甚至罕见病例。我们的医生团队是一支年轻的、积极向上的、不断壮大的团队，所有成员均有博士或硕士学位，有着扎实的影像知识和丰富的科研经历，科室医、教、研各项工作有序展开并取得丰硕成果。子曰："温故而知新，可以为师矣。"为了温习和总结过去的经验教训，以便更好地学习新知识和更顺利地应对今后的工作，也为了充分发掘和利用过去 12 年来积累的病例宝藏，我们在繁忙的工作之余认真搜集过去积累下来的病理结果明确的病例进行分类整理，并按不同系统精心挑选部分典型的、少见的、疑难的病例图片编撰成此图谱。

本图谱共收集病例 150 余例，病例以恶性肿瘤病例为主，包括各系统恶性肿瘤的诊断、分期和疗效判断等相关病例，同时收录一些需要和恶性肿瘤鉴别的良性肿瘤、肿瘤样病变、炎性或感染性病变，在囊括常见病、多发病典型病例的基础上也尽可能多地收集一些疑难的、少见的病例。病例内容含有翔实的相关病史、检验结果和影像解读，除病灶 PET/CT 图片之外，还尽可能提供相关的 CT 增强和 MRI 等影像图片，并对图中病灶做出精准的影像描述。由于篇幅的限制，我们在点评中尽量精简而有针对性，比如对病变的介绍突出有意义的病理、分类分型等，影像诊断和鉴别诊断分析突出病变的影像特点和分析思路。

本图谱编写强调科学性、实用性和可读性，在病例编排上尽量兼顾常见和少见、典型和疑难；在病灶描述上力求准确、规范；点评上做到清晰简洁、言之有据，编写内容紧扣临床需求，可作为广大核医学科、影像科、肿瘤科、血液科等相关学科医生、研究生临床工作的指导用书。

赵晋华

2018 年 12 月 20 日

目 录

PET/CT

血液系统

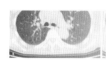 ## 第1节 特殊部位淋巴瘤

一、眼眶黏膜相关淋巴组织淋巴瘤术后

患者女性，56岁。

【简要病史】患者行"右眼眶肿物摘除术"，术后病理示黏膜相关淋巴组织（mucosa-associated lymphoid tissue，MALT）淋巴瘤。术后3周行PET/CT检查监测有无残余病灶。

【PET/CT图像分析】右眼眶内下侧肌锥外软组织结节影，大小约2.7cm×1.4cm，边界稍模糊，累及右鼻翼，放射性分布增高，最大标准摄取值（maximum standardized uptake value，SUVmax）为8.2，考虑为淋巴瘤术后残留病灶（图1-1-1）。

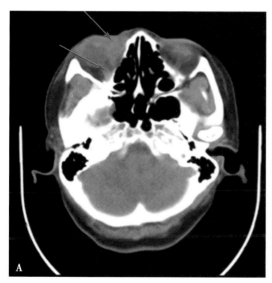 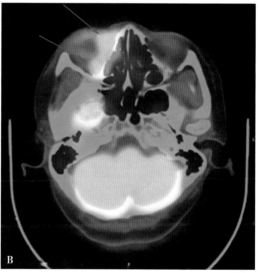

图1-1-1　眼眶黏膜相关淋巴组织淋巴瘤 ^{18}F-FDG PET/CT 图像

A. CT横断位图示右眼眶内下侧肌锥外软组织结节影，累及右鼻翼（箭头）； B. PET/CT横断位图示右眼眶内下侧软组织结节影，累及右鼻翼，葡萄糖代谢异常增高（箭头）

点评

淋巴瘤多发生在全身的淋巴结和肝脾内，但在淋巴结外的淋巴网状组织或非淋巴网状组织内也可发生。原发于眼眶内的恶性淋巴瘤属于腺外淋巴瘤，其可能源于眶内淋巴组织的胚胎残余，或与眼的前驱的炎性病变使眶内获得血液来源的淋巴组织有关。眼眶淋巴瘤分类复杂，以 MALT 淋巴瘤最为多见，约占 71.4%。眼眶 MALT 淋巴瘤在未出现转移前可以采取手术切除辅以局部放疗进行治疗，最终达到完全缓解。但眼眶 MALT 淋巴瘤因发病部位特殊，常难以切除干净，最终导致复发。18F-FDG PET/CT 目前已被认为可用于非胃 MALT 淋巴瘤的诊断和分期。本例患者在眼眶 MALT 淋巴瘤术后行 PET/CT 检查发现右眼眶内下侧结节，呈葡萄糖高代谢病灶，考虑为手术残余，可行放疗或二次手术治疗。

二、结外 NK/T 细胞淋巴瘤，鼻型

患者男性，65 岁。

【简要病史】鼻塞伴低热、盗汗 2 个月余。

【PET/CT 图像分析】右侧鼻翼肿胀，右侧鼻腔前份内软组织密度填塞影，局部放射性分布增高，范围约 2.5cm×1.5cm，SUVmax 约 6.6；鼻中隔中后份局部软组织增厚，呈结节样放射性分布增高，直径约 0.8cm，SUVmax 约 6.9（图 1-1-2）。

【手术所见】该患者接受了右鼻腔肿块活检术。

【组织病理学】结外 NK/T 细胞淋巴瘤，鼻型。免疫组化结果：AE1/AE3（-），CD20（-），CD79α（-），CD3（+），CD56（+），CD5（少量+），CD2（+），Ki-67（+60%），TIA-1（+），Perforin（+），GranzymeB（+），CD43（+）。

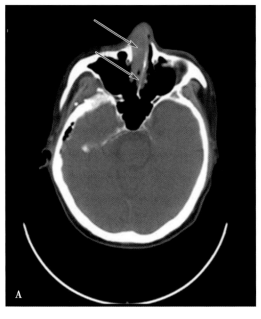
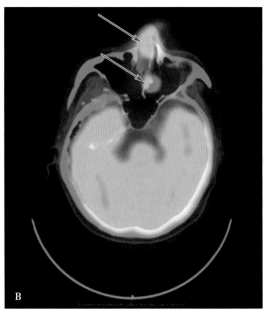

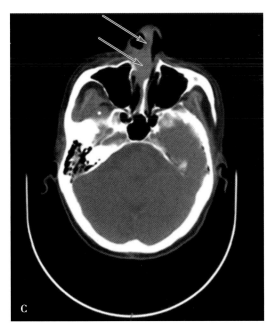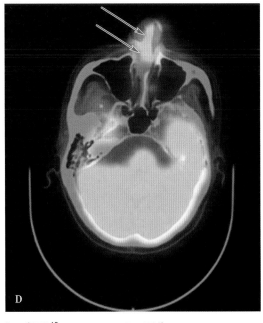

图 1-1-2 结外 NK/T 细胞淋巴瘤，鼻型 ^{18}F-FDG PET/CT 图像

A. CT 横断位图示右鼻腔前份软组织密度填塞影（箭头）；B. PET/CT 横断位图示右鼻腔前份软组织密度填塞影，葡萄糖代谢异常增高；C. CT 横断位图示鼻中隔中后份局部软组织增厚（箭头）；D. PET/CT 横断位图示鼻中隔中后份局部软组织增厚，代谢异常增高（箭头）

点评

　　结外 NK/T 细胞淋巴瘤，鼻型（extranodal natural killer/T-cell lymphoma, nasal type, ENKTL）是目前我国最常见的 T 细胞淋巴瘤，约占所有 T 细胞淋巴瘤的 48%。ENKTL 根据原发部位不同可分为鼻腔型和鼻外型。多数 ENKTL 患者早期症状不典型，病变部位较深且隐蔽，CT 扫描和 MRI 检查均无特异性改变，易造成漏诊和误诊。ENKTL 病灶对 ^{18}F-FDG 呈相对高摄取，已有研究表明 PET/CT 检查在 ENKTL 诊断、分期等方面均具有较高的临床价值，尤其在 ENKTL 的结内和结外病变检查方面，灵敏度和准确度均明显优于传统影像学方法。本例患者经 PET/CT 扫描发现病灶在右侧鼻腔和鼻中隔后份，代谢异常升高，符合 ENKTL 鼻腔型表现。

三、结外 NK/T 细胞淋巴瘤

患者女性，45 岁。

【简要病史】患者 2 个月前出现右下牙龈肿痛伴溃烂，抗感染治疗后未见好转，于当地医院行右下牙龈肿物活检术，病理示右下后牙送检大部分组织呈变性坏死状，局部组织中性白细胞、淋巴细胞浸润。1 个月前患者发现上门牙处牙龈亦开始肿痛、糜烂，遂于医院就诊行前上牙龈、右下后牙龈肿物切取活检术，病理示病变符合结外 NK/T 细胞淋巴瘤。免疫组化：CD3（＋），CD20（－），CD56（＋），Ki-67（70%＋），AE1/AE3（－），GB（＋），Perforin（＋），TIA-1（＋）；分子检测 EBER 部分肿瘤细胞（＋）。为进一步评估病情，行 PET/CT 检查。

【PET/CT 图像分析】前上牙龈条片状软组织肿块影，大小约 3.3cm×1.5cm，放射性分布增高，SUVmax 约 12.9，邻近牙槽骨质未见明显破坏征象；右下牙龈条片状软组织肿块影，密度欠均匀，大小约 1.6cm×3.6cm，放射性分布增高，SUVmax 约 12.0，右下后一枚牙齿缺失（图 1-1-3）。

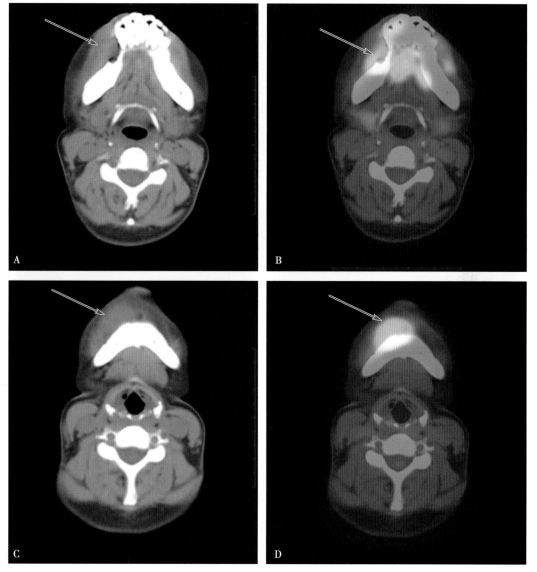

图 1-1-3 结外 NK/T 细胞淋巴瘤 ^{18}F-FDG 图像

A. CT 横断位图示前上牙龈条片状软组织肿块影（箭头）；B. PET/CT 横断位图示前上牙龈条片状软组织肿块影，葡萄糖代谢异常增高（箭头）；C. CT 横断位图示右下后牙龈条片状软组织肿块影（箭头）；D. PET/CT 横断位图示右下后牙龈条片状软组织肿块影，葡萄糖代谢异常增高（箭头）

点评

　　原发于口腔的淋巴瘤较为少见，约占所有淋巴瘤的 1%。而以牙龈病变为首发症状的淋巴瘤则更为罕见。首发的牙龈病变初始多表现为出血、疼痛、溃烂等，易被误诊或漏诊。目前已报道的原发于牙龈的淋巴瘤中以弥漫大 B 细胞性淋巴瘤（diffuse large B-cell lymphoma，DLBCL）最为多见。目前原发于牙龈的淋巴瘤最主要的诊断方法为活检病理，但在活检时，须注意避开坏死溃疡和感染病变区并切取足够大的组织，以提高活检准确率。本例患者在初次活检时因选取组织不当造成误诊，二次活检后方确诊为结外 NK/T 细胞淋巴瘤。结外 NK/T 细胞淋巴瘤对 ^{18}F-FDG 呈高摄取，PET/CT 检查已被证实可提高其隐匿性病灶的检出率，在其诊断和最初分期方面均具有较高的临床价值。本例患者在确诊结外 NK/T 细胞淋巴瘤后行 PET/CT 检查进行分期，结果表明病灶仅累及牙龈部位，尚未波及全身。

四、脾脏弥漫大 B 细胞性淋巴瘤

患者男性，55 岁。

【简要病史】反复发热 1 个月，抗感染治疗后症状无明显改善。

【PET/CT 图像分析】脾大伴葡萄糖代谢增高，考虑血液系统疾病可能大，脾脏后份略低密度影伴葡萄糖代谢相对减低，考虑梗死灶可能性大。口底左前份局部葡萄糖代谢增高区，考虑良性病变可能大（图 1-1-4A~ 图 1-1-4E）。

【其他影像学检查】上腹部 MRI 提示脾大，脾脏下份信号异常（图 1-1-4F，图 1-1-4G），脾梗死？

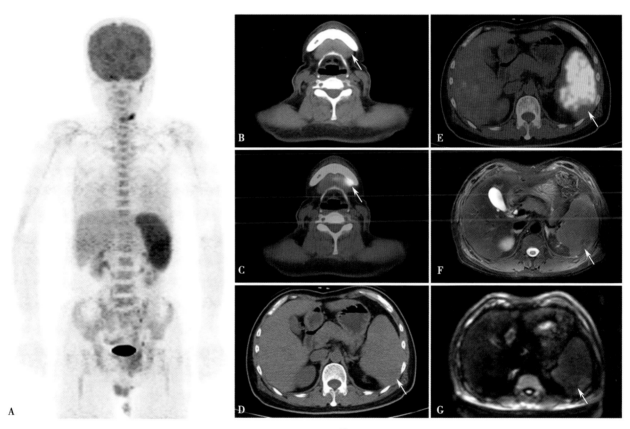

图 1-1-4　脾脏弥漫大 B 细胞性淋巴瘤 ^{18}F-FDG PET/CT 与 MRI 图像

A. ^{18}F-FDG PET 全身 MIP 图像；B. CT 横断位图示口底偏左前份局部略低密度影（箭头）；C. PET/CT 横断位图示口底偏左前份代谢增高区（箭头）；D. CT 横断位图示脾大，脾脏后份略低密度影（箭头）；E. PET/CT 横断位图示脾大伴代谢增高，脾脏后份略低密度影伴代谢相对减低（箭头）；F、G. MRI（T$_2$WI 和 DWI）横断位图示脾大，脾下份楔形低信号影（箭头）

【组织病理学】腹腔镜下行脾切除术，病理提示 DLBCL，弥漫累及红髓，伴梗死；免疫组化提示非生发中心细胞样亚型。免疫组化结果：Ki-67（80% +），CD3（-），CD5（-），CD10（-），CD23（-），CD20（+），CD79α（+），CD4（-），CD8（-），CD56（-），CyclinD-1（-），Bcl-2（+），Bcl-6（-），Mum-1（+/-），TDT（-），PAX-5（-），SOX11（-）。

点评

淋巴瘤是脾脏最常见的恶性肿瘤，分为原发性和继发性，原发性少见。原发性脾淋巴瘤男性发病率略高于女性，年龄多大于 50 岁，左上腹疼痛及肿块是最常见的症状，部分患者伴有发热，浅表淋巴结多无异常。脾原发性霍奇金淋巴瘤（Hodgkin's lymphoma，HL）极少见，脾非霍奇金淋巴瘤（non-Hodgkin's lymphoma，NHL）大多数为 B 细胞来源。大部分脾淋巴瘤 CT 图像上表现为低密度，弥漫浸润时可导致漏诊，融合 PET 图像可显示病灶。均质性脾脏增大是脾脏淋巴瘤受累最常见的形式，其次是多发弥漫局灶性结节（<0.5cm），然后才是多发结节和肿块（2~10cm）和单发肿块（7~14cm）。脾淋巴瘤治疗以手术切除为主要手段。

五、肾上腺继发性弥漫大 B 细胞淋巴瘤

患者男性，53 岁。

【简要病史】1 个月前无明显诱因出现发热伴皮肤色素沉着，伴有畏寒，体温最高达 40℃，全身皮肤、牙龈、乳晕色素沉着，体重下降 13kg。发现双侧肾上腺占位，为明确肾上腺占位性质及是否伴有其他部位受累，行 PET/CT 检查。

【实验室检查】血儿茶酚胺水平下降（8：00 183nmol/L，16：00 160nmol/L，24：00 158nmol/L），促肾上腺皮质激素升高（8：00 116pmol/L，16：00 92.4pmol/L，24：00 32.9pmol/L）；血常规：血红蛋白 86g/L↓；血细胞计数下降：$2.86×10^{12}$/L↓；生化全套：乳酸脱氢酶 412U/L↑，白蛋白 29.5g/L↓。红细胞沉降率 86mm/h↑。

【其他影像学检查】肾上腺 CT 平扫示：双肾上腺占位，结核？转移瘤？腹膜后多发肿大淋巴结。

【PET/CT 图像分析】双侧肾上腺区软组织密度占位，大者约 10.6cm×5.3cm，边界欠清，密度不均，病灶中心可见低密度影，实性部分 FDG 摄取增高，SUVmax 约 25.3；另可见左肺门、腹腔腹膜后多发肿大淋巴结 FDG 摄取不同程度增高，右心房内及盆腔肠管结节状 FDG 摄取增高灶（图 1-1-5）。

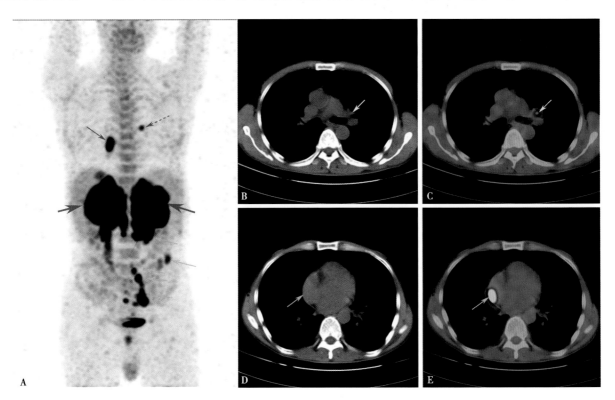

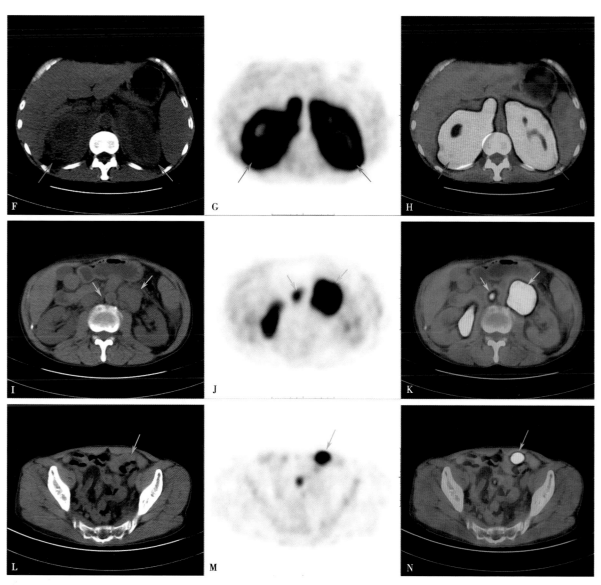

图1-1-5　肾上腺继发性弥漫大B细胞淋巴瘤 ^{18}F-FDG PET/CT 图像

A. ^{18}F-FDG PET全身MIP图像，可见左肺门（红色虚线箭头）、右心房（红色细箭头）、双肾上腺（红色粗箭头）及腹盆部（橙色箭头）多发结节状及团块状异常FDG浓聚影；B. CT横断位图示左肺门小淋巴结（箭头）；C. PET/CT横断位图示左肺门小淋巴结代谢增高（箭头）；D. CT横断位图示右心房未见异常密度影（箭头）；E. PET/CT横断位图示右心房代谢异常增高灶（箭头）；F. CT横断位图示双肾上腺占位（箭头）；G、H. PET及PET/CT横断位图示双肾上腺占位，代谢增高（箭头）；I. CT横断位图示腹膜后大小不等淋巴结（箭头）；J、K. PET及PET/CT横断位图示腹膜后大小不等淋巴结代谢增高（箭头）；L. CT横断位图示盆腔肠管未见异常密度影或肠壁增厚（箭头）；M、N. PET及PET/CT横断位图示盆腔肠管结节状代谢增高灶（箭头）

【诊疗经过】予糖皮质激素替代治疗后行B超引导下左肾上腺穿刺活检，病理确诊为B细胞淋巴瘤，后予EPOCH方案化疗。

【组织病理学】高级别侵袭性B细胞淋巴瘤，倾向DLBCL，非生发中心起源。免疫组化：肿瘤细胞表达CD20（+++），CD79α（++），CD3（-），Ki-67约90%（+），CD10（-），Bcl-6（+），Mum-1约30%（+），CD5（-），CD30（+），Bcl-2（+），MYC约30%（+），CK（-），Syn（-），CgA（-）。

点评

　　肾上腺淋巴瘤可分为原发性与继发性，其中继发性约占所有 NHL 的 25%，原发性肾上腺淋巴瘤十分罕见。原发性肾上腺淋巴瘤须符合以下标准：①双侧或单侧肾上腺淋巴瘤不伴有淋巴结肿大、无同细胞型白血病和结外器官受累；②随访 6 个月未见其他部位转移征象。^{18}F-FDG PET/CT 显像的优势在于可以同时探查有无淋巴结以及其他器官受累，鉴别原发性与继发性肾上腺淋巴瘤，并进行准确分期。该病例的 PET/CT 示，除双肾上腺病灶外，尚存在多组淋巴结及结外器官受累，符合继发性肾上腺淋巴瘤的诊断。肾上腺淋巴瘤以 DLBCL 最为多见，临床症状可表现为腹痛、腹胀及淋巴瘤 B 症状，亦可出现肾上腺功能受损的临床表现。肾上腺淋巴瘤多见双侧受累，影像表现为肾上腺软组织肿块、结节或肾上腺增粗，肿块多较大，密度均匀，但亦可出现囊变、坏死，少见出血及钙化；PET 多表现为 FDG 高度浓聚。

六、前驱 T 淋巴母细胞白血病／淋巴瘤

患者女性，20 岁。

【简要病史】胸闷、气促不适，发现双侧颈部包块，直径 1~2cm，无发热、盗汗、消瘦等不适。胸部 CT 提示胸腔积液、心包积液。行左侧颈部淋巴结活检，病理提示 T 细胞白血病／淋巴瘤，倾向于前驱 T 淋巴母细胞白血病／淋巴瘤。骨髓病理示淋巴瘤侵犯骨髓。化疗 9 个疗程后复查。

【PET/CT 图像分析】淋巴瘤化疗后，左颌下、双颈部、双内乳、腹膜后、左髂血管旁、左腹股沟多发淋巴结肿大，其中左颌下淋巴结代谢较高，SUVmax 约 7.2；双侧颈丛、左臂丛、胸、腰部脊髓及腰骶部神经丛部分粗大，代谢增高，SUVmax 为 6.9，位于腰部脊髓；胸腺结节、右乳腺结节、右附件及会阴皮下肿块，代谢增高，SUVmax 为 8.7，位于右侧附件肿块；均考虑淋巴瘤浸润病灶（图 1-1-6）。

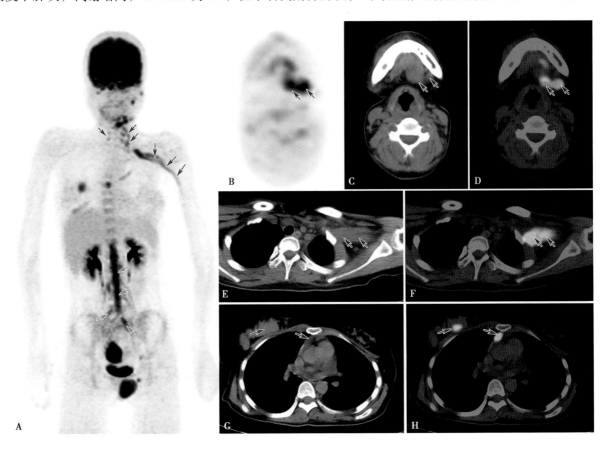

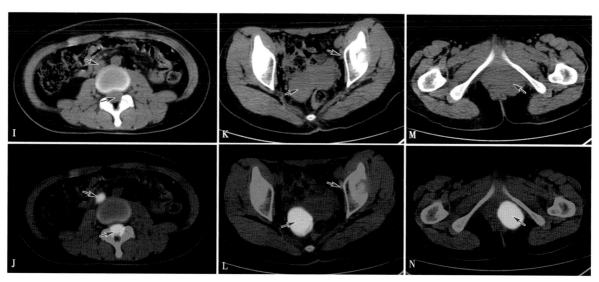

图 1-1-6 前驱 T 淋巴母细胞白血病 / 淋巴瘤 ^{18}F-FDG PET/CT 图像

A. ^{18}F-FDG PET 全身 MIP 图像，可见双侧颈丛神经代谢增高（红色箭头）、左侧臂丛神经代谢增高（蓝色箭头）和腰部脊髓及腰骶部神经丛代谢增高（绿色箭头）；B. PET 横断位图示左颌下多发代谢增高区（箭头）；C. CT 横断位图示左颌下多发淋巴结肿大（箭头）；D. PET/CT 横断位图示左颌下多发淋巴结肿大，代谢异常增高（箭头）；E. CT 横断位图示左侧臂丛神经粗大（箭头）；F. PET/CT 横断位图示左侧臂丛神经粗大，代谢异常增高（箭头）；G. CT 横断位图示右侧内乳淋巴结肿大（红色箭头），右侧乳腺结节（蓝色箭头）；H. PET/CT 横断位图示右侧内乳淋巴结肿大（红色箭头），右侧乳腺结节（蓝色箭头），代谢异常增高；I. CT 横断位图示腹膜后淋巴结（红色箭头），腰部脊髓增粗（蓝色箭头）；J. PET/CT 横断位图示腹膜后淋巴结（红色箭头），腰部脊髓增粗（蓝色箭头），代谢异常增高；K. CT 横断位图示左侧髂血管旁淋巴结（红色箭头），右附件肿块（蓝色箭头）；L. PET/CT 横断位图示左侧髂血管旁淋巴结（红色箭头），右附件肿块（蓝色箭头），代谢异常增高；M. CT 横断位图示会阴皮下肿块（箭头）；N. PET/CT 横断位图示会阴皮下肿块，代谢异常增高（箭头）

【骨髓活检】PET/CT 显像前 1 天复查，考虑 T 淋巴母细胞淋巴瘤累及骨髓。

 点评

　　T 淋巴母细胞白血病 / 淋巴瘤属于 NHL，是一类少见的、来源于不成熟前驱淋巴细胞的高侵袭性恶性肿瘤，好发于儿童和青年人，男女之比约为 2∶1。常表现为原发胸腺、淋巴结和结外器官受累，或累及骨髓和外周血，恶性程度高，复发率高，预后差。

　　神经淋巴瘤病（neurolymphomatosis，NL）是淋巴瘤浸润周围神经系统，包括脑神经、周围神经、神经根及神经丛。淋巴瘤累及周围神经系统相对少见，常见于 DLBCL，T 细胞性或 NK 细胞性少见。NL 也可以是淋巴瘤全身表现的一种，此患者的 PET/CT 除了发现多发周围神经累及外，还探查到多发淋巴结及其他结外器官的病灶，此外，骨髓活检还提示淋巴瘤侵犯骨髓。

　　2013 年瑞士卢加诺（Lugano）举行的国际恶性淋巴瘤会议专家共识和淋巴瘤 ^{18}F-FDG PET/CT 显像临床应用指南（2016 版）指出，^{18}F-FDG PET 显像可以代替 HL 及部分 DLBCL 患者的骨髓活检。本例患者 ^{18}F-FDG PET/CT 显像没有提示骨髓活检发现的浸润。

七、淋巴瘤相关嗜血细胞综合征

患者男性，62 岁。

【简要病史】反复发热 1 个月余，发现血小板减少 4 天，体温最高达 39℃，无寒战、盗汗。

【实验室检查】白细胞 0.90×10^9/L ↓，红细胞 3.53×10^{12}/L ↓，血红蛋白 116g/L ↓，血小板 3×10^9/L ↓。丙氨酸氨基转移酶 128.0U/L ↑，血清碱性磷酸酶 272U/L ↑，血清 γ- 谷氨酰基转移酶 390.4U/L ↑，天门冬氨酸氨基转移酶 245.0U/L ↑，乳酸脱氢酶 1508U/L ↑，纤维蛋白原 0.4g/L ↓。肿瘤标志物 CA50、CA125、CA199、CYFRA21-1、CA153、CEA 均升高。

【PET/CT 图像分析】全身骨髓放射性分布弥漫性、不均匀性增高，SUVmax 约 10.6（图 1-1-7）。

【骨髓细胞学检查和活检】细胞学检查可见吞噬性网状细胞占 4%，吞噬有核细胞现象可见，吞噬成熟红细胞及血小板现象多见，提示嗜血细胞综合征。骨髓活检提示 T 细胞淋巴瘤（NK/T 细胞淋巴瘤）累及骨髓；免疫组化示 MPO（少数 +），CD68（组织细胞 ++），CD61（巨核系细胞 +），CD34（－），CD20（少数 +），CD79α（少数 +），CD3（部分 +），CD56（部分 +），CyclinD-1（－），Granb3（少数 +），TIA-1（少数 +），PER（少数 +），Ki-67（20 % 阳性），TdT（－），EMA（少数 +），CD138（少数 +）。

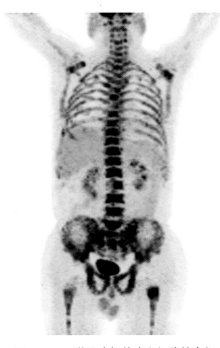

图 1-1-7　淋巴瘤相关嗜血细胞综合征
^{18}F-FDG PET 全身 MIP 图像

点评

嗜血细胞综合征（hemophagocytic syndrome，HPS）是一组骨髓、脾脏、淋巴结等造血组织中反应性增生的组织细胞吞噬自身血细胞而引发的临床病症。继发性 HPS 多与感染、恶性肿瘤、自身免疫疾病有关，血液系统恶性疾病是常见原因。对长期发热、肝脾肿大、淋巴结肿大、外周血细胞减少、肝功能受损、凝血功能异常的患者，要及时做骨髓穿刺细胞学检查。骨髓涂片发现吞噬有粒细胞、幼红细胞、成熟红细胞、血小板等的嗜血细胞，是确诊 HPS 的主要依据。

诊断标准包括：①发热超过 1 周，体温 ≥ 38.5℃。②肝脾肿大，伴全血细胞减少；累及 ≥ 2 个细胞系，骨髓增生减少或增生异常。③肝功能异常，乳酸脱氢酶 ≥ 1000U/L；凝血障碍，纤维蛋白原 ≤ 1.5g/L。④嗜血细胞占骨髓有核细胞 ≥ 2 % 和（或）累及骨髓、肝脾、淋巴结及中枢神经系统的细胞学改变。

本例患者症状有：发热、脾肿大、全血细胞减少、肝功能异常（其中乳酸脱氢酶明显升高）、凝血障碍，骨髓细胞学检查和活检提示 HPS，诊断明确。PET/CT 显像示全身骨髓放射性摄取弥漫性、不均匀性增高。

淋巴瘤相关的 HPS 早期诊断困难，PET/CT 多表现为骨髓弥漫的 FDG 摄取增高，很少伴有淋巴结病灶，导致诊断延误。^{18}F-FDG 骨髓弥漫性摄取也可见于原发的血液系统恶性肿瘤，如白血病、淋巴瘤和多发性骨髓瘤，还见于使用骨髓生长因子或化疗后引起的反应性骨髓增生。

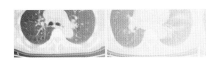

第1章

第2节 特殊类型淋巴瘤

一、套细胞淋巴瘤

患者女性，66岁。

【简要病史】发现颈部多发淋巴结肿大4个月余。

【实验室检查】白细胞数 5.57×10^9/L，中性粒细胞 3.73×10^9/L，淋巴细胞 1.45×10^9/L，红细胞数 3.85×10^{12}/L，血红蛋白 112.0g/L↓，血小板总数 178×10^9/L。

【PET/CT 图像分析】双侧腮腺内多发小结节影，较大者直径约0.3cm，放射性分布轻度增高，SUVmax 约2.5。双侧扁桃体稍增大，放射性分布增高，SUVmax 约6.5。鼻咽部软组织增厚，左侧为著，放射性分布增高，SUVmax 约6.0。双肺野多发大小不等结节影，双肺下叶为著，较大者直径约0.8cm，放射性分布略增高，SUVmax 约2.0。双颈部、双锁骨上、双腋窝、双上臂、双肺门、纵隔、腹腔、腹膜后、双侧髂血管旁、腹股沟区多发肿大淋巴结，较大者直径约2.1cm，放射性分布轻度增高，SUVmax 约3.6。脾脏稍增大，密度未见明显异常，放射性分布轻度增高，SUVmax 约4.2（图1-2-1）。

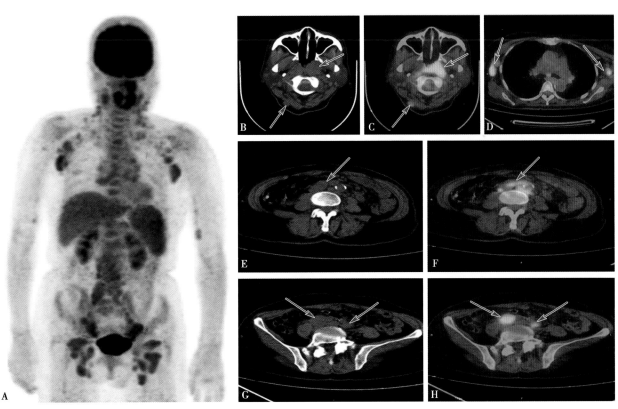

图 1-2-1 **套细胞淋巴瘤** ^{18}F-FDG PET/CT 图像

A. ^{18}F-FDG PET 全身 MIP 图像；B. CT 横断位图示鼻咽部黏膜增厚，右颈部小淋巴结（箭头）；C. PET/CT 横断位图示鼻咽部黏膜增厚，右颈部小淋巴结，葡萄糖代谢异常增高（箭头）；D. PET/CT 横断位图示双腋窝淋巴结肿大，代谢异常增高（箭头）；E. CT 横断位图示腹主动脉旁多发淋巴结肿大（箭头）；F. PET/CT 横断位图示腹主动脉旁多发淋巴结肿大，代谢异常增高（箭头）；G. CT 横断位图示双髂血管旁淋巴结肿大（箭头）；H. PET/CT 横断位图示双髂血管旁淋巴结肿大，代谢异常增高（箭头）

【手术所见】患者行颈部淋巴结清扫术。术中见右侧颈部 V 区见多个肿大淋巴结，质韧，边界清。

【组织病理学】（右颈部淋巴结）套细胞淋巴瘤。免疫组化：Ki-67（30%＋），CD3（反应性细胞＋），CD10（－），CD20（＋），CD5（＋），CD23（FDC＋），CyclinD-1（＋），Bcl-2（＋），Bcl-6（－），CD21（－），SOX11（＋），Mum-1（－），CD43（－），CD79α（＋），PAX-5（＋），CD19（弱＋），CD15（－），CD138（－），CD30（－）。

🧠 点评

　　套细胞淋巴瘤（mantle cell lymphoma，MCL）由非典型小淋巴细胞组成，广泛围绕正常生发中心，套区增宽，故称为套细胞淋巴瘤，占全部 NHL 的 6%。中位发病年龄约 60 岁。最常累及淋巴结、骨髓、消化道、脾脏和韦氏环。自然病程可以表现为侵袭性和惰性。套细胞淋巴瘤对 ^{18}F-FDG 呈相对较高摄取，PET/CT 已被推荐用于 MCL 的诊断和最初分期。但套细胞淋巴瘤对治疗的反应类似惰性淋巴瘤，因此 PET/CT 在 MCL 的疗效评估方面价值有限。本例患者行 PET/CT 检查发现全身淋巴结多发肿大，鼻咽部、扁桃体、腮腺、肺和脾脏等均有累及，葡萄糖代谢水平相对较高，与既往研究报道相符，同时充分体现了 PET/CT 全身检查的优势。

二、ALK$^+$ 间变大细胞淋巴瘤

患者男性，46 岁。

【简要病史】患者咳嗽伴胸背部不适 1 个月余。

【实验室检查】白细胞 17.63×10^9/L↑，中性粒细胞比例 85.4%↑。

【其他影像学检查】超声检查提示：右颈部多发实性团块（考虑炎性多发肿大淋巴结）。胸部 CT 示：双肺炎症。

【PET/CT 图像分析】右颌下腺可疑结节，大小约 1.2cm×1.0cm，SUVmax 约 6.1；双肺多发结节，双颈深下、锁骨上、双肺门、纵隔、贲门旁、肝胃韧带、腹膜后多发淋巴结，较大者直径约 1.8cm，SUVmax 约 9.7，考虑淋巴瘤多发病灶可能。胃体大弯侧壁局部放射性分布轻度增高，肿瘤累及可能，建议必要时胃镜协诊（图 1-2-2）。

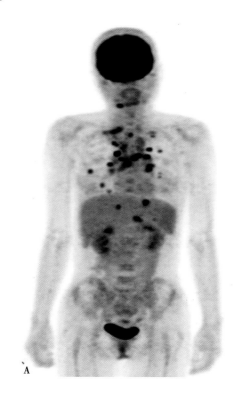

A

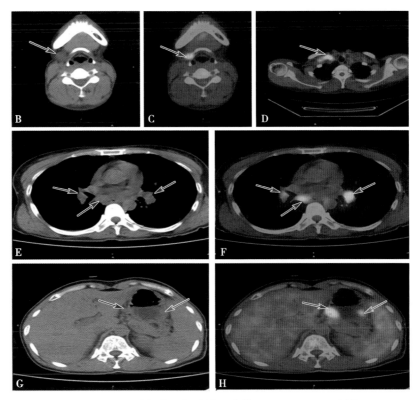

图 1-2-2　ALK⁺ 间变大细胞淋巴瘤 ¹⁸F-FDG PET/CT 图像

A. ¹⁸F-FDG PET 全身 MIP 图像；B. CT 横断位图示右颌下腺结节（箭头）；C. PET/CT 横断位图示右颌下腺结节，葡萄糖代谢异常增高（箭头）；D. PET/CT 横断位图示右锁骨上淋巴结肿大，代谢异常增高（箭头）；E. CT 横断位图示双肺门淋巴结肿大（箭头）；F. PET/CT 横断位图示双肺门淋巴结肿大，代谢异常增高（箭头）；G. CT 横断位图示肝胃韧带淋巴结肿大（红色箭头），胃大弯侧胃壁增厚（蓝色箭头）；H. PET/CT 横断位图示肝胃韧带淋巴结肿大（红色箭头），胃大弯侧胃壁增厚（蓝色箭头），代谢异常增高

【手术所见】患者行左颈部淋巴结活检术，抽吸出少许血性液体伴灰白色颗粒送检。

【组织病理学】（左颈部）淋巴结间变大细胞淋巴瘤，ALK⁺。免疫组化结果：CD20（-），CD79α（-），CD3（-），CD5（+），CD10（-），CD23（-），CD30（+），Ki-67（+ 约 75 %），ALK（+），CD2（-），CD5（-），CD7（-），CD4（-），CD8（-），EMA（+），CD15（-），EBV-LMP1（个别+），PAX-5（-），CK（-），E-cadherin（-），CD43（-），UCHL-1（+）。

点评

　　间变大细胞淋巴瘤（anaplastic large cell lymphoma，ALCL）是一种较少见的侵袭性 NHL，占全部 NHL 的 2% ~7%。ALCL 细胞形态特殊，类似 R-S 细胞，大多数瘤细胞 CD30 阳性。60% ~85% 的 ALCL 病例表达间变性淋巴瘤激酶（anaplasticlymphomakinase，ALK）融合蛋白，即为 ALK 阳性 ALCL。ALCL 通常表现为外周和腹部淋巴结的肿大。由于 ALCL 的发病率较低，¹⁸F-FDG PET/CT 在其诊断、分期和疗效评估等方面的价值尚无充分临床证据证实。本例 ALK 阳性 ALCL 患者全身多发淋巴结病灶，均呈 ¹⁸F-FDG 相对较高摄取，提示淋巴瘤可能大。PET/CT 显像同时为活检确定了最佳取材部位，最终协助临床确诊了 ALCL。

三、血管免疫母细胞性 T 细胞淋巴瘤

患者女性，63 岁。

【简要病史】患者因"浅表淋巴结无痛性进行性肿大 1 个月余"行左颈部淋巴结穿刺活检术，病理证实为血管免疫母细胞 T 细胞淋巴瘤。术后行 PET/CT 明确淋巴瘤分期。

【PET/CT 图像分析】鼻咽部黏膜增厚，脾脏稍增大，双颈部、锁骨上、腋窝、肘上、纵隔、腹腔、腹膜后、盆腔及双腹股沟多发淋巴结肿大，较大者直径约 2.2cm，FDG 摄取增高，SUVmax 约 16.4（图 1-2-3）。

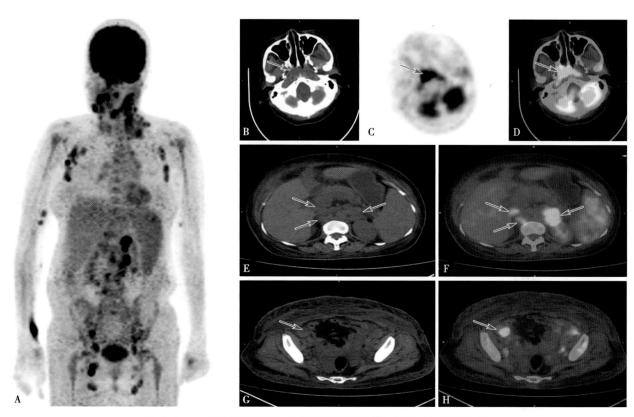

图 1-2-3　血管免疫母细胞性 T 细胞淋巴瘤 ^{18}F-FDG PET/CT 图像

A. ^{18}F-FDG PET 全身 MIP 图像；B. CT 横断位图示鼻咽部黏膜增厚（箭头）；C. PET 横断位图示鼻咽部代谢增高（箭头）；D. PET/CT 横断位图示鼻咽部黏膜增厚，代谢增高（箭头）；E. CT 横断位图示腹主动脉旁多发淋巴结肿大（箭头）；F. PET/CT 横断位图示腹主动脉旁多发淋巴结肿大，代谢增高（箭头）；G. CT 横断位图示右髂血管旁淋巴结肿大（箭头）；H. PET/CT 横断位图示右髂血管旁淋巴结肿大，代谢增高（箭头）

> **点评**
>
> 　　血管免疫母细胞性 T 细胞淋巴瘤（angioimmunoblastic T-cell lymphoma，AITL）是外周 T 细胞源的恶性侵袭肿瘤，发病率占非霍奇金淋巴瘤的 1%~2%。AITL 好发于中老年人，中位年龄为 65 岁左右。临床表现多伴有全身淋巴结无痛性肿大，结外表现多样且不典型，病变侵犯广，可以表现为肝脾肿大、扁桃体肿大、关节炎及皮肤病变等。AITL 病灶对 ^{18}F-FDG 呈高摄取，但因其发病率较低，所以 ^{18}F-FDG PET/CT 在其诊断、分期及疗效评估等方面的价值尚须进一步临床证实。本例患者在确诊 AITL 后行 PET/CT 检查，图中可见 AITL 病变广泛，全身多发淋巴结病灶并累及鼻咽部和脾脏，对 ^{18}F-FDG 均呈高摄取，体现了 ^{18}F-FDG PET/CT 在 AITL 初次分期方面独特的优势。

四、外周 T 细胞淋巴瘤，非特指型

患者男性，45 岁。

【简要病史】发现胃部占位 1 周。

【其他影像学检查】外院增强 CT 示：胃小弯团块状软组织密度影占位，左侧锁骨上、腹腔内、腹膜后及腹主动脉旁多发肿大淋巴结，考虑淋巴瘤可能，建议进一步检查。

【PET/CT 图像分析】鼻咽顶后壁增厚，放射性增高，SUVmax 为 6.3。胃体小弯侧及后壁肿块，范围约 7.8cm×1.9cm，胃体上段大弯侧条片状似稍增厚，上述病灶放射性均增高，SUVmax 为 23.6；余胃壁普遍放射性轻度增高，SUVmax 为 5.5。双颈部、左锁骨上、纵隔、右内乳、肝胃韧带、脾胃间隙、腹膜后、肠系膜、右髂血管旁多发淋巴结肿大，大网膜多发结节，部分融合，最大约 5.5cm×4.0cm，放射性增高，SUVmax 为 11.5；胰腺组织明显受推挤前移，部分边缘与腹膜后肿大淋巴结相连，胰尾部似条状放射性增高区，与邻近淋巴结分界不清，以上病灶均考虑淋巴瘤，建议胃镜或左锁骨上淋巴结活检协诊。脊柱、骨盆、双侧肩胛骨、双侧肱骨、双股骨骨髓弥漫性放射性轻度增高，SUVmax 为 5.3，考虑骨髓浸润可能（图 1-2-4）。

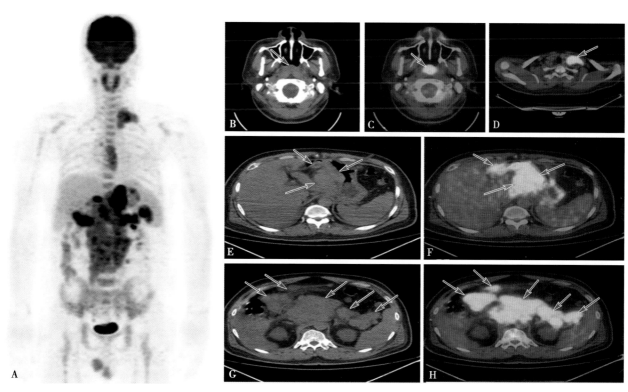

图 1-2-4 外周 T 细胞淋巴瘤，非特指型 ^{18}F-FDG PET/CT 图像

A. ^{18}F-FDG PET 全身 MIP 图像；B .CT 横断位图示鼻咽部黏膜增厚（箭头）；C. PET/CT 横断位图示鼻咽部黏膜增厚，葡萄糖代谢代谢异常增高（箭头）；D. PET/CT 横断位图示左锁骨上淋巴结肿大，代谢异常增高；E. CT 横断位图示胃壁多发增厚（红色箭头）及肝胃淋巴结肿大（蓝色箭头）；F. PET/CT 横断位图示胃壁多发增厚，代谢异常增高（红色箭头），肝胃淋巴结肿大，代谢异常增高（蓝色箭头）；G. CT 横断位图示中上腹区腹膜后多发淋巴结肿大（箭头）；H.PET/CT 横断位图示中上腹区腹膜后多发淋巴结肿大，代谢异常增高（箭头）

【组织病理学】胃镜活检病理考虑外周 T 细胞淋巴瘤，非特指型。免疫组化结果：CD20（-），CD19（-），PAX-5（-），CD10（-），CD5（-），CD3（+），CD38（-），CD23（-），CD30（-），EMA（-），ALK（-），TDT（-），Ki-67（95%+），Bcl-2（-），Bcl-6（-），Mum-1（+），P53（少数+），CyclinD-1（-），CD56（-），CD4（+），CD8（-），EBER（-）。

点评

外周 T 细胞淋巴瘤（非特指型）（peripheral T-cell lymphoma-unspecified，PTCL-U）是一组异质性的侵袭性肿瘤，约占所有外周 T 细胞淋巴瘤的 50%。PTCL-U 多见于老年男性，临床表现多样，多数患者出现全身淋巴结肿大，部分患者伴有发热、体重下降、嗜酸性粒细胞增多等表现。现有研究表明，绝大多数 PTCL-U 病灶均能不同程度摄取 ^{18}F-FDG，PET/CT 在 PTCL-U 的病灶检出率为 90% 以上。本例患者 PET/CT 图像示全身多发淋巴结肿大，并累及鼻咽部、胃及胰腺，葡萄糖代谢水平明显增高，符合 PTCL-U 特点。另有研究证实，PET/CT 检出 HL 和 DLBCL 骨髓浸润的能力近似或优于骨髓活检，可替代骨髓穿刺。但 PET/CT 诊断 PTCL-U 骨髓浸润的准确性欠佳，仅为 20% 左右，因此虽然本例患者全身骨髓弥漫性葡萄糖代谢水平增高，仍推荐骨髓活检。本例患者于 PET/CT 检查后接受骨髓活检，病理结果表明未见明显骨髓浸润。

五、慢性淋巴细胞白血病 / 小淋巴细胞淋巴瘤

患者女性，56 岁。

【简要病史】反复发热 1 年余，腹痛 2 个月余。

【其他影像学检查】超声检查：双侧颈部实性结节（肿大淋巴结），双锁骨上、腋下、腹股沟见数个低回声结节。上腹部 CT 增强：肝囊肿，腹膜后多发小淋巴结影。下腹部 CT 增强：子宫及附件未见显示。肠系膜、腹膜后多发淋巴结显示。

【PET/CT 图像分析】双侧颈深上、颌下见多发淋巴结，最大者直径约 1.0cm，放射性分布略增高，SUVmax 约 1.8。双侧锁骨上、腋窝、右侧膈上见多发淋巴结显示，双腋窝淋巴结稍饱满，最大者直径约 0.9cm，放射性分布未见明显异常，肠系膜及腹主动脉旁见多发淋巴结，以右中腹区肠系膜为著，最大者直径约 0.9cm，部分放射性分布略增高，SUVmax 约 1.0。双侧髂血管旁及腹股沟多发小淋巴结影，最大者约 0.9cm×0.6cm，放射性分布未见明显异常（图 1-2-5）。

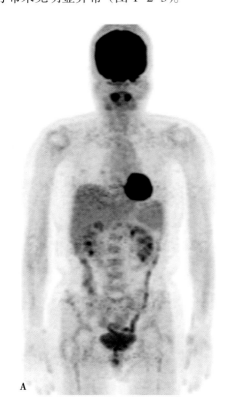

A

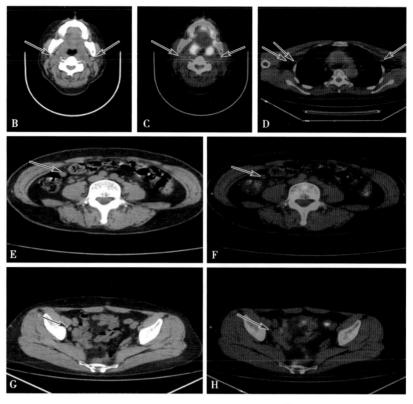

图 1-2-5 慢性淋巴细胞白血病 / 小淋巴细胞淋巴瘤 ^{18}F-FDG PET/CT 图像

A. ^{18}F-FDG PET 全身 MIP 图像；B. CT 横断位图示双颈部多发小淋巴结（箭头）；C. PET/CT 横断位图示双颈部多发小淋巴结，葡萄糖代谢略增高（箭头）；D. PET/CT 横断位图示双腋窝小淋巴结代谢略增高（箭头）；E. CT 横断位图示肠系膜小淋巴结影（箭头）；F. PET/CT 横断位图示肠系膜小淋巴结影葡萄糖代谢略增高（箭头）；G. CT 横断位图示右髂血管旁小淋巴结影（箭头）；H. PET/CT 横断位图示右髂血管旁小淋巴结葡萄糖代谢略增高（箭头）

【组织病理学】（左颈部）淋巴结活检：慢性淋巴细胞白血病 / 小淋巴细胞淋巴瘤。免疫组化结果：CD20（+），CD79α（+），CD3（反应性 T 细胞 +），CD10（-），Bcl-6（+），Mum-1（部分 +），Bcl-2（+），CD5（+），CD23（+），PD-1（少数 +），Ki-67（+ 约 20%）。

点评

慢性淋巴细胞白血病 / 小淋巴细胞淋巴瘤（chronic lymphocytic leukemia/small lymphocytic lymphoma，CLL/SLL）是成熟 B 淋巴细胞克隆增殖性肿瘤，好发于中老年人，CLL 与 SLL 是同一种疾病的不同表现。二者主要区别在于前者主要累及外周血和骨髓，后者主要累及淋巴结和骨髓。CLL/SLL 为低级别淋巴瘤，可保持惰性多年而不需要治疗，病灶通常表现为低中度摄取 FDG，SUVmax 仅略高于软组织。对于临床初诊患者而言，PET/CT 的价值更多在于发现病灶供临床活检，并最终确诊 CLL/SLL。此外，部分 CLL/SLL 可向高侵袭性的 DLBCL 或 HL 转化，病灶发生转化时 FDG 代谢活性增高。已有研究表明，当 CLL/SLL 病变部位 SUVmax ≥ 5 时，需警惕转化的可能性。本例患者全身多发淋巴结显示，葡萄糖代谢略增高，以左颈部淋巴结最为显著，经活检确诊 CLL/SLL。

六、皮下脂膜炎样 T 细胞淋巴瘤

患者男性，27 岁。

【简要病史】发热伴胸壁、腹壁皮下结节 1 个月后行手术切除，术后病理诊断：（右侧胸壁）皮下脂膜炎样 T 细胞淋巴瘤。免疫组化结果：CK（－），Kp-1（＋），S-100（－），CD20（－），CD79α（－），CD3（＋），CD5（部分＋），CD2（＋），CD7（－），CD4（－），CD8（＋），CD138（－），Ki-67（30％＋），TIA-1（＋），GranzymeB（部分＋），Perforin（部分＋），CD56（－）。术后行 PET/CT 检查进行分期。

【实验室检查】血红蛋白 132.00g/L，淋巴细胞 0.95×10^9/L，中性粒细胞 2.73×10^9/L，血小板 258.00×10^9/L，红细胞 4.56×10^{12}/L，白细胞 4.36×10^9/L。

【PET/CT 图像分析】右上臂外侧皮下、左上后背皮下、前胸壁、前腹壁、后腹壁皮肤及皮下、左腹股沟区、双大腿上段皮下多发条片状软组织肿胀影，边界模糊，最大约 6.0cm×3.9cm，呈肿块状或条片状放射性增高，SUVmax 为 12.9，考虑淋巴瘤多发病灶（图 1-2-6）。

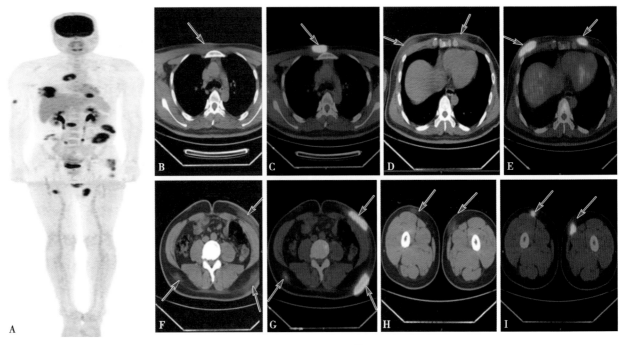

图 1-2-6　皮下脂膜炎样 T 细胞淋巴瘤 ^{18}F-FDG PET/CT 图像

A. ^{18}F-FDG PET 全身 MIP 图像；B. CT 横断位图示胸壁皮下条片状软组织影（箭头）；C. PET/CT 横断位图示胸壁皮下条片状软组织影，葡萄糖代谢异常增高（箭头）；D. CT 横断位图示上腹壁皮下条片状软组织影（箭头）；E. PET/CT 横断位图示上腹壁皮下条片状软组织影，代谢异常增高（箭头）；F. CT 横断位图示下腹壁皮下条片状软组织影（箭头）；G. PET/CT 横断位图示下腹壁皮下条片状软组织影，代谢异常增高（箭头）；H. CT 横断位图示双大腿皮下条片状软组织影（箭头）；I. PET/CT 横断位图示双大腿皮下条片状软组织影，代谢异常增高（箭头）

点评

皮下脂膜炎样 T 细胞淋巴瘤（subcutaneous panniculitis-like T-cell lymphoma，SPTCL）是指主要累及皮下脂肪组织且与脂膜炎相似的一种原发于皮肤的外周 T 细胞淋巴瘤，发病率较低，主要见于成年人，是近年来才确定的一种皮肤原发淋巴瘤的新亚型。SPTCL 累及范围广，患者多以皮肤结节就诊（好发于四肢），常伴发热等全身症状；实验室检查无特殊；诊断主要靠活组织病理检查，但常需数次活检取材。SPTCL 对 ^{18}F-FDG 呈高摄取，且 PET/CT 作为全身检查，可清楚显示 SPTCL 的全身病变范围及程度，既可指导临床选择穿刺活检部位，提高穿刺的准确性，同时也可对治疗前的 SPTCL 进行准确分期，利于临床制定个体化治疗方案。本例患者以胸壁肿块伴发热为首发症状，经活检确诊为 SPTCL 后行 PET/CT 检查进行分期，结果表明患者病灶范围极广，累及下肢、躯干及右上肢皮肤，葡萄糖代谢增高明显，分期为Ⅳ期。

七、瓦氏巨球蛋白血症

患者男性，68岁。

【简要病史】发现左侧腹股沟、左腘窝肿块2个月余，伴发热、夜间盗汗，行走时左下肢酸胀感，坐位时腰部酸胀，双小腿皮肤片状皮疹。

【实验室检查】血清M蛋白分型：免疫球蛋白M 81.9g/L↑，λ轻链8.17g/L↑，白细胞数 3.45×10⁹/L，红细胞 2.09×10¹²/L↓，血红蛋白63.0g/L↓，血小板总数92×10⁹/L↓。凝血酶原时间13.40秒↑，部分凝血活酶42.60秒↑。

【其他影像学检查】盆腔MRI示髂嵴平面盆腔内左侧腰大肌及髂腰肌内侧、左侧腹股沟区左大腿上段软组织内巨大占位，所扫骨盆诸骨及双侧股骨骨质改变，考虑为血液系统恶性肿瘤性病变（结外软组织及骨髓受侵），以淋巴瘤或淋巴瘤性白血病可能性大。

【PET/CT图像分析】食管旁、腹膜后、左髂血管旁、左大腿肌间隙、左腘窝多发软组织肿块及结节，葡萄糖代谢均增高，SUVmax为12.3，符合淋巴瘤表现；全身骨髓组织葡萄糖代谢普遍轻度增高，淋巴瘤累及骨髓可能（图1-2-7）。

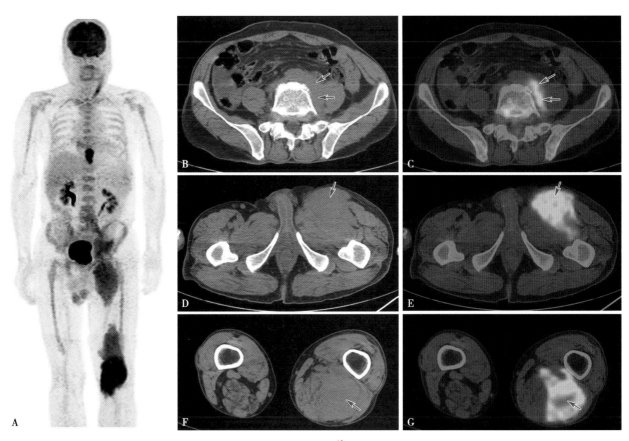

图1-2-7 瓦氏巨球蛋白血症¹⁸F-FDG PET/CT图像

A.¹⁸F-FDG PET全身MIP图像；B. CT横断位图示腹膜后多发淋巴结肿大（箭头）；C. PET/CT横断位图示腹膜后多发淋巴结肿大，代谢增高（箭头）；D. CT横断位图示左大腿肌间隙软组织肿块（箭头）；E. PET/CT横断位图示左大腿肌间隙软组织肿块，代谢增高（箭头）；F. CT横断位图示左腘窝软组织肿块（箭头）；G. PET/CT横断位图示左腘窝软组织肿块，代谢增高（箭头）

【骨髓细胞学检查】淋巴样浆细胞占15.5%，淋巴细胞比例升高，占40.5%，考虑巨球蛋白血症。

【组织病理学】左腹股沟肿块活检提示小细胞性淋巴瘤。

点评

瓦氏巨球蛋白血症（Waldenström macroglobulinemia，WM）是由小 B 细胞、浆细胞样淋巴细胞和浆细胞组成的恶性肿瘤，以骨髓或肝、脾、淋巴结内淋巴浆细胞浸润和血清中存在大量单克隆免疫球蛋白 M（IgM）为特征，骨髓形态改变较复杂，属于罕见疾病。临床症状主要有 3 个方面：瘤细胞浸润性症状、循环 IgM 增多症状和组织 IgM 沉积症状，一般累及骨髓、淋巴结和脾，周围血也可受累。结外浸润可见于肺、胃肠道和皮肤等。

^{18}F-FDG PET/CT 显像尚不属于该疾病诊断和疗效评估的常规方法，但目前报道的病例表现为高摄取。关于 ^{18}F-FDG PET/CT 显像在探查病灶累及、治疗反应评估方面的研究有限，有研究显示，在 35 例 WM 患者中，PET/CT 在治疗前后探查到了 83% 患者的病灶，高于常规影像学方法。

本例患者有局部淋巴结肿大、皮疹、肢体感觉障碍、IgM 明显升高、贫血、血液黏滞度增高，均符合 WM 的表现，并由骨穿和局部肿块活检证实。PET/CT 示多发软组织肿块及结节。该类疾病与慢性淋巴细胞白血病、多发性骨髓瘤和伴外周血累及的脾淋巴瘤等疾病比较，临床、实验室特征及影像学表现有相似之处，往往难以鉴别。但通过血涂片、骨髓涂片及骨髓组织学等形态改变，再结合临床相关资料，可鉴别。

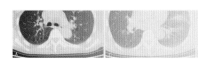

第3节 淋巴瘤疗效评估

一、HL（结节硬化型）的疗效评估（5-PS 评分 1 分）

患者女性，71 岁。

【简要病史】患者因"左下肢肿胀 2 周"行 PET/CT 检查，结果示腹膜后、双侧髂血管旁及左腹股沟多发淋巴结肿大，左前下腹壁肌间隙结节，葡萄糖代谢增高，考虑淋巴瘤可能。患者行左腹股沟淋巴结活检确诊结节硬化型霍奇金淋巴瘤。3 个疗程化疗结束后再次行 PET/CT 检查评估疗效。

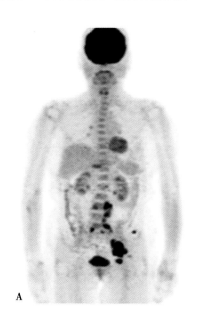

A

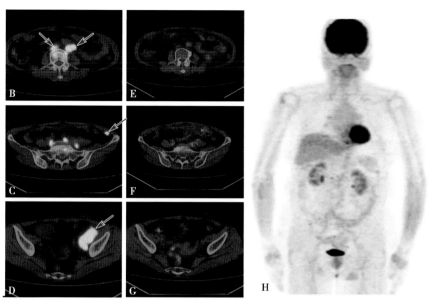

图 1-3-1 HL（结节硬化型）治疗前后 ^{18}F-FDG PET/CT 图像

A. 治疗前 ^{18}F-FDG PET 全身 MIP 图像；B. PET/CT 横断位图示腹膜后多发淋巴结肿大，葡萄糖代谢异常增高（箭头）；C. PET/CT 横断位图示左前下腹壁肌间隙结节，葡萄糖代谢异常增高（箭头）；D. PET/CT 横断位图示左髂血管旁淋巴结肿大，代谢异常增高（箭头）；E~G. PET/CT 横断位图，与前次 PET/CT 比较，原所见淋巴瘤病灶基本消失；H. 治疗后 ^{18}F-FDG PET 全身 MIP 图像

【PET/CT 图像分析】化疗前 PET/CT 示腹膜后、双侧髂血管旁及左腹股沟多发淋巴结，最大者 3.2cm×2.7cm，SUVmax 约 9.8。左前下腹壁肌间隙结节直径约 1.2cm，SUVmax 约 6.4。脊柱放射性分布轻度增高，SUVmax 约 3.5。化疗后复查 PET/CT 示前述腹膜后、双侧髂血管旁及左腹股沟淋巴结恢复正常大小，放射性分布恢复正常；左前下腹壁肌间隙结节消失；全身骨髓放射性分布恢复正常（纵隔血池 SUVmax 为 1.7，肝血池 SUVmax 为 2.8）（图 1-3-1）。

 点评

　　HL 以恶性 Reed-Sternberg 细胞（里-施细胞）为特征，可分为结节性淋巴细胞为主型和经典型霍奇金淋巴瘤，经典型霍奇金淋巴瘤又分为 4 种亚型（结节硬化型、混合细胞型、富于淋巴细胞经典型霍奇金淋巴瘤和淋巴细胞消减型）。HL 约占国内所有淋巴瘤的 10%，目前被认为是少数可治愈的恶性疾病之一。HL 患者以化疗或联合治疗作为初始治疗，治疗结束后评估疗效以决定是否需要附加治疗。2007 年美国 *J Clin Oncol* 发表了恶性淋巴瘤疗效评价的修订标准，^{18}F-FDG PET/CT 被推荐用于 HL 的疗效评估。^{18}F-FDG PET/CT 有多种评价标准，如肉眼法、5-PS 评分法、SUV 对比法等，目前最常用的为 5-PS 评分法，即 Deauville 标准：1 分，为无 FDG 摄取；2 分，FDG 摄取≤纵隔；3 分，纵隔 <FDG 摄取≤肝脏；4 分，FDG 摄取轻度高于肝脏；5 分，FDG 摄取明显高于肝脏，或出现新病灶。1~3 分为阴性，4~5 分为阳性。本例患者为结节硬化型霍奇金淋巴瘤，化疗结束后复查 PET/CT 示原有病灶恢复正常大小或消失，葡萄糖代谢恢复正常水平。按照 5-PS 评分法，评分为 1 分，考虑治疗有效。患者半年后随访无殊。

二、伯基特淋巴瘤的分期与疗效评估

患者男性，28 岁。

【简要病史】发现右颈部包块 1 个月余，行右颈部包块切除，病理提示伯基特淋巴瘤（Burkitt

lymphoma，BL）。

【首次 PET/CT 图像分析】全身骨髓弥漫性病灶、右颈部多发淋巴结肿大、甲状腺两叶低密度影、右心房病灶、肝左叶病灶、胰腺弥漫性肿胀、胃壁及十二指肠上段病灶、小肠弥漫性增厚、双阴囊内结节，上述病灶葡萄糖代谢不同程度增高，考虑淋巴瘤多发浸润灶（图 1-3-2A~ 图 1-3-2D）。

【复查 PET/CT 图像分析】4 个疗程化疗后复查，原病灶均已消失，Deauville 评分为 1 分，考虑治疗有效（图 1-3-2E）。

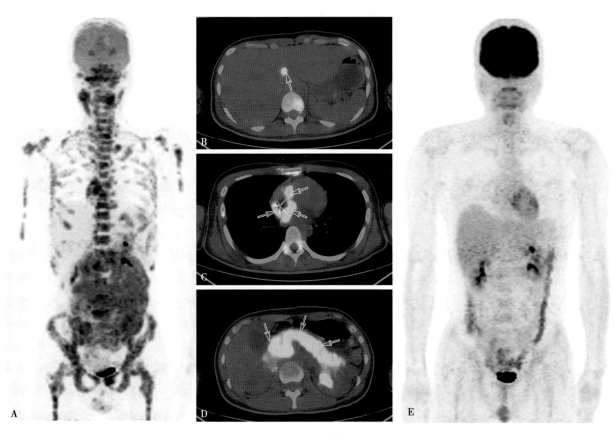

图 1-3-2　治疗前与 4 个疗程化疗后 ¹⁸F-FDG PET/CT 图像

A. ¹⁸F-FDG PET 全身 MIP 图像，可见多发病灶代谢增高；B. PET/CT 横断位图示肝脏左叶内侧段局灶性放射性增高区（箭头），CT 图像未见明确异常征象；C. PET/CT 横断位图示右心房壁弥漫性放射性增高（箭头）；D. PET/CT 横断位图示胰腺弥漫性肿胀，放射性普遍增高（箭头）；E. 4 个疗程化疗后复查，原病灶均已消失，考虑治疗有效

🧠 **点评**

BL 是一种高度侵袭性的 B 细胞 NHL，分为 3 种亚型，包括地区性、散发性和免疫相关性。BL 的发病率低，关于 ¹⁸F-FDG PET/CT 在 BL 中的研究较少。BL 倍增时间极短，¹⁸F-FDG 摄取程度较高。既往研究显示，¹⁸F-FDG PET/CT 在 BL 患者中的阳性率可达 100%。成年人 BL 中，腹部病灶累及更为常见，多表现为较大软组织肿块或弥漫性增厚伴有 ¹⁸F-FDG 高摄取，此患者 PET/CT 探查到胰腺弥漫性肿胀、小肠弥漫性增厚等。腹腔外累及也可包括乳腺、胸膜、心脏、中枢神经系统等，本例患者探查到右心房病灶。研究显示，BL 患者行 PET/CT 显像能发现单纯 CT 未能发现的病灶，其中，17.6% 的 BL 患者上调分期。此患者发现多发病灶，包括骨髓病灶，分期为 Ⅳ 期。

对于多数 BL 患者，早期高强度多药联合化疗效果良好。该患者 4 个疗程化疗后复查 PET/CT，病灶均已消失，Deauville 评分为 1 分。^{18}F-FDG PET 对 BL 的疗效评估有很高的阴性预测值，高于传统影像学检查，例如 CT。对于传统影像学检查显示的残余病灶，^{18}F-FDG PET 提示为阴性，可以避免活检、手术等有创性检查。

三、DLBCL 的疗效评估（5-PS 评分 2 分）

患者男性，66 岁。

【简要病史】患者因"双肾上腺肿块"行 PET/CT 检查示右侧下鼻甲结节，胃壁多发增厚区，双肾上腺肿块，小肠肠壁多发结节，右上腹区腹膜及肠系膜多发增厚区及肿块，胃窦周围及肠系膜多发淋巴结肿大，上述病灶葡萄糖代谢均增高，考虑淋巴瘤可能，建议胃镜协诊。患者行胃镜活检病理示（胃体、十二指肠）弥漫大 B 细胞淋巴瘤，免疫组化提示非生发中心型。6 个疗程化疗结束 1 个月后，再次行 PET/CT 检查评估疗效。

【PET/CT 图像分析】化疗前 PET/CT：双肾上腺肿块，较大者约 5.1cm×2.9cm，SUVmax 约 26.6；右侧下鼻甲结节，右颈部淋巴结肿大、胃壁多发增厚区，小肠肠壁多发结节，右上腹区腹膜及肠系膜多发增厚区及肿块，胃窦周围、肠系膜及右侧腹股沟多发淋巴结肿大，最大者约 4.3cm×5.3cm，放射性分布增高，SUVmax 约 20.0。

化疗后复查 PET/CT：前次所见右侧下鼻甲结节、胃壁多发增厚区、小肠壁多发结节、右上腹区腹膜及肠系膜多发增厚区及肿块、胃窦周围及肠系膜多发肿大淋巴结、右颈部淋巴结、右腹股沟淋巴结均已消失或恢复正常大小，放射性分布恢复正常；右肾上腺恢复正常，左肾上腺病灶明显缩小，SUVmax 约 2.1（纵隔血池 SUVmax 为 2.2，肝血池 SUVmax 为 3.3）（图 1-3-3）。

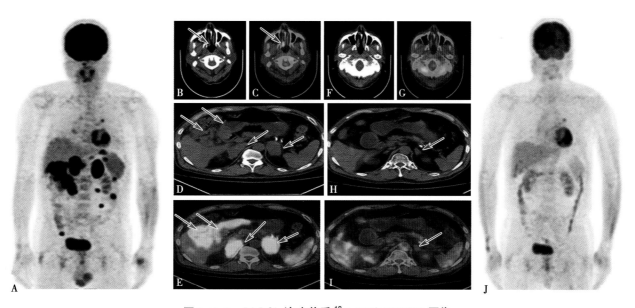

图 1-3-3　DLBCL 治疗前后 ^{18}F-FDG PET/CT 图像

A. 治疗前 ^{18}F-FDG PET 全身 MIP 图像；B. CT 横断位图示右侧下鼻甲结节（箭头）；C. PET/CT 示右侧下鼻甲结节，代谢异常增高（箭头）；D. CT 横断位图示双肾上腺肿块（红色箭头），胃窦及十二指肠周围多发淋巴结（蓝色箭头）；E. PET/CT 横断位图示双肾上腺肿块（红色箭头），胃窦及十二指肠周围多发淋巴结（蓝色箭头），代谢异常增高；F~I. 治疗后 PET/CT 横断位图，与前次 PET/CT 比较，左肾上腺病灶明显缩小，代谢较前明显减低（箭头），余原所见淋巴瘤病灶基本消失；J. 治疗后 ^{18}F-FDG PET 全身 MIP 图像

点评

　　DLBCL 是 B 细胞起源、具有侵袭性临床表现的一组恶性淋巴瘤，可分为生发中心 B 细胞样（germinal center B-cell like，GCB）和非生发中心（non-GCB）两种免疫亚型。DLBCL 的治疗策略是在获得最大程度肿瘤缓解的同时，尽可能减少治疗相关并发症。因此，准确评估 DLBCL 的疗效，对临床制定个体化治疗方案及改善预后均具有重要意义。绝大部分 DLBCL 病灶对 ^{18}F-FDG 呈明显高摄取，美国国家综合癌症网络（National Comprehensive Cancer Network，NCCN）临床实践指南已充分肯定了 ^{18}F-FDG PET/CT 显像在 DLBCL 疗效评估方面的价值并推荐使用 Deauville 5 分量表法对 PET 显像进行报告。本例 DLBCL 患者在 6 个疗程化疗结束 1 个月后行 PET/CT 检查进行疗效评估，原有病灶大部消失或恢复正常大小，葡萄糖代谢恢复正常，残余病灶左肾上腺体积明显缩小，葡萄糖代谢水平低于纵隔血池水平，按照 5-PS 评分标准，评为 2 分，考虑治疗有效。

四、MALT 淋巴瘤的疗效评估（5-PS 评分 3 分）

患者女性，59 岁。

【简要病史】患者因"上腹部灼烧样不适 1 年余，加重 1 个月"行 PET/CT 检查示胃壁多发增厚区伴葡萄糖代谢增高，考虑淋巴瘤可能，建议胃镜活检协诊。患者行胃镜活检病理示黏膜相关淋巴组织结外边缘区 B 细胞淋巴瘤。4 个疗程化疗后，再次行 PET/CT 检查评估疗效。

【PET/CT 图像分析】化疗前 PET/CT 示胃壁多发不规则增厚区，小弯侧为著，部分病灶连成较弥漫条片状增厚区，放射性分布不均匀增高，SUVmax 约 7.9，考虑淋巴瘤可能。化疗后 PET/CT 图像示胃体上段局部胃壁稍增厚区放射性分布较前明显减低，SUVmax 约 2.3，余原所见胃壁多发增厚区基本恢复正常（纵隔血池 SUVmax 约 1.8，肝血池 SUVmax 约 2.8）（图 1-3-4）。

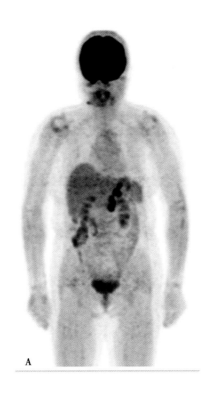

A

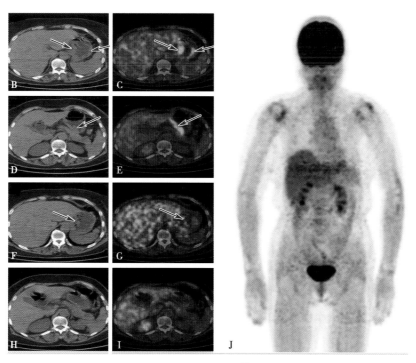

图 1-3-4 MALT 淋巴瘤治疗前后 ¹⁸F-FDG PET/CT 图像

A. 治疗前 ¹⁸F-FDG PET 全身 MIP 图像；B. CT 横断位图示贲门区（红色箭头）及胃底部（蓝色箭头）胃壁增厚；C. PET/CT 横断位图示贲门区（红色箭头）及胃底部（蓝色箭头）胃壁增厚，代谢异常增高；D. CT 横断位图示胃小弯侧胃壁增厚（箭头）；E. PET/CT 横断位图示胃小弯侧胃壁增厚，代谢异常增高（箭头）；F~I. 治疗后 PET/CT 横断位图，与前次 PET/CT 比较，原贲门区胃壁代谢较前明显减低（箭头），余原所见淋巴瘤病灶基本消失；J. 治疗后 ¹⁸F-FDG PET 全身 MIP 图像

点评

　　MALT 淋巴瘤是一类少见的结外边缘区 B 细胞淋巴瘤，约占所有 NHL 的 8%，可发生在胃肠道、呼吸道以及其他黏膜组织，其中以胃肠道最为常见，约占 50%。研究表明，PET/CT 对胃 MALT 淋巴瘤病灶的检出率约为 62%，这主要是因为胃 MALT 淋巴瘤对 FDG 的摄取相对较低，同时胃炎、胃溃疡等良性病灶也会对小病灶的检出造成一定的干扰。因此 PET/CT 用于胃 MALT 淋巴瘤的诊断和疗效评估尚存在一定争议。本例患者病灶局限在胃部，4 个疗程化疗后病灶葡萄糖代谢水平较前明显减低，SUVmax 约 2.3，高于纵隔血池水平，低于肝血池水平，5-PS 评分为 3 分。

五、滤泡性淋巴瘤的疗效评估（5-PS 评分 4 分）

患者男性，59 岁。

【简要病史】患者因"腹股沟淋巴结进行性肿大 3 个月余"行右腹股沟淋巴结活检确诊滤泡性淋巴瘤（滤泡为主型 3b 型）。治疗前行 PET/CT 检查示双髂血管旁及腹股沟多发淋巴结（部分肿大）伴葡萄糖代谢增高，考虑淋巴瘤浸润灶。3 个疗程化疗后，再次行 PET/CT 检查评估疗效。

【PET/CT 图像分析】化疗前 PET/CT 示右髂总动脉、右髂内外及左髂外血管旁多发淋巴结肿大，最大约 3.9cm×3.3cm，放射性增高，SUVmax 约 74.2。左腹股沟多发淋巴结肿大，最大约 3.0cm×2.2cm，放射性增高，SUVmax 约 24.0。右腹股沟区见数枚小淋巴结放射性略增高，SUVmax 约 2.0。化疗后 PET/CT 检查示右髂血管旁及腹股沟淋巴结较前缩小或消失，放射性分布恢复正常；左髂血管旁及腹股沟淋巴结较前缩小或消失，放射性分布较前减低或恢复正常，SUVmax 约 6.6（纵隔血池 SUVmax 约 2.3，肝血池 SUVmax 约 3.5）（图 1-3-5）。

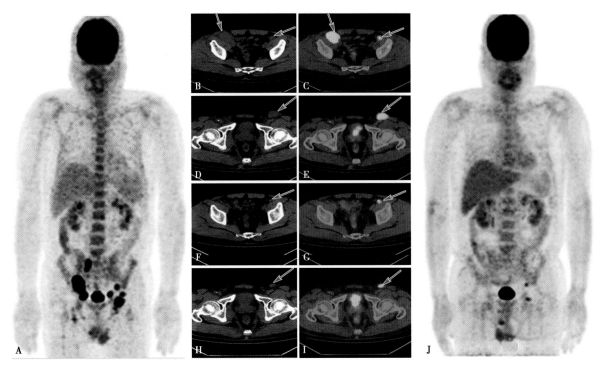

图 1-3-5　**滤泡性淋巴瘤治疗前后 ^{18}F-FDG PET/CT 图像**

A. 治疗前 ^{18}F-FDG PET 全身 MIP 图像；B. CT 横断位图示双髂总动脉旁淋巴结肿大；C. PET/CT 横断位图示双髂总动脉旁淋巴结肿大，代谢异常增高；D. CT 横断位图示左腹股沟淋巴结肿大；E. PET/CT 横断位图示左腹股沟淋巴结肿大，代谢异常增高；F~I. PET/CT 横断位图，与前次 PET/CT 比较，左髂血管旁及左腹股沟旁淋巴结较前缩小，代谢较前减低，余原所见淋巴瘤病灶基本消失；J. 治疗后 ^{18}F-FDG PET 全身 MIP 图像

 点评

　　滤泡性淋巴瘤（follicular lymphoma，FL）是一种常见的 NHL 病理亚型，发病率仅次于 DLBCL。FL 生物学行为相对惰性，根据滤泡中心母细胞比例可分为 1~3 级，级别越高，侵袭性越强。1~2 级的患者生长缓慢，起病常无症状，大多数患者确诊时疾病已处于晚期（Ⅲ、Ⅳ期）。已有研究表明，治疗前 PET/CT 图像中病灶的 SUVmax 与 FL 的组织学分级呈显著正相关。此外，^{18}F-FDG PET/CT 显像在 FL 的疗效评估方面的价值也已得到公认。已有研究发现，化疗 24 小时后 ^{18}F-FDG PET/CT 显像即可观察到肿瘤的代谢变化，因此临床可在治疗早期行 ^{18}F-FDG PET/CT 显像（interim PET，iPET）及时评估淋巴瘤患者的疗效，早期中断无效治疗，更换有效治疗。本例患者在治疗前及治疗早期（3 个疗程化疗结束后）各行一次 PET/CT 检查，通过对比病灶在两次显像中的 ^{18}F-FDG 摄取变化对疗效进行评估。结果表明，3 个疗程化疗结束后原有病灶缩小或消失，残余病灶的 SUVmax 为 6.6，高于肝脏水平，5-PS 评分为 4 分，尚未达到完全缓解，仍需继续治疗。此后患者再行 3 个疗程化疗及盆部放疗 23 次，再次复查 PET/CT 示病灶全部消失，疗效评价为分子学完全缓解（complete molecular response，CMR）。

六、HL（混合细胞型）的疗效评估（5-PS 评分 5 分）

患者男性，49 岁。

【**简要病史**】患者因"发热待查"于外院行 CT 检查发现脾脏多发病灶，患者行脾脏肿块切除术，病理示霍奇金淋巴瘤（混合细胞型）ⅣB 期。术后行多程化疗，疗效欠佳，拟行自体造血干细胞移植

（autologous stem cell transplantation，ASCT），移植前行 PET/CT 进行评估，结果示鼻咽部软组织增厚，双侧颈部、肠系膜多发淋巴结，葡萄糖代谢均增高，考虑淋巴瘤多发病灶仍有肿瘤活性。患者行 ASCT 并行 5 个疗程 PD-1 治疗后，再次行 PET/CT 检查评估疗效。

【PET/CT 图像分析】移植前 PET/CT 示鼻咽部软组织增厚，放射性分布增高，SUVmax 约 10.9；双侧颈部、肠系膜多发淋巴结，较大者约 1.2cm×0.7cm，SUVmax 约 9.8。移植、PD-1 治疗后 PET/CT 图像示鼻咽部软组织较前部分吸收，SUVmax 减低至 5.2；双侧颈部淋巴结较前稍缩小，SUVmax 减低至 6.9；右中腹区肠系膜淋巴结肿大，放射性分布较前稍减低，SUVmax 为 2.5（纵隔血池 SUVmax 约 1.4，肝血池 SUVmax 约 2.4，右颈深上淋巴结 SUVmax 约 6.9）（图 1-3-6）。

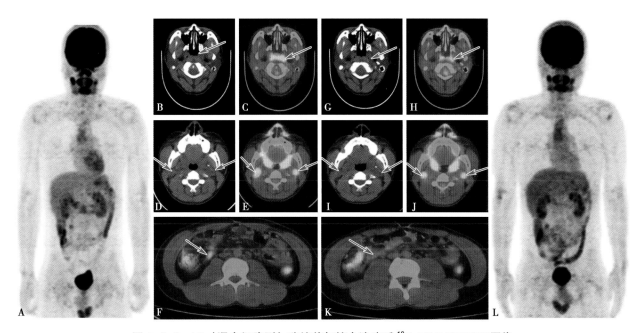

图 1-3-6 HL（混合细胞型）移植前与综合治疗后 ^{18}F-FDG PET/CT 图像

A.移植治疗前 ^{18}F-FDG PET 全身 MIP 图像；B. CT 横断位图示鼻咽部黏膜增厚；C. PET/CT 横断位图示鼻咽部黏膜增厚，代谢异常增高；D. CT 横断位图示双颈深上多发淋巴结；E. PET/CT 横断位图示双颈深上多发淋巴结代谢异常增高；F. PET/CT 横断位图示肠系膜淋巴结代谢异常增高；G~K. PET/CT 横断位图，与前次 PET/CT 比较，原所见淋巴瘤病灶较前代谢均减低；L. 治疗后 ^{18}F-FDG PET 全身 MIP 图像

点评

HL（混合细胞型）是我国最常见的 HL 病理类型，易累及脾脏和腹腔，约半数患者就诊时已处于晚期（Ⅲ、Ⅳ期），预后较差。对于难治性或复发性 HL 可行造血干细胞移植以改善预后。[18]F-FDG PET/CT 显像已被推荐用于 HL 的诊断、分期、疗效评估及预后等方面，它在造血干细胞移植前后的疗效评估方面也具有重要价值。已有研究表明，淋巴瘤造血干细胞移植前 PET 阳性患者的 4~5 年 PFS 率为 28% ~33%，远远低于 PET 阴性患者的 75% ~80%。本例患者移植前 PET/CT 检查表明多处病灶仍有肿瘤活性，SUVmax 约 9.8。行 ASCT 后残余病灶体积减小，葡萄糖代谢水平较前减低，但仍高于 2 倍肝血池水平，5-PS 评分为 5 分。

七、颅内原发淋巴瘤（弥漫性大 B 细胞性淋巴瘤）

患者男性，61 岁。

【简要病史】记忆力下降 2 年余，发现胼胝体占位 2 个月。发病以来，神志尚清，伴有阵发性失忆。

【其他影像学检查】头颅 MRI 提示胼胝体压部为中心的肿瘤，T_1WI 为等信号灶，T_2WI 为稍高信号灶，增强后病变明显强化（图 1-3-7A），左侧海马区结节，考虑为恶性胶质瘤可能；双侧额顶叶皮层下多发腔隙灶及缺血灶。

【治疗前 PET/CT 图像分析】胼胝体压部及邻近双枕叶混合密度肿块影，放射性摄取不均匀增高，SUVmax 为 15.6（图 1-3-7B，图 1-3-7C）；左颞叶海马回后份稍高密度结节，放射性摄取增高，SUVmax 为 10.8，双顶枕叶脑水肿。

【组织病理学】行颅内病变活检术，病理示小圆细胞恶性肿瘤伴大片坏死，考虑非霍奇金淋巴瘤，弥漫大 B 细胞性。免疫组化结果：CK（－），Vim（＋），LCA（＋），CD20（部分＋），CD79α（少量＋），UCHL-1（少量＋），CD3（少量＋），Bcl-2（－），MPO（＋/－），CD99（－），GFAP（－），NSE 灶（＋），Syn（－），CgA（－），CD56（－），Ki-67 约 50% 表达，CD117（－），CD30（－），CK19（－）。

【治疗与随访】后予以化疗 7 个疗程，评估为部分缓解。

【其他影像学检查】复查头颅 MRI 示胼胝体压部结节（图 1-3-7D），双侧额顶叶及侧脑室旁多发缺血灶。

【复查 PET/CT 图像分析】胼胝体压部右侧结节，放射性摄取增高，SUVmax 为 12.8（图 1-3-7E，图 1-3-7F）；左颞叶海马回后份结节，放射性摄取未见异常；右顶枕叶脑水肿（肝血池 SUVmax 约 2.6）。与前次 PET/CT 相比，病灶体积明显减小，代谢程度减低，Deauville 评分为 5 分。

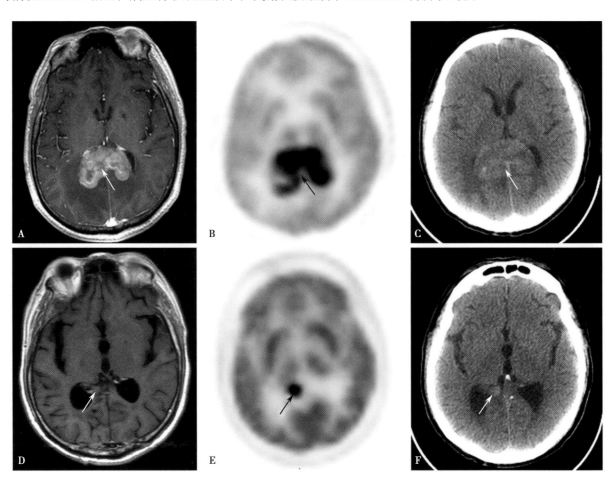

图 1-3-7 头颅 MRI 增强横断位、PET 横断位和 CT 横断位治疗前后对比图

A.治疗前头颅 MRI T_1WI 增强横断位图示胼胝体压部及邻近双枕叶肿块，明显强化（箭头）；B.治疗前 PET 横断位图示肿块放射性摄取不均匀增高（箭头）；C.治疗前 CT 横断位图示胼胝体压部及邻近双枕叶肿块（箭头）；D~F. 7 个疗程化疗后，头颅 MRI T_1WI 增强横断位图、PET 横断位图和 CT 横断位图均提示胼胝体压部结节，较前明显较小（箭头）

点评

　　原发性颅内淋巴瘤是结外 NHL 的少见类型，占颅内肿瘤的 1.0%~1.5%，占全部 NHL 的 1%~2%。与其他多数颅内肿瘤不同，颅内淋巴瘤不适合根治性切除，化疗联合或不联合放疗可明显延长患者生存时间，甚至可达到治愈目的。因此，早期准确诊断对选择治疗方法和预后尤为重要。

　　颅内淋巴瘤可发生于任何部位，以幕上多见，好发于脑白质深部脑室周围及脑内靠近表面区域。可表现为脑内单发或多发肿块或结节状病灶，亦可无明显可辨别的肿块和结节，呈弥漫生长。MRI 显像 T_1WI 多呈等或稍低信号，在 T_2WI 上多呈等或稍高信号。在免疫健全人群，MRI 显像病灶多信号均匀，而在免疫缺陷人群中，因其瘤体易发生囊变坏死，甚至钙化等，故病灶信号多混杂。瘤周水肿及占位效应多为轻至中度，甚至无，重度者较少见。MRI 增强时，局灶型病变多呈均匀一致的明显强化。^{18}F-FDG PET 显像时，典型颅内淋巴瘤表现为 FDG 的高摄取。研究发现，病灶低摄取的患者平均存活时间远超过高摄取的患者，^{18}F-FDG PET 检查对预测预后有一定作用。

　　本例患者头颅 MRI 显像示，T_1WI 为等信号灶，T_2WI 为稍高信号灶，增强后病变明显强化。PET/CT 显像中，病灶代谢异常增高，治疗后可见病灶明显缩小，代谢程度有所减低，但胼胝体压部结节仍有代谢增高，摄取明显高于肝脏，Deauville 评分为 5 分。其后至外院行放射治疗。

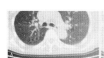 ## 第4节　淋巴瘤移植后疗效评估及复发监测

一、滤泡性淋巴瘤移植前后疗效评估

患者男性，23 岁。

【简要病史】左颈部淋巴结活检病理示滤泡性淋巴瘤，Ⅱ级。治疗前 ^{18}F-FDG PET/CT 显像示双侧颈部、左侧腋下、纵隔、腹膜后、盆腔内、双侧腹股沟区多发淋巴结肿大，放射性摄取增高，SUVmax 为 12.5。6 个疗程化疗后评估为部分缓解，更换化疗方案后继续化疗 6 个疗程。

【移植前 PET/CT 图像分析】双颈部多发淋巴结，放射性摄取增高，SUVmax 为 6.7（图 1-4-1A）。2 个月后行 ASCT 支持下大剂量化疗。

【移植后 PET/CT 图像分析】ASCT 2 个月后，PET/CT 未见代谢摄取异常增高灶（图 1-4-1B）。

【随访】ASCT 13 个月后，发现右侧颈部多发淋巴结肿大，无疼痛，再次复查 PET/CT 示右颈部多发淋巴结、右侧胸膜结节，放射性摄取增高，SUVmax 为 7.9（图 1-4-1C）。再行化疗 6 个疗程。

【移植前 PET/CT 图像分析】左锁骨上、右内乳、右前上纵隔、腹膜后多发淋巴结肿大，放射性摄取增高，SUVmax 约 6.3，与前次 PET/CT 比较为新增病灶（图 1-4-1D）。

【治疗与随访】2 个月后，行异基因造血干细胞移植（allogeneic stem cell transplantation，allo-SCT）与大剂量化疗。移植后患者前胸腹部、背部下方、四肢及面部出现散在皮疹，无瘙痒，考虑急性移植物抗宿主病（acute graft versus host disease，aGVHD），为皮肤Ⅱ度 aGVHD。

【移植后 PET/CT 图像分析】allo-SCT 5 个月后，PET/CT 示未见摄取异常增高灶（图 1-4-1E），定期复查 2 年余均未见明显复发征象。

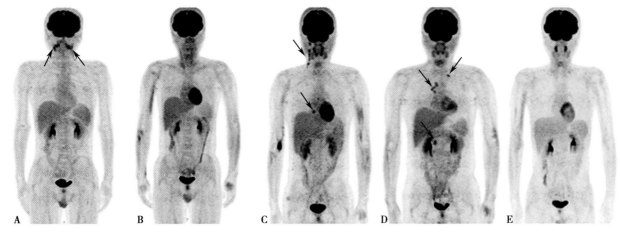

图 1-4-1　患者各次 ^{18}F-FDG PET 全身 MIP 图像

A. ASCT 前，PET/CT 显像提示双颈部多发淋巴结，代谢增高；B. ASCT 2 个月后，复查未见放射性摄取异常增高灶；C. ASCT 13 个月后，显像示右颈部多发淋巴结、右侧胸膜结节，代谢增高；D. 再行 6 个疗程化疗后，显像示左锁骨上、右内乳、右前上纵隔、腹膜后多发淋巴结肿大，代谢增高；E. allo-SCT 5 个月后，PET/CT 示未见摄取异常增高灶

点评

　　干细胞移植能为部分淋巴瘤患者，尤其是复发/难治型淋巴瘤提供治疗手段。对于某些复发、耐药的患者，采用 ASCT 支持下的大剂量化疗进行解救治疗是最佳选择，但 ASCT 之后面临的主要问题是疾病复发。随着移植技术的不断提高，allo-SCT 在淋巴瘤治疗中应用越来越多。与 ASCT 不同的是，allo-SCT 产生的移植物抗淋巴瘤效应可降低移植后疾病复发的可能性，其疾病复发率低于 ASCT 联合大剂量化疗，可以作为 ASCT 复发后的治疗选择，也可选择性地用于一线治疗后复发的患者。

　　淋巴瘤患者干细胞移植的预后受许多因素影响，最重要的影响因素是肿瘤对化疗的反应，尤其对于复发的淋巴瘤患者，只有化疗敏感的患者移植后能得到较好的治疗效果和预后。既往研究指出，干细胞移植前后的 ^{18}F-FDG PET 显像对判断预后有重要作用。

　　该患者在 ASCT 后复发，更改化疗方案后显像仍然提示多发淋巴结肿大伴代谢增高，在 allo-SCT 后随访 2 年余后，处于完全缓解状态，效果较好。确实有部分 allo-SCT 移植前显像阳性患者在治疗后长时间处于缓解状态，allo-SCT 后淋巴瘤复发率低于 ASCT 联合大剂量化疗，可以作为 ASCT 复发后的治疗选择。

二、弥漫性大 B 细胞性淋巴瘤移植前后疗效评估

患者男性，35 岁。

【简要病史】确诊 DLBCL 1 年余，出现右胸壁皮下肿块，行右胸壁肿块切除术，术后病理提示 DLBCL，考虑复发，给予局部放疗，3 个月后出现右髋部疼痛，腰椎 MRI 提示骶骨 S1~S2 右侧骶管及后方竖脊肌异常信号，L5/S1 区右侧神经根增粗，考虑淋巴瘤可能。其后给予两次 ICE 方案化疗。

【移植前 PET/CT 图像分析】右侧腰骶神经丛、左侧隐神经增粗，骶骨右侧后方竖脊肌低密度病灶，代谢增高，考虑淋巴瘤浸润可能性大（图 1-4-2A~ 图 1-4-2G）。

【治疗与随访】后行 ASCT，对前次 PET/CT 所见阳性病灶处放疗。

【移植后 3 个月 PET/CT 图像分析】PET/CT 示未见摄取异常增高灶（图 1-4-2H）。

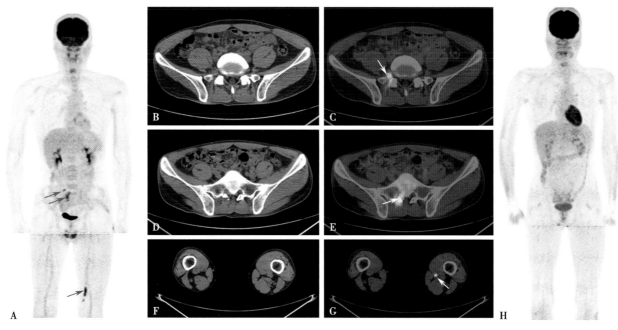

图 1-4-2　移植前、移植后 3 个月 ^{18}F-FDG PET/CT 图像

A. ^{18}F-FDG PET 全身 MIP 图像，显示右侧腰骶神经丛代谢增高（红色箭头）、左侧隐神经代谢增高（蓝色箭头）；B. CT 横断位图示 L5/S1 右侧神经根增粗（箭头）；C. PET/CT 横断位图示 L5/S1 右侧神经根增粗，代谢异常增高（箭头）；D. CT 横断位图示 S1 右侧骶神经增粗（箭头）；E. PET/CT 横断位图示 S1 右侧骶神经增粗，代谢异常增高（箭头）；F. CT 横断位图示左侧隐神经局部增粗（箭头）；G. PET/CT 横断位图示左侧隐神经增粗，代谢异常增高（箭头）；H. ^{18}F-FDG PET 全身 MIP 图像

【移植后 7 个月 PET/CT 图像分析】左侧额顶部皮下软组织、左腹股沟肿大淋巴结、右骶神经、龟头病灶，以上病灶代谢增高，全身骨髓葡萄糖代谢普遍轻度增高，与前次显像相比病情进展（图 1-4-3）。

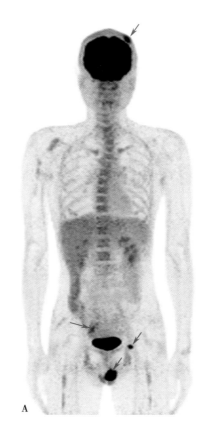

A

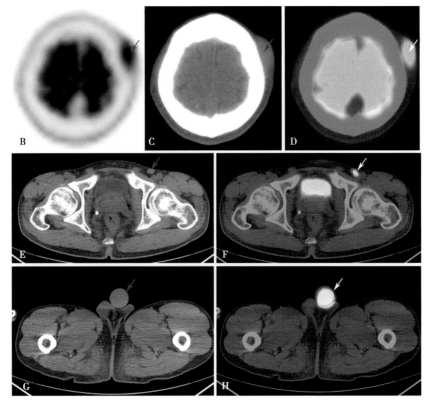

图 1-4-3 移植后 7 个月 ^{18}F-FDG PET/CT 图像

A. ^{18}F-FDG PET 全身 MIP 图像，可见左侧额顶部、右骶神经、左腹股沟、龟头代谢增高（箭头）；B. PET 横断位图示左侧额顶部代谢增高区（箭头）；C、D. CT 及 PET/CT 横断位图示左侧额顶部皮下软组织影代谢增高（箭头）；E. CT 横断位图示左腹股沟淋巴结肿大（箭头）；F. PET/CT 横断位图示左腹股沟淋巴结肿大，代谢增高（箭头）；G. CT 横断位图示龟头海绵体肿胀（箭头）；H. PET/CT 横断位图示龟头海绵体肿胀，代谢增高（箭头）

点评

ASCT 前后 ^{18}F-FDG PET/CT 显像能准确评估治疗效果，对预测预后也有重要价值。既往研究指出，ASCT 前行 PET/CT 显像评估，阳性患者相对显像阴性患者有更高的复发危险和不良预后，显像阴性组的无进展生存率（progression-free survival，PFS）和（或）总生存率（overall survival，OS）明显高于阳性组患者。对于阳性患者，FDG 低摄取（SUVmax<3.0）的患者的 PFS 和 OS 均高于 FDG 高摄取（SUVmax）的患者。本例患者 ASCT 前 SUVmax 为 6.9，虽然移植 3 个月后 PET/CT 为阴性，但移植 7 个月后复发。既往关于 ASCT 前后行 ^{18}F-FDG PET/CT 显像评估疗效的研究，包含的淋巴瘤的病理类型、分析方法与显像时间、PET 阳性的定义也各不相同，不利于直接比较，再者大部分研究为回顾性研究，因此需要进一步进行大样本的前瞻性研究，降低设计和评价方法的异质性，注意治疗方案和显像条件标准化。

三、T 淋巴母细胞性淋巴瘤移植后复发监测

患者女性，48 岁。

【简要病史】患者因"前纵隔占位"行穿刺活检，病理示 T 淋巴母细胞性淋巴瘤。12 个疗程化疗后行 allo-SCT。术后 2 个月行 PET/CT 检查评估疗效示，左锁骨上、纵隔内小淋巴结显示葡萄糖代谢未见明显异常。半年后再次复查 PET/CT 监测有无复发。

【PET/CT 图像分析】移植术后 2 个月 PET/CT 检查示：左锁骨上淋巴结显示，大小约 1.5cm×0.7cm，放射性分布未见异常；纵隔内气管右前间隙淋巴结显示，直径约 1.0cm，放射性分布未见异常。半年后再次复查 PET/CT 示原左锁骨上、纵隔淋巴结同前相仿；右肺门见肿大淋巴结影，大小约 3.2cm×2.8cm，放射性分布增高，SUVmax 约 11.2（图 1-4-4）。

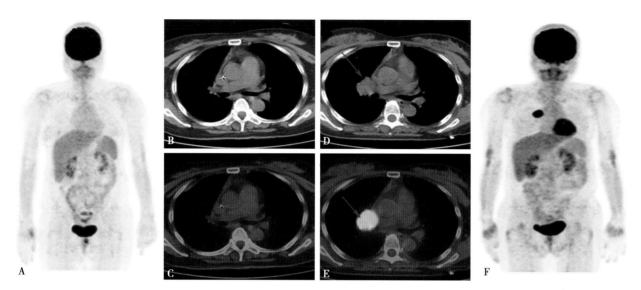

图 1-4-4　T 淋巴母细胞性淋巴瘤移植术后及随访 ^{18}F-FDG PET/CT 图像

A. 移植后 ^{18}F-FDG PET 全身 MIP 图像；B. CT 横断位图示右肺门淋巴结未见异常；C. PET/CT 横断位图示右肺门淋巴结代谢未见异常；D、E. 随访复查 PET/CT 横断位图示右肺门淋巴结肿大，代谢异常升高；F. 随访复查全身 MIP 图像

点评

　　T 淋巴母细胞性淋巴瘤（T-lymphoblastic lymphoma，T-LBL）是 NHL 中一种少见的病理类型，好发于儿童及青少年，约占儿童 NHL 的 30%，成人 NHL 的 2%。T-LBL 侵袭性高，常累及纵隔、中枢神经系统及骨髓等。目前 T-LBL 主要的治疗方法为化疗和放疗。研究表明，造血干细胞移植可延长患者的生存期，但易出现复发。^{18}F-FDG PET/CT 已被用于 T-LBL 的诊断、分期与再分期以及疗效评估等，对于接受造血干细胞移植后的 T-LBL 患者，PET/CT 还可用于监测有无复发。本例 T-LBL 患者在化疗联合造血干细胞移植治疗后 PET/CT 评估疗效达到完全缓解，但在 6 个月后复查 PET/CT 时发现复发的淋巴瘤病灶。

四、移植后淋巴细胞增殖性疾病

患者女性，25 岁。

【简要病史】发现双侧颈部淋巴结肿大，行左颈部淋巴结活检，病理提示 T 淋巴母细胞性淋巴瘤。外院 PET/CT 提示全身多发病灶，后予以化疗 4 个疗程。拟行 allo-SCT。

【移植前 PET/CT 图像分析】全身未见淋巴瘤浸润灶（图 1-4-5A）。

【治疗与随访】移植后反复发热，患者出现淋巴结肿大。查 EB 病毒 DNA 阳性，并持续升高。

【移植后 PET/CT 图像分析】移植后近 2 个月复查发现，鼻咽部黏膜增厚，颈、胸、腹部多发淋巴结肿大，脾脏巨大，葡萄糖代谢均增高，SUVmax 为 15.2（图 1-4-5B~ 图 1-4-5F）；与移植前显像相比，病灶均为新增病灶，Deauville 评分 5 分。

【组织病理学】行颈部淋巴结活检，病理示（右颈部）高级别B细胞淋巴瘤，非特指型（介于弥漫性大B细胞性淋巴瘤和伯基特淋巴瘤特征之间）。

【治疗与随访】其后予美罗华治疗，同时抗病毒、调节免疫治疗。移植后3个月复查PET/CT提示，与前次PET/CT比较，原所见淋巴瘤病灶基本消失，治疗有效，Deauville评分为1分（图1-4-5G~图1-4-5K）。

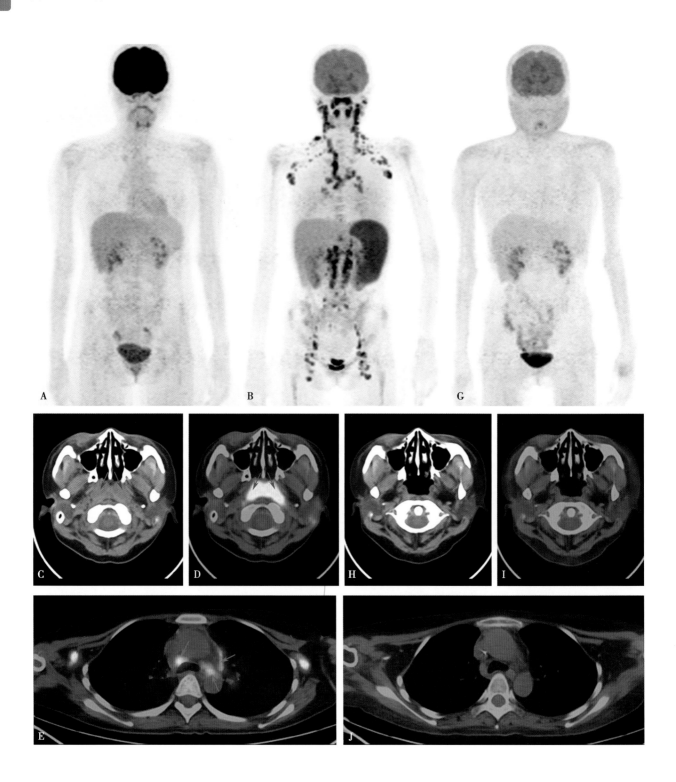

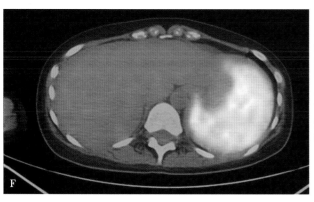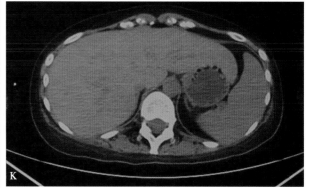

图 1-4-5　移植前、移植后 ^{18}F-FDG PET/CT 图像

A. 移植前 ^{18}F-FDG PET 全身 MIP 图像；B. 移植后近 2 个月 ^{18}F-FDG PET 全身 MIP 图像；C. CT 横断位图示鼻咽部黏膜增厚（箭头）；D. PET/CT 横断位图示鼻咽部黏膜增厚，代谢增高（箭头）；E. PET/CT 横断位图示双腋窝淋巴结肿大（红色箭头），纵隔多发淋巴结肿大（蓝色箭头），代谢增高；F. PET/CT 横断位图示脾脏增大，代谢增高；G. 移植后 3 个月复查，^{18}F-FDG PET 全身 MIP 图像；H~K. 与前次 PET/CT 比较，原所见淋巴瘤病灶基本消失

点评

　　移植后淋巴细胞增殖性疾病（post-transplantation lymphoproliferative disorders，PTLD）是发生在实质器官和造血干细胞移植后的严重并发症，病死率高。其中位发生时间大约为实质器官移植后 6 个月，造血干细胞移植后 2~3 个月。引起 PTLD 的主要原因是 EBV 感染和移植后的免疫抑制。多数 PTLD 是 B 细胞源性，但也有 10% 的是 T 细胞源性，其侵袭性更强，对传统治疗的反应更差。临床表现多样，包括出现感染或免疫等其他原因无法解释的发热、咽炎、淋巴结肿大、肝脾肿大、中枢神经系统症状，甚至多器官功能不全等表现。

　　PTLD 的临床诊断依据包括：①外周血中 EBV-DNA 高载量；②淋巴结或肝脾肿大或其他终末器官病变；③缺乏合理的其他原因来解释。

　　确诊依据包括：①相关器官受累的临床症状或体征；②活组织检查标本检测到 EBV 核酸或蛋白；③组织病理学具有 PTLD 特征（淋巴发育过程受阻、存在单克隆或寡克隆淋巴细胞）。

　　该患者移植后 1 个月余出现发热与淋巴结肿大，PET/CT 提示全身多发淋巴结肿大、脾肿大，外周血中 EB-DNA 持续升高，考虑 PTLD 不能除外，再行颈部淋巴结活检，其后病理提示高级别 B 细胞淋巴瘤，考虑 PTLD。

　　研究评估了 ^{18}F-FDG PET 或 PET/CT 在 PTLD 中的作用，PET/CT 有能力检测到其他影像设备无法明确的隐匿性病灶，特别是结外病变，能够准确分期，可以指导活检。

第 5 节　淋巴瘤转化

一、滤泡性淋巴瘤转化弥漫性大 B 细胞性淋巴瘤

患者男性，62 岁。

【简要病史】颈部淋巴结肿大伴间歇性发热 3 个月。

【实验室检查】血细胞计数、肝肾功能未见明显异常。

【首次 PET/CT 图像分析】左下鼻道软组织结节，双颈部多发淋巴结肿大，葡萄糖代谢增高，SUVmax 为 4.7（图 1-5-1）。

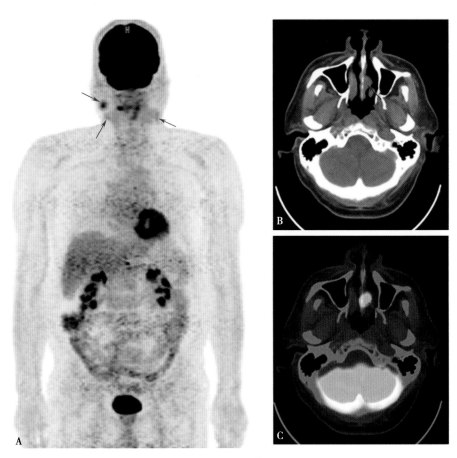

图 1-5-1 滤泡性淋巴瘤化疗前 ^{18}F-FDG PET/CT 图像

A. ^{18}F-FDG PET 全身 MIP 图像，示双侧颈部淋巴结代谢增高（箭头）；B. CT 横断位图示左下鼻道软组织结节（箭头）；C. PET/CT 横断位图示左下鼻道软组织结节，代谢异常增高（箭头）

【组织病理学】右颈部淋巴结活检，病理提示滤泡性淋巴瘤。

【治疗与随访】后予以化疗 4 个疗程，评估为完全缓解，定期随访。1 年半后出现间断发热、盗汗、体重下降，颈部肿胀，左上肢可扪及肿块，偶有鼻出血，至当地医院行鼻咽镜未见明显异常。

【复查 PET/CT 图像分析】左鼻腔占位，双扁桃体增大，双腮腺小结节，双颈部、双锁骨上、右腋窝、右上臂、双腹股沟多发淋巴结，代谢不同程度增高，SUVmax 为 18.3，考虑淋巴瘤多发浸润灶（图 1-5-2）。

【实验室检查】血细胞计数、肝肾功能、肿瘤标志物等均未见明显异常。

【组织病理学】左上臂结节活检术，病理示非霍奇金 B 细胞淋巴瘤，倾向滤泡性淋巴瘤 2/3 级伴部分区弥漫性大 B 细胞性淋巴瘤转化，免疫组化结果：CD10（-/+），CD20（+），CD79α（+），LCA（弱+），Bcl-2（+），CD43（部分+），CD3（部分+），UCHL-1（部分+）。

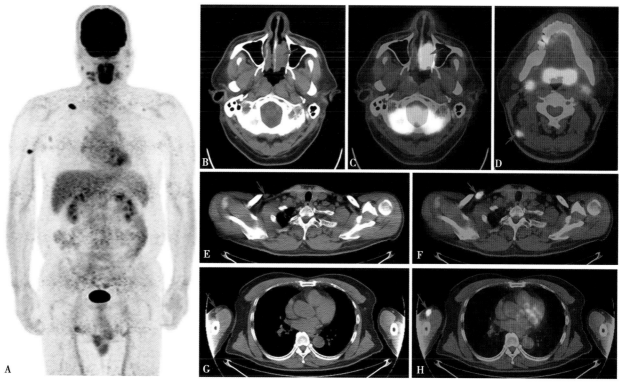

图 1-5-2　随访复查 ^{18}F-FDG PET/CT 图像

A. ^{18}F-FDG PET 全身 MIP 图像；B. CT 横断位图示左鼻腔占位（箭头）；C. PET/CT 横断位图示左鼻腔占位，代谢增高（箭头）；
D. PET/CT 横断位图示双侧颈部多发淋巴结，代谢增高（箭头）；E. CT 横断位图示右侧锁骨上淋巴结（箭头）；F. PET/CT
横断位图示右侧锁骨上淋巴结，代谢增高（箭头）；G. CT 横断位图示右上臂内前侧结节（箭头）；H. PET/CT 横断位图示
右上臂内前侧结节，代谢增高（箭头）

点评

　　淋巴瘤细胞转化是淋巴瘤疾病演进过程中少见的表现形式，由惰性小细胞性淋巴瘤向进展性、侵袭性的大细胞性淋巴瘤转化。惰性淋巴瘤包括 MALT 淋巴瘤、FL、小细胞性淋巴瘤等，一般发展较为缓慢，侵袭性较低，但疾病演化过程可能演变成 DLBCL。

　　既往文献研究了惰性淋巴瘤转化为 DLBCL 的病例，转化前多表现为病灶 FDG 轻度摄取或不摄取，远低于转化后的 DLBCL 病灶摄取，两者在统计学上有明显差异。由于各型惰性淋巴瘤多为小淋巴细胞浸润，相对大细胞而言，增殖活性低，核分裂不明显，细胞代谢水平较低，并且小细胞胞质容积少，导致 FDG 摄取较低。侵袭性淋巴瘤多为大细胞弥漫浸润，细胞增殖活性高，代谢旺盛，胞质丰富，导致 FDG 摄取高。

　　本例患者转化前 ^{18}F-FDG PET/CT 提示左下鼻道软组织结节，双颈部多发淋巴结肿大，SUVmax约 4.7。而复发后 PET/CT 示淋巴瘤多发浸润灶，SUVmax 约 18.3，病理提示部分转化。

　　^{18}F-FDG PET/CT 在随访过程中有助于确定惰性淋巴瘤的病变部位是否有组织学转化。如果某些部位有异常 ^{18}F-FDG 高代谢，这些部位最有可能发生了转化，惰性淋巴瘤转化患者中的 ^{18}F-FDG PET 的 SUV 高于非转化患者。PET 不能代替组织学检查，应在其引导下进行最佳部位的活检，进行组织学确认。

二、边缘区淋巴瘤转化弥漫性大 B 细胞性淋巴瘤

患者男性，68 岁。

【简要病史】因感冒、咳嗽伴右侧颈部肿痛就诊，行抗感染治疗后疼痛改善，肿胀未完全消退。颈部增强 CT 示：右侧颈部占位，考虑恶性肿瘤，周围淋巴结转移，累及右侧甲状腺。

【组织病理学】甲状腺右叶结节穿刺，涂片见多量小圆形异型细胞，倾向淋巴瘤。后行甲状腺右叶切除术，术后病理提示（甲状腺右叶）结外边缘区 B 细胞淋巴瘤伴弥漫性大 B 细胞性淋巴瘤转化。

【术后 PET/CT 图像分析】咽后及右咽旁间隙巨大肿块，右颈部多发肿大淋巴结，代谢均增高，考虑淋巴瘤病灶，甲状腺右叶术后改变（图 1-5-3）。

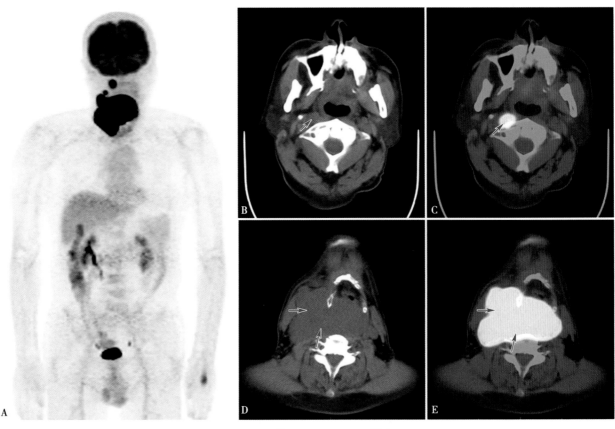

图 1-5-3　^{18}F-FDG PET/CT 图像

A. ^{18}F-FDG PET 全身 MIP 图像；B. CT 横断位图示右咽旁间隙淋巴结增大（箭头）；C. PET/CT 横断位图示右咽旁间隙淋巴结增大，代谢异常增高（箭头）；D. CT 横断位图示喉咽咽后间隙及右咽旁间隙巨大稍低密度肿块影（箭头）；E. PET/CT 横断位图示喉咽咽后间隙及右咽旁间隙巨大稍低密度肿块影，代谢异常增高（箭头）

 点评

　　边缘区淋巴瘤（marginal zone lymphoma，MZL）包括结外和结内两类关系密切的亚型，即结外黏膜相关淋巴组织淋巴瘤，可简称结外 MALT 型 MZL 和结内边缘区淋巴瘤（nodal marginal zone lymphoma，NMZL），均属于低度恶性 B 细胞淋巴瘤。^{18}F-FDG PET 图像中出现 SUV 值较前升高，应怀疑 MZL 等惰性淋巴瘤转化为侵袭性淋巴瘤。此患者术后 PET/CT 显示咽后间隙及右咽旁间隙巨大肿块，SUVmax 达到 47.1；病理提示结外 MZL 伴 DLBCL 转化。如果任何区域探查到伴发 DLBCL 病变，两者共存时，应该按照 DLBCL 进行治疗。

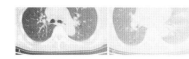

第6节 其他血液系统疾病

一、多发性骨髓瘤治疗前后

患者男性，73岁。

【简要病史】反复鼻塞10年，加重伴流涕1年。

【实验室检查】尿轻链（λ）正常，尿轻链（κ）51.5mg/L↑。血清M蛋白分型未见异常区带，κ/λ 7.15↑。

【组织病理学】经鼻内镜下行"左鼻窦开放+双鼻腔下甲新生物切除+鼻中隔棘突切除"。术后病理提示（左鼻中道、左下鼻甲、右鼻）B细胞肿瘤伴广泛浆样分化；免疫组化：CD20（－），CD79α（＋），CD10（－），Bcl-2（＋），Bcl-6（－），MYC（＋），Mum-1（＋），κ（＋），λ（－），CD3（－），CD5（－），CD38（＋），CD138（－），CyclinD-1（－），S-100（－），Ki-67（＋）（约30%），CD21（－），AE1/AE3（－），符合浆细胞瘤，中分化。

【治疗前PET/CT图像分析】全身多发骨病灶伴代谢增高，SUVmax约7.4，诸骨病灶局部髓腔密度增高，部分可见骨质破坏及软组织肿块形成，考虑多发性骨髓瘤（图1-6-1）。

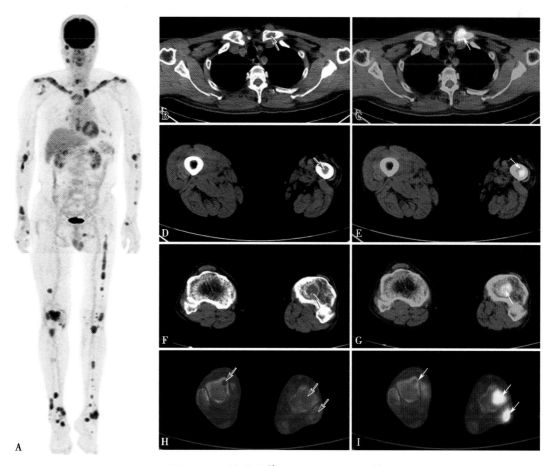

图1-6-1 治疗前 ^{18}F-FDG PET/CT 图像

A. ^{18}F-FDG PET全身MIP图像，显示全身多发骨病灶代谢增高；B. CT横断位图示左锁骨骨质破坏伴软组织肿块（箭头）；C. PET/CT横断位图示左锁骨骨质破坏伴软组织肿块，代谢增高（箭头）；D. CT横断位图示左股骨中段髓腔内高密度影（箭头），左大腿肌肉萎缩；E. PET/CT横断位图示左股骨中段髓腔内高密度影，代谢增高（箭头）；F. CT横断位图示左胫骨上段骨质破坏（箭头）；G. PET/CT横断位图示左胫骨上段骨质破坏，代谢增高（箭头）；H. CT横断位图示双胫骨、左腓骨下段近踝关节骨质破坏（箭头）；I. PET/CT横断位图示双胫骨、左腓骨下段骨质破坏，代谢增高（箭头）

【治疗后 PET/CT 图像分析】3 个疗程化疗后，复查 PET/CT 提示全身骨骼代谢未见异常，与前次 PET/CT 比较，原所见多发骨病灶基本消失，考虑治疗有效（图 1-6-2）。

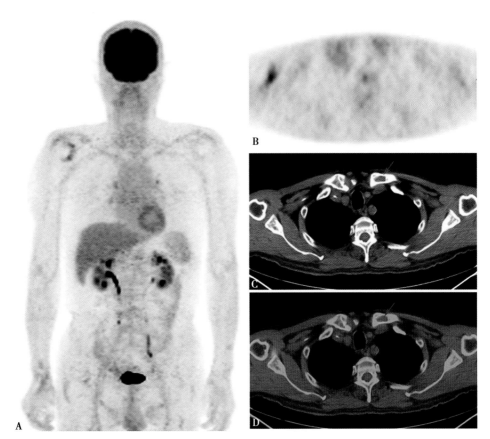

图 1-6-2　3 个疗程化疗后复查 ^{18}F-FDG PET/CT 图像

A. ^{18}F-FDG PET 全身 MIP 图像，显示原所见骨多发代谢增高区消失；B~D. 原左锁骨骨质破坏伴软组织肿块基本消失（箭头），代谢恢复正常

【治疗与随访】继续原方案化疗，6 个疗程化疗后评估病情仍缓解。

点评

多发性骨髓瘤（multiple myeloma，MM）是一种起源于骨髓的浆细胞恶性肿瘤，目前 WHO 将其归为 B 细胞淋巴瘤的一种，称为浆细胞瘤。发病率占所有血液系统恶性肿瘤的 10%~15%，其特征为骨髓浆细胞异常增生伴有单克隆免疫球蛋白或轻链（M 蛋白）过度生成。最常累及中轴骨，其中脊椎、骨盆、肋骨最为常见。MM 的骨病变形态多样，以溶骨性破坏为主，且穿凿样破坏多于膨胀性破坏。^{18}F-FDG PET/CT 一次扫描可显示 MM 全身骨病变，但也有 7%~18% 的 MM 病例并发髓外浸润，PET/CT 显示全身分布，相对于常规检查有更高的病灶检出率。PET/CT 可用于 MM 疗效评估，治疗有效的 MM 病灶代谢程度减低或恢复正常，CT 图像表现不一，软组织肿块消失或病灶逐渐出现周边骨质硬化，也可未见明显变化，骨质破坏不明显的病灶可见髓腔密度逐渐恢复为脂肪密度。

通过对骨质破坏、髓腔内密度变化、是否伴有病理骨折、是否并发髓外浸润、病灶的代谢水平及变化等征象综合分析，可为 MM 的诊断和治疗提供全面可靠的信息。

二、急性髓系白血病移植后复发

患者男性，45 岁。

【简要病史】确诊急性髓系白血病（M5 首先考虑）2 年，异基因造血干细胞移植术后 11 个月，发现左肩部肿块 1 个月。

【PET/CT 图像分析】左肩部巨大肿块（累及左肩胛骨及邻近多发肌肉），脾脏后缘结节，代谢均增高，考虑白血病浸润。双颈部、双肺门、纵隔、右髂外血管旁多发小淋巴结伴代谢轻度增高，考虑炎症可能（图 1-6-3A~ 图 1-6-3E）。

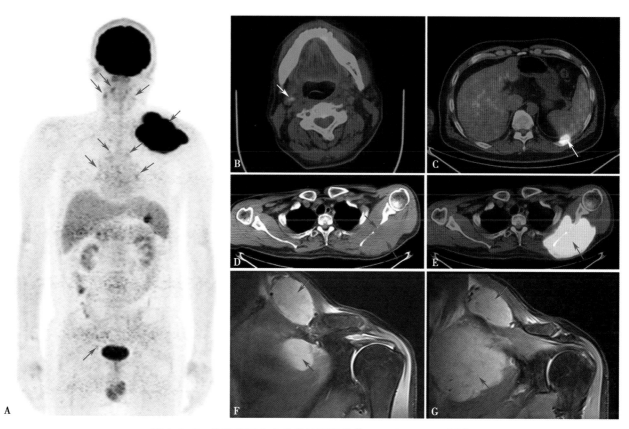

图 1-6-3 急性髓系白血病移植后复发 ^{18}F-FDG PET/CT 图像

A. ^{18}F-FDG PET 全身 MIP 图像，可见左肩部巨大代谢增高区（蓝色箭头）、脾脏后缘结节状代谢增高区（绿色箭头），双颈部、双肺门、纵隔、右髂外血管旁多发小淋巴结代谢轻度增高（红色箭头）；B. PET/CT 横断位图示右颈部小淋巴结，代谢轻度增高（白色箭头）；C. PET/CT 横断位图示脾脏后缘结节状代谢增高（白色箭头）；D. CT 横断位图示左肩部巨大肿块（蓝色箭头），累及邻近肌肉，左肩胛骨见骨质吸收破坏（红色箭头）；E. PET/CT 横断位图示左肩部巨大肿块，代谢异常增高（蓝色箭头）；F、G. MRI 冠状位图示左肩部肌肉内多发异常信号肿块影（箭头）

【其他影像学检查】左肩关节 MRI 增强示左侧斜方肌、冈上肌、冈下肌、左侧肩胛下肌内多发异常信号肿块影，考虑白血病浸润可能大（图 1-6-3F，图 1-6-3G）。

【组织病理学】行左肩部肿块穿刺，病理示淋巴造血系统恶性肿瘤，结合临床提示急性髓系白血病累及皮下组织；免疫组化结果：MPO（-），CD34（-），CD117（+），CD15（-），CD68（部分+），CD43（+），CD3（-），CD20（-），AE1/AE3（-），CK18（-），CD163（-），Syn（-），CgA（-），CD56（-），P63（+），Vim（+），LCA（+）。

点评

　　急性白血病（acute leukemia，AL）是造血干细胞恶性克隆性疾病，分为急性淋巴细胞白血病（acute lymphoblastic leukemia，ALL）和急性髓系白血病（acute myeloid leukemia，AML）。化疗及异基因造血干细胞移植可使许多患者获得长期存活，患者的缓解期和无病生存期延长，但仍有部分患者复发，复发部位主要位于髓内，髓外复发少见，但治疗困难。AL局限于骨髓时，^{18}F-FDG PET/CT显像的应用较少，一旦出现髓外浸润，PET/CT能发挥重要作用，除了可探查淋巴结、软组织、骨、神经系统、肝、脾及睾丸等常见部位病灶外，还累及少见部位病灶，包括子宫、乳腺及肺。PET/CT不但有助于AL髓外复发的诊断和病灶范围评估，而且由于病灶的FDG代谢程度普遍较高，还可用于治疗后随访。

　　ALL髓外浸润的部位以脾脏和淋巴结多见，而AML除脾脏及淋巴结外，软组织浸润较多。本例患者PET/CT显示左肩部巨大肿块，脾脏后缘单发结节状代谢增高区。AL髓外复发累及脾脏时，CT表现以弥漫性、多发结节性浸润为主，而单发结节肿块样浸润少见。

三、Castleman 病

患者女性，31 岁。

【简要病史】颈部淋巴结肿大伴间断性发热 1 年余，体温最高达 40℃。

【实验室检查】血细胞计数示红细胞 3.20×10^{12}/L ↓，血红蛋白 76g/L ↓，白细胞 4.80×10^9/L，中性粒细胞比率 79.30% ↑，淋巴细胞比率 10.0%，单核细胞比率 5.60%。

【PET/CT 图像分析】双颈部、双锁骨上、双腋窝、腹腔、腹膜后、双髂血管旁及双腹股沟多发淋巴结肿大伴放射性摄取增高，其中 SUVmax 为 7.4，脾脏增大伴放射性摄取增高，SUVmax 为 3.6（图 1-6-4）。

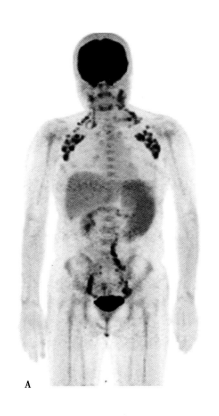

A

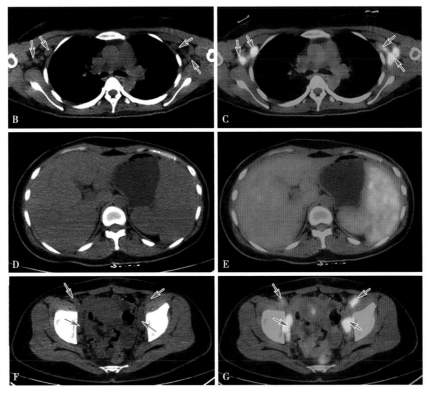

图1-6-4 Castleman病 ^{18}F-FDG PET/CT 图像

A. ^{18}F-FDG PET 全身 MIP 图像；B. CT 横断位图示双侧腋窝多发淋巴结肿大（箭头）；C. PET/CT 横断位图示双侧腋窝多发淋巴结肿大，代谢异常增高（箭头）；D. CT 横断位图示脾脏增大；E. PET/CT 横断位图示脾脏增大，代谢异常增高；F. CT 横断位图示双侧髂血管旁多发淋巴结肿大（箭头）；G. PET/CT 横断位图示双侧髂血管旁多发淋巴结肿大，代谢异常增高（箭头）

【组织病理学】全麻下行左颈部淋巴结活检，病理提示：巨大淋巴结增生（Castleman病），多中心型。免疫组化结果：CD79α（+），CD20（+），Bcl-2（+），Bcl-6（+），CD3（+），CD5（+），CD21（+），CD23（+），CD43（+），CD38部分（+），CD15少量（+），CD30少量（+），F8血管（+），SMA血管（+），CyclinD-1少量（+），Ki-67（+20%）。

🧠 点评

　　Castleman病（Castleman's disease，CD）属于原因未明的淋巴组织异常增生性疾病。病理上分为透明血管型、浆细胞型和混合型，其中透明血管型占90%。CD的病因未明。临床上根据病灶累及范围分为局灶型及多中心型。局灶型在青年人多见，发病的中位年龄为20岁，呈单个淋巴结无痛性肿大，生长缓慢形成巨大肿块，可发生于任何部位的淋巴组织，以纵隔淋巴结最为多见；肿块切除后可长期存活，呈良性病程。多中心型较少见，中位发病年龄为57岁，有多部位淋巴结肿大，易累及浅表淋巴结，可伴全身症状（如发热）及肝脾肿大，常有多系统受累表现，如肾病综合征、淀粉样变等；常呈侵袭性病程，易伴发感染，也容易复发。

　　该患者间歇性发热1年余，PET/CT显示了全身多发淋巴结病灶伴代谢增高，伴有脾脏增大。病理提示为多中心型。

　　CD的影像学表现并不具有特征性。增强CT显示透明血管型CD病灶显著强化，而浆细胞型多呈轻-中度强化。MRI显示病灶在T₁WI相呈等信号，T₂WI呈均匀性高信号。^{18}F-FDG PET/CT显示全身的肿大淋巴结及结外病灶，对CD进行分型，判断是局灶型还是多中心型。研究显示，CD淋巴结病灶的 FDG 摄取多为轻度增高，病灶摄取程度与体积增大无正相关性，具备一定特征，FDG PET 显像还可用于监测 CD 患者的疾病发展和治疗后改变。

四、坏死性淋巴结炎

患者女性，28 岁。

【简要病史】无明显诱因下反复发热 20 余天，伴头痛、恶心。

【实验室检查】白细胞 2.46×10⁹/L↓，中性粒细胞比率 40.3%，淋巴细胞比率 42.7%，单核细胞比率 15.4%，红细胞 3.74×10¹²/L，血红蛋白 108.00g/L，血小板 214.00×10⁹/L。C 反应蛋白 18.42mg/L，血沉 50mm/h。甲状腺激素、肿瘤标志物、凝血功能未见异常，自身抗体未见异常。风疹病毒 IgG 阳性，巨细胞病毒 IgG 阳性。骨髓细胞学提示骨髓粒系增生活跃，原始细胞 3.5%，早幼粒细胞 6%，形态正常，淋巴系正常，红系及巨核、血小板正常，考虑为原始及早幼粒细胞稍增高。

【PET/CT 图像分析】¹⁸F-FDG PET/CT 显像示双颈部、双锁骨上、双腋窝、右肺门、纵隔、腹腔及腹膜后、右髂内、左腹股沟多发淋巴结肿大，葡萄糖代谢增高，SUVmax 为 12.9（图 1-6-5）。

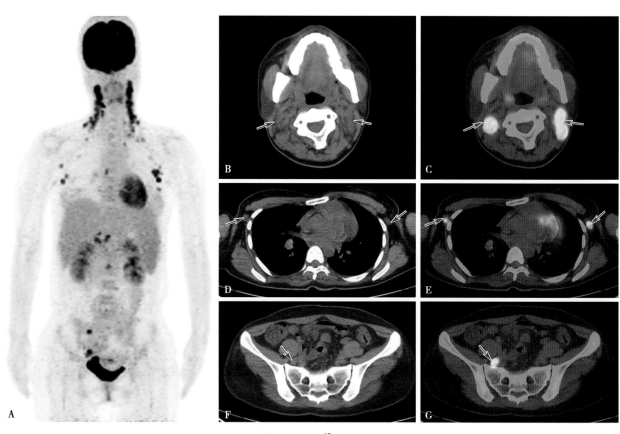

图 1-6-5　坏死性淋巴结炎 ¹⁸F-FDG PET/CT 图像

A. ¹⁸F-FDG PET 全身 MIP 图像；B. CT 横断位图示双侧颈部多发淋巴结肿大（箭头）；C. PET/CT 横断位图示双侧颈部多发淋巴结肿大，代谢异常增高（箭头）；D. CT 横断位图示双侧腋窝淋巴结肿大（箭头）；E. PET/CT 横断位图示双侧腋窝淋巴结肿大，代谢异常增高（箭头）；F. CT 横断位图示右侧髂血管旁淋巴结肿大（箭头）；G. PET/CT 横断位图示右侧髂血管旁淋巴结肿大，代谢异常增高（箭头）

【组织病理学】后行颈部淋巴结活检术，术后病理示：符合组织细胞性坏死性淋巴结炎。免疫组化结果：CD20、CD79α 均为部分（＋），UCHL-1（＋），CD3 部分（＋），CD5（－），CD10（－），Bcl-2（＋），CD21、CD23 局灶（＋），CD15（－），CD30 散在（＋），CD35（±）。

点评

> 组织细胞性坏死性淋巴结炎（histiocytic necrotizing lymphadenitis，HNL）是一种非肿瘤性淋巴结增大性疾病，属反应性增生病变。多见于青春期，10~30 岁常见，偶尔也有老年人，女性多见。病因尚不明确，发病前常有呼吸道感染史，出现白细胞减少、淋巴细胞百分数增多、淋巴结呈非化脓性炎症、抗生素治疗无效及自限性等特点，提示可能与急性病毒感染有关，如腺病毒、微小病毒以及人疱疹病毒属等。
>
> 实验室检查方面，多数 HNL 病例外周血白细胞减少，淋巴细胞增高，部分可见异形淋巴细胞，血沉常增快。骨髓象中，多数呈感染性骨髓象伴粒细胞退行性变。淋巴结活检为本病确诊的依据。
>
> HNL 患者受累淋巴结的增强 CT 有一定特征，多为单侧轻度增大、均匀强化、淋巴结周围浸润，少数可见坏死，定期随访 CT，大部分患者未经治疗 1~8 个月后淋巴结消失或者缩小。^{18}F-FDG PET/CT 能显示全身淋巴结受累及代谢情况，报道示受累淋巴结 ^{18}F-FDG 摄取增高，最高值的部位多在颈部，PET 活检定位的准确性高。
>
> 本例患者为青年女性，发热 20 余天，血沉增高，骨穿示骨髓粒系增生活跃，白细胞减低，淋巴细胞比率升高，风疹、巨细胞病毒 IgG 阳性，PET/CT 示全身多发淋巴结肿大伴摄取增高，符合 HNL。但本病与恶性组织细胞病、淋巴瘤等血液肿瘤较难鉴别。

五、传染性单核细胞增多症

患者女性，24 岁。

【简要病史】发热伴颈部淋巴结增大 3 周余，体温最高 38.0℃，有咳嗽、咽痛、少痰，发现左颈部肿块，无压痛，直径约 2cm。外院查血细胞计数示 WBC 12.6×10⁹/L ↑，淋巴细胞百分比为 56.9%；CRP 13.6mg/L ↑；查体示扁桃体 Ⅱ度肿大，表面有白色分泌物；B 超示左侧后颈部实质性占位，考虑淋巴结。临床考虑扁桃体炎，抗感染治疗 5 天后症状无明显好转。

【实验室检查】肝功能异常；外周血人工分类：异型淋巴细胞 18%；EBV-IgM 弱阳性，弓形虫抗体 IgM 阴性，风疹病毒抗体 IgM 阴性，巨细胞病毒抗体 IgM 阴性，单纯疱疹病毒抗体 IgM 阴性。

【PET/CT 图像分析】双侧扁桃体肿大，鼻咽顶后壁增厚，双侧颈部、锁骨上、双肺门、纵隔、双腋窝、门腔间隙、腹主动脉及双髂血管周围多发淋巴结影，最大约 2.0cm×1.2cm，葡萄糖代谢均增高，SUVmax 为 7.9；脾脏轻度增大，葡萄糖代谢增高，SUVmax 为 3.6；全身骨髓葡萄糖代谢普遍增高，SUVmax 为 3.7（图 1-6-6）。

【组织病理学】左侧锁骨上淋巴结穿刺提示，倾向淋巴结反应性增生。

【治疗与随访】再予抗感染，体温较前有所下降，同时进行保肝治疗。

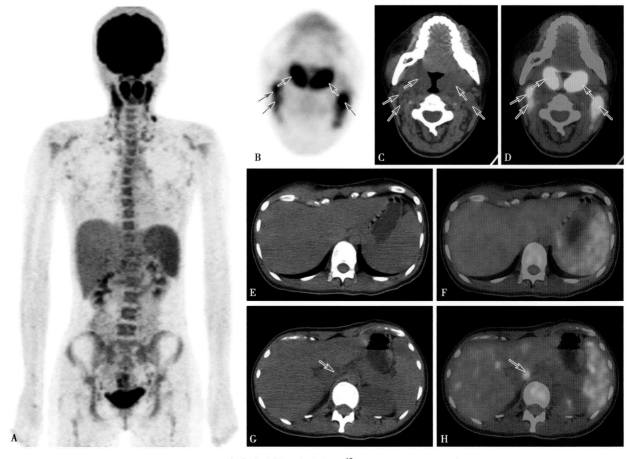

图 1-6-6　**传染性单核细胞增多症 ^{18}F-FDG PET/CT 图像**

A. ^{18}F-FDG PET 全身 MIP 图像；B. PET 横断位图示双侧扁桃体代谢增高（红色箭头），双侧颈部淋巴结代谢增高（蓝色箭头）；C. CT 横断位图示双侧扁桃体肿大（红色箭头），双侧颈部多发淋巴结（蓝色箭头）；D. PET/CT 横断位图示双侧扁桃体肿大（红色箭头），双侧颈部多发淋巴结（蓝色箭头），代谢异常增高（箭头）；E. CT 横断位图示脾脏轻度增大；F. PET/CT 横断位图示脾脏轻度增大，代谢异常增高；G. CT 横断位图示腹膜后腹主动脉周围淋巴结影（箭头）；H. PET/CT 横断位图示腹膜后腹主动脉周围淋巴结影，代谢异常增高（箭头）

🧠 **点评**

　　传染性单核细胞增多症（infectious mononucleosis，IM）是由 EB 病毒（Epstein-Barr virus，EBV）所引起的淋巴细胞增生性急性传染病。一般多见于儿童和少年；成人发病相对较少，缺乏典型表现，病情轻重不一，易造成漏诊和误诊。成人 IM 可引起多脏器损害，故早期正确诊断、及时治疗尤为重要。

　　发热、咽峡炎和颈部淋巴结肿大为其典型的临床"三联征"，成人 IM 中三联征的比例都在 60% 或以上，可合并肝脾肿大和外周血异型淋巴细胞增高。诊断标准包括：①临床有发热、咽峡炎、浅表淋巴结肿大，或合并皮疹、肝脾肿大、肝功能异常任何一项；②外周血异型淋巴细胞 ≥ 10%；③血嗜异性凝集试验阳性；④ EB 病毒抗体阳性。符合①②且排除病毒性肝炎、血液病、淋巴瘤等，即可做出临床诊断。具备③④中任何一项，即可确诊。

　　该患者有发热、咽痛、扁桃体炎、淋巴结肿大的临床症状，伴有脾大、肝功能损害，外周血人工分类示异型淋巴细胞18%，患者EBV-IgM弱阳性，可诊断IM。^{18}F-FDG PET/CT 显示了双侧扁桃体肿大，鼻咽顶后壁增厚，全身多发淋巴结，脾大，病灶代谢不同程度增高。该患者多数淋巴结肿大不明显，代谢轻度增高，仅颈部淋巴结代谢较高，SUVmax 为 7.9，与典型淋巴瘤等血液系统病变有一定差异。

六、IgG4 相关疾病

患者女性，68 岁。

【简要病史】因"发现颌下腺、泪腺肿物 8 年，乏力、消瘦半年"入院。8 年前因双侧颌下腺肿大，行双侧颌下腺切除术，诊断双侧颌下腺慢性炎症。术后半年，患者出现双眼睑肿物渐进性增大伴双眼流泪不适，行双侧眶内肿物切除术，病理提示双侧泪腺淋巴组织高度增生，淋巴滤泡生成，泪腺组织萎缩，倾向 Mikutiez 病；出院诊断为米古利兹（Mikutiez）病。近半年乏力、盗汗，食欲缺乏。

【实验室检查】免疫球蛋白亚类定量测定示 IgG4 72.5g/L ↑，κ 轻链 14.30g/L ↑，λ 轻链 4.97g/L ↑。风湿免疫指标未见异常。

【PET/CT 图像分析】双腮腺肿大，鼻咽部黏膜增厚、会厌谷黏膜增厚，双颈部、双肺门、纵隔、腹腔、腹膜后、盆腔及双腹股沟多发淋巴结，代谢不同程度增高，考虑炎性病变（免疫相关性疾病）可能大（图 1-6-7）。

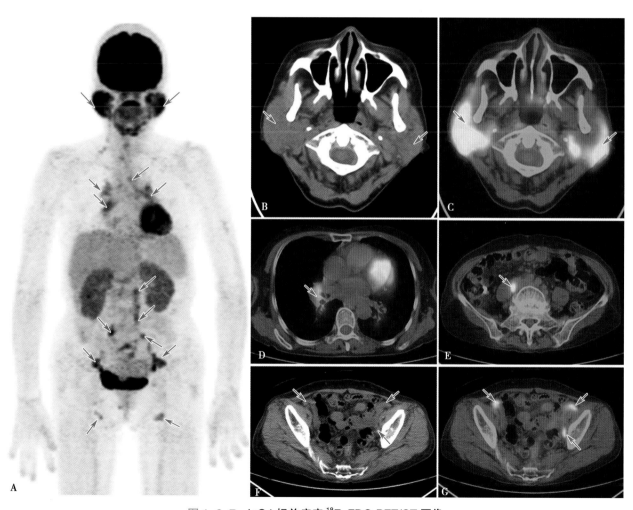

图 1-6-7 IgG4 相关疾病 ^{18}F-FDG PET/CT 图像

A. ^{18}F-FDG PET 全身 MIP 图像；B. CT 横断位图示双侧腮腺明显肿大（箭头）；C. PET/CT 横断位图示双侧腮腺肿大、代谢增高（箭头）；D. PET/CT 横断位图示右肺门淋巴结代谢轻度增高（箭头）；E. PET/CT 横断位图示腹膜后腹主动脉旁淋巴结代谢增高（箭头）；F. CT 横断位图示双侧髂血管旁多发淋巴结（箭头）；G. PET/CT 横断位图示双侧髂血管旁多发淋巴结代谢增高（箭头）

【诊断】IgG4 相关疾病，Mikutiez 病，单克隆免疫球蛋白增多症（IgG κ 型游离 λ）。

 点评

　　IgG4 相关疾病是一类病因不明的慢性系统性自身免疫性疾病，以血清 IgG4 水平升高以及 IgG4 阳性细胞浸润多种器官和组织为特征，对激素治疗敏感。可有多个脏器同时受累，病变部位不同，临床征象也不同，常见累及的有唾液腺、泪腺（Mikutiez 病）、胰腺受累（自身免疫性胰腺炎）、胆囊（硬化性胆管炎、硬化性胆囊炎）、肝、肺（间质性肺炎）、肾（间质性肾炎）、淋巴结等，也可发生腹膜后纤维化、硬化性脑膜炎、炎性动脉瘤等。全身表现可伴发热、乏力、体重减轻，可有唾液腺及泪腺肿大，即 Mikutiez 病，是 IgG4 相关疾病的一种亚型，是指腮腺、泪腺和颌下腺特发性、对称性、无痛性肿大的一种系统性疾病。该疾病可出现口干、眼干表现，但症状往往较干燥综合征者轻；IgG4 相关疾病受累部位多成瘤样增大或淋巴结肿大，注意与肿瘤及淋巴瘤鉴别。少数 IgG4 相关疾病有淋巴上皮损伤的淋巴细胞成分可转化为恶性淋巴瘤，易发生淋巴瘤。

（乔文礼　孙　娜　赵晋华）

呼吸系统

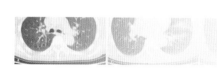

第1节　周围型肺癌

患者男性，56岁。

【简要病史】体检胸片发现左肺病变，无发热、咳嗽等不适。抗感染治疗1周后复查CT未见明显变化。

【其他影像学检查】胸部CT提示左下肺占位。

【PET/CT图像分析】左肺下叶见不规则实变影，最大横径约3.6cm，密度不均匀，伴多发斑点状钙化灶，病变内见扩张支气管影，放射性轻度增高，SUVmax为2.3，该病灶周围见纤维索条影（图2-1-1）。

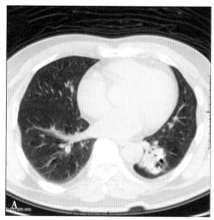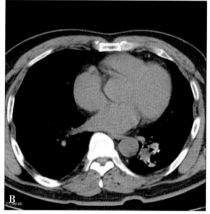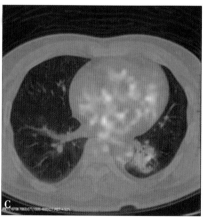

图2-1-1　左下肺周围型肺癌
A.左肺下叶不规则肿块；B.纵隔窗见多发钙化斑；C.肿块FDG代谢轻度增高，SUVmax为2.3

【组织病理学】腺癌。

 点评

　　周围型肺癌常见于肺野外围，呈结节型或肿块型，肿块较大时可伴程度不同的坏死。CT表现支持肺癌诊断的主要征象包括：空泡征、含气支气管征、钙化、偏心性空洞、磨玻璃密度影、分叶、毛刺、胸膜凹陷征、血管集束征等。该患者体检发现左肺占位，无相关临床症状，肿块大于3cm，形态欠规则，密度不均匀，伴多发斑点状钙化斑，给人的第一印象是慢性炎症，临床医师也是首先考虑感染性病变可能，给予抗感染治疗，但治疗1周复查CT无吸收。行PET/CT检查，FDG代谢仅轻度增高。手术病理确诊为肺癌。该病例较易误诊。一般认为肺癌内的钙化较少见，且一般为偏心性钙化、细砂粒状或无定型性，而弥漫性钙化、中央型钙化和爆米花样钙化通常为良性，而该例患者的钙化较弥散，FDG代谢程度较低，病理却为肺癌，提示CT提供的钙化信息无特异性，对于肺内的肿块样病变，正规抗感染治疗后无吸收，要排除肺癌的可能。

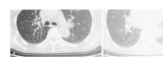

第2节 中央型肺癌

患者男性，58岁。

【简要病史】喘息伴胸闷1个月。哮喘病史20年。

【实验室检查】CEA、NSE、SCC均正常。

【其他影像学检查】胸部CT提示：右肺门占位，右肺中叶不张，气管前淋巴结增大，肺气肿。

【PET/CT图像分析】右肺中叶肺门区肿块，大小约5.9cm×4.4cm，边界稍模糊，内见液化坏死区，肿块放射性增高，SUVmax为26.2，右肺中叶支气管闭塞，右肺中叶远端大片实变影，放射性分布未见明显异常。右肺门、隆突下、气管右前多发淋巴结肿大，部分融合，最大直径约3.7cm，放射性增高，SUVmax为28.0。右锁骨上见直径约2.0cm淋巴结，放射性增高，SUVmax为23.7（图2-2-1）。

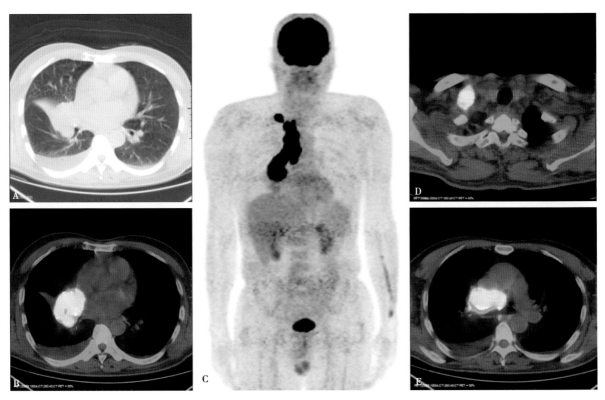

图2-2-1　右肺中央型肺癌伴多发淋巴结转移

A. 右肺中叶肺门区肿块，大小约5.9cm×4.4cm，右肺中叶支气管闭塞伴远端实变影；B. 右肺中叶肿块伴液化坏死区，FDG代谢不均匀增高，SUVmax为26.2；C~E. PET MIP图（C）及融合图像显示，除右肺门区肿块外，另见右肺门、纵隔及右锁骨上多发淋巴结肿大，FDG代谢均增高，SUVmax为28.0（D、E）

【组织病理学】支气管镜见右肺开口中叶新生物，MT可能。病理为腺癌。

 点评

患者为老年男性，CT发现右肺中叶支气管闭塞伴肺门区肿块，肿块远端伴片状实变影，结合PET/CT图像见右肺门区肿块代谢增高，而远端实变影代谢基本正常，中央型肺癌的诊断非常明确。对于该例，PET/CT的优势不仅体现在明确肺癌诊断，而且还能准确地分期。PET/CT还同时发现右肺门、隆突下、气管右前及右锁骨上多发淋巴结肿大伴FDG代谢增高，考虑右肺中央型肺癌伴多发淋巴结转移。PET/CT还能清楚地分辨肿瘤组织与远端的阻塞性肺炎或肺不张，有利于放疗科正确勾画肿瘤放疗靶区。

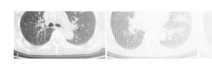

第3节 早期肺癌

一、肺微浸润性腺癌

患者男性，68岁。

【简要病史】胸闷2周。

【实验室检查】CEA 9.44ng/ml ↑，SCC、NSE均正常。

【其他影像学检查】胸部CT示：右肺下叶背段部分实性结节，建议抗感染治疗7~10天随访2周后复查。

【PET/CT图像分析】右肺下叶背段见一混杂磨玻璃密度结节影，大小约1.5cm×0.8cm，边缘分叶、毛糙，放射性分布未见异常（图2-3-1）。

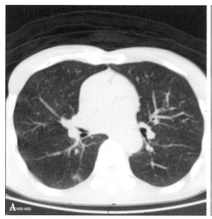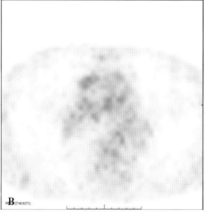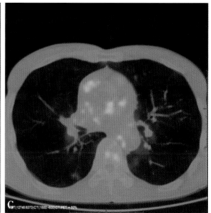

图2-3-1 **右肺下叶微浸润性腺癌**

A. 右肺下叶背段见混杂磨玻璃密度结节，大小约1.5cm×0.8cm，边缘分叶毛糙；B. PET显像见右肺下叶结节FDG代谢未见增高；C. PET/CT融合图像

【组织病理学】行胸腔镜下右肺下叶癌根治术。术后病理：（右肺下叶）微浸润性腺癌，瘤灶长径0.7cm，胸膜及支气管切缘未见肿瘤累及。支气管周围淋巴结（0/1）未见肿瘤转移。免疫组化结果：

EGFR（弱＋），TTF-1（＋），CK7（＋），CK20（－），P53（-/+），SPA（＋），Ki-67（15％＋），Napsin-A（-/+），CEA（＋）。另送第 10 组淋巴结 4 枚、第 11 组淋巴结 2 枚均为反应增生。

二、肺原位腺癌

患者女性，81 岁。

【简要病史】体检发现右肺结节。

【实验室检查】血清 CEA、NSE、CYFRA21-1 均正常。

【其他影像学检查】胸部 CT 示：右肺下叶背段磨玻璃样结节，早期肺 MT 可疑。

【PET/CT 图像分析】右肺下叶背段见磨玻璃结节，直径约 0.8cm，边缘分叶状、毛糙、模糊，内见支气管气相，放射性未见明显异常（图 2-3-2）。

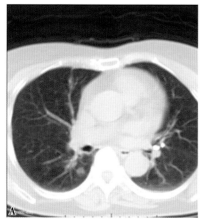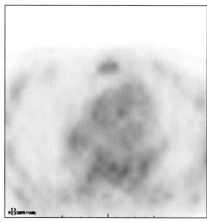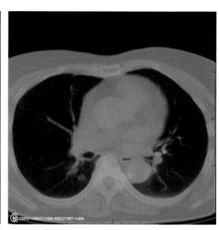

图 2-3-2　右肺下叶原位腺癌

A. 右肺下叶背段见磨玻璃结节，直径约 0.8cm，边缘分叶状、毛糙、模糊，内见支气管气相；B. PET 显像示右肺下叶结节 FDG 代谢未见异常；C. PET/CT 融合图像

【组织病理学】行右肺叶段切除术，镜检：瘤细胞有异型性，贴壁生长，未见腺泡、乳头、微乳头、实体状结构，未见血管及胸膜浸润。诊断：（右肺下叶背段楔形切除组织）考虑为原位腺癌，肿瘤大小 0.8cm×0.5cm×0.5cm，切缘未见肿瘤。

 点评

　　2011 年美国联合欧洲对肺腺癌进行国际多学科病理分型，将肺腺癌分为浸润前病变，包括不典型腺瘤样增生和原位腺癌（adenocarcinoma in situ，AIS）、微浸润腺癌（minimally invasive adenocarcinoma，MIA）、浸润性腺癌。AIS 直径 ≤ 3cm，相当于 1999 年和 2004 年世界卫生组织分型中的"细支气管肺泡癌"。显微镜下见肺泡结构存在，肺泡间隔增厚，间质增生，细胞呈立方形或柱状，核异型性不显著，无分层现象。MIA 直径 ≤ 3cm，病理表现为伏壁样生长为主的病灶，浸润表现为肿瘤细胞穿透基底膜，浸润纤维间质，细胞出现分层现象，排列成腺泡样、乳头状、微乳头状或实体形亚型，但最大浸润范围 ≤ 5mm，肿瘤周边见纤维化改变。与 AIS 一样，MIA 无淋巴结转移，无血管或胸膜受累。术前准确区分 AIS 和 MIA 有重要临床意义。AIS 可随访而不急于手术切除，以排除不典型腺瘤样增生或其他良性病变，不仅避免过度治疗，而且不影响患者的生存率。MIA 需及时手术切除，以防止发展为浸润性癌及远处转移，后者将显著降低患者的生存率。AIS 和 MIA 均无明显临床症状，常为体检发现，PET 显像均无明显 FDG 代谢增高，CT 表现有一定差异。AIS 和 MIA 的 CT 形态不同，AIS 结节以圆形/类圆形为主，MIA 中分叶状及不规则形的结节多于 AIS，MIA 可伴毛刺，其病理基础为肿瘤内不规则增生的纤维收缩或肿瘤细胞的浸润性生长。AIS以纯磨玻璃结节（pure ground-glass nodule，PGGN）为主，也可表现为混合磨玻璃结节（mixed ground glass nodule，MGGN），结节内密度增高区在病理上是由于塌陷肺泡或纤维组织增生所致。AIS病灶继续发展则出现浸润成分，形成MIA。浸润成分在CT上大多表现为MGGN中的实性密度区；少数也可位于伏壁样生长区、无明显肺泡塌陷或纤维化区域，表现为PGGN。

第 2 章

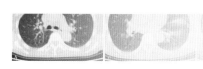

第4节　气管腺样囊性癌

患者男性，31岁。

【简要病史】咳嗽、咳痰半个月，咯血5天，予以抗感染及止血治疗后稍缓解。

【实验室检查】CRP 1.0mg/L↑，血沉 8.0mm/h↑，血常规（－）。T-SPOT（－），痰微生物检查、真菌培养（－）。CYFRA21-1：6.84ng/ml↑。CEA、SCC、NSE、CA125、CA199、CA153均正常。

【其他影像学检查】胸部增强CT：主肺动脉窗水平纵隔内多发淋巴结肿大，部分融合，气管及食管受压，气管内结节（乳头状瘤？）或淋巴结突入？双肺渗出，大部分为肺泡内积血，双肺多发结节影。考虑淋巴瘤？

【PET/CT图像分析】气管下段及左主支气管内壁不光整，向腔内不均匀隆起，局部见结节影突起，直径约0.8cm，结节放射性轻度增高，SUVmax约3.0。纵隔多发淋巴结肿大，较大者直径约2.2cm，较大的淋巴结伴液化坏死，部分融合，放射性不均匀增高，SUVmax约4.6。枕骨左份、右第3后肋、L2椎体左后份、S2椎体、左耻骨结节上份多发骨质破坏区，放射性分布轻度增高区，SUVmax约2.9（图2-4-1）。

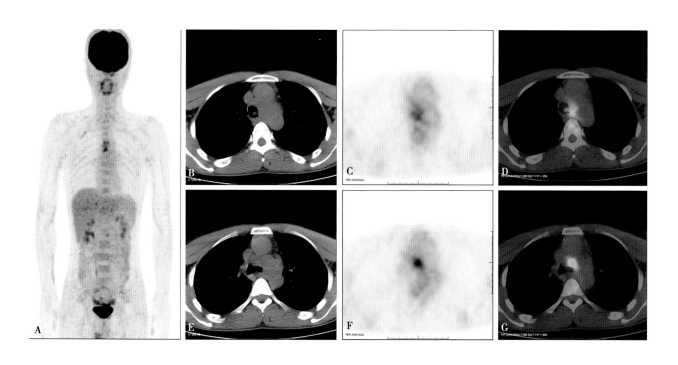

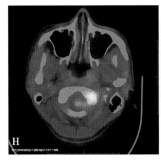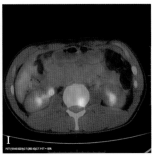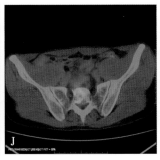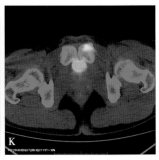

图 2-4-1　气管腺样囊性癌伴多发淋巴结转移及骨转移

A. MIP 图见气管下段结节，气管下段及左主支气管壁多发浸润，纵隔多发淋巴结肿大，全身多发骨病灶，FDG 代谢均增高；B~D. CT 见气管下段及左主支气管内壁不光整，向腔内不均匀隆起，局部见结节影突起，直径约 0.8cm（B），结节 FDG 代谢轻度增高，SUVmax 为 3.0（C、D）；E~G. CT 见主肺动脉窗淋巴结肿大（E），FDG 代谢增高，SUVmax 为 4.6（F、G）；H~K. 融合图像见左枕骨（H）、L2 椎体左后份（I）、S2 椎体（J）、左耻骨结节上份（K）多发骨 FDG 代谢增高区，其中 S2 伴明显的骨质破坏（J），SUVmax 为 2.9

【组织病理学】（肺支气管 FNA 及活检）小圆形、梭形细胞恶性肿瘤，结合免疫组化结果，考虑为唾腺型肿瘤，具有基底样特征的实体型腺样囊性癌。

免疫组化结果：CK7（+），LCA（－），Ki-67（35％+），CD56（－），Syn（－），CgA（－），TTF-1（－），P63（－），CEA（－），Vim（部 分+），SPA（－），CD99（+），NSE（－），EMA（－），CK20（－），Calretinin（－），Calponin（－），CD117（+），S-100（－），SMA（－），Napsin-A（－），FLI-1（－/+），TDT（－）。

点评

　　气管腺样囊性癌（tracheal adenoid cystic carcinoma，TACC）是呼吸道少见肿瘤，多发生于气管、支气管，叶段支气管少见。TACC 发病年龄 40~60 岁多见，无明显性别倾向。TACC 起病隐匿，初期无症状，随病情发展可出现咳嗽、咯血和呼吸困难等，临床易误诊，较多病例确诊时已属晚期。该肿瘤的确诊多依赖纤维支气管镜活检。PET/CT 主要有助于肿瘤的准确分期和协助诊断。本例患者行 PET/CT 前诊断不明确，良恶性未知，但 PET/CT 除了发现气管内病灶及纵隔多发肿大淋巴结，同时发现多发的骨转移病灶，明确诊断为恶性肿瘤伴多发转移，对于患者进一步的诊疗方案的决定有重要意义。手术切除是 TACC 治疗的首选，肿瘤完全切除可以使治愈率增高，辅以术后放疗是理想的治疗方法。

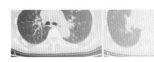

第 5 节　多原发肺癌

患者女性，70 岁。

【简要病史】咳嗽、咳痰伴低热 3 周余，抗感染治疗后未见好转。

【其他影像学检查】胸部 CT：右肺多发磨玻璃影，恶性肿瘤不能除外。

【PET/CT 图像分析】右肺上叶尖段混杂密度结节，大小约 1.9cm×1.0cm，边缘毛糙，结节边缘区为磨玻璃密度影，中央点状稍密实影，放射性分布未见异常（图 2-5-1）。右肺下叶背段斜裂旁混杂密度肿块，大小约 4.0cm×2.7cm，边缘分叶状，与斜裂胸膜紧贴、牵拉，结节边缘区部分磨玻璃密度，其内密度不均匀，内见部分支气管扩张影，放射性略增高，SUV 最大值约 1.3（图 2-5-2）。

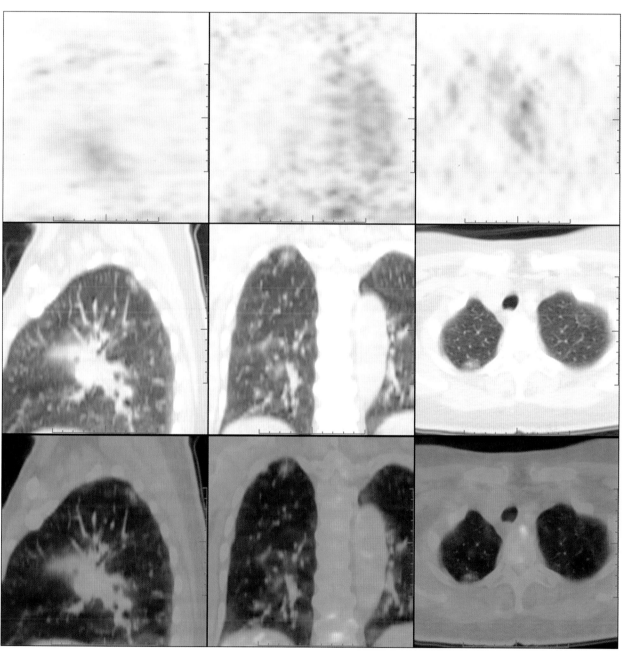

图 2-5-1　**右肺上叶微浸润性腺癌**
¹⁸F-FDG PET/CT 矢状位、冠状位、横断位示右肺上叶尖段混杂密度结节，边缘毛糙，代谢未见异常

第2章

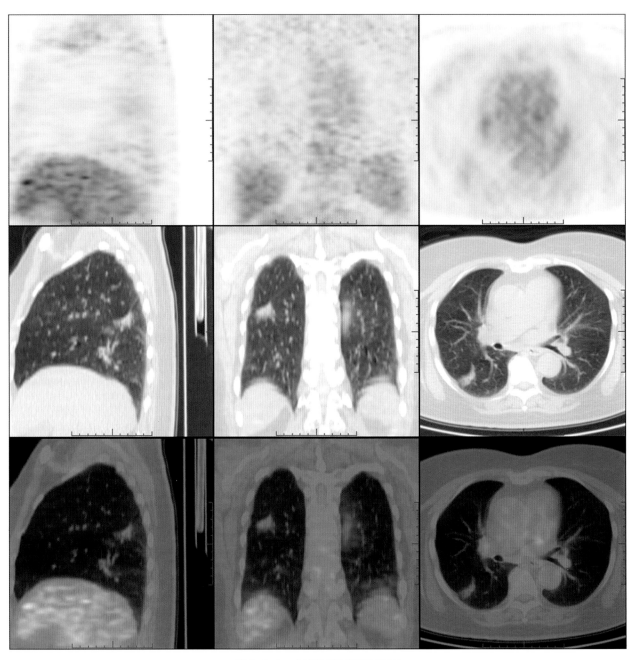

图 2-5-2　右肺下叶浸润性腺癌

^{18}F-FDG PET/CT 矢状位、冠状位、横断位示右肺下叶背段斜裂旁混杂密度肿块，边缘分叶状，与斜裂胸膜紧贴、牵拉，内见部分支气管扩张影，代谢略增高，SUVmax 为 1.3

【手术所见】行右肺楔形切除术，术中见右肺上叶结节，大小约直径 1cm，右肺下叶背段结节，大小约直径 1.8cm，质韧，胸腔内粘连明显伴少许积液，肺裂发育尚全。

【组织病理学】（右肺下叶）浸润性腺癌，贴壁为主型，肿瘤大小 2cm×1.5cm×0.6cm，肿瘤紧贴胸膜，局灶侵犯胸膜，脉管腔内未见明确瘤栓。切缘未见肿瘤累及。（右肺上叶）微浸润性腺癌，肿瘤长径 0.6cm，脉管腔内未见瘤栓，胸膜未见肿瘤累及。切缘未见肿瘤累及。

免疫组化结果：EGFR（−），CK7（＋），P63（−），P40（−），TTF1（＋），Ki-67（5%＋），ALK-D5F3（−），ALK-NC（−）。

特殊染色结果：AB-PAS（−），弹力纤维（＋）。

 点评

多原发肺癌是指在同一患者肺内同时或先后发生两个或两个以上原发性恶性肿瘤，以诊断时间间隔 6 个月为界，分为同时性多原发肺癌和异时性多原发肺癌。近年来，临床上多原发肺癌的诊断比例逐渐增高，尤其是影像学表现为磨玻璃样病变的多原发肺癌明显增多。本例患者表现为右肺上叶、下叶混杂密度结节，为同时性多原发肺腺癌，右肺两枚结节为腺癌的不同病理分型。肺腺癌在 CT 表现上多为磨玻璃样征，可合并实变或实性成分。随着肺内结节病理分期的进展，其影像特征呈渐变性改变，即纯磨玻璃结节内密度由低至高，实质成分由无至少许直至完全替代磨玻璃样成分。当出现支气管气相、毛刺征、分叶征，多提示肿瘤已进展至浸润性腺癌。本患者右肺上叶结节为微浸润性腺癌，还未出现典型的支气管气相及胸膜牵拉表现，这与下叶结节表现不同，提示两枚肿瘤处于不同发展阶段。对于肺腺癌，因实性成分多少不同，PET/CT 显像 ^{18}F-FDG 摄取亦有所区别，实性成分越多，^{18}F-FDG 摄取越高。本患者下叶结节实性成分更多，故 ^{18}F-FDG 摄取较上叶结节高。PET/CT 除诊断原发肺部病灶外，还提示本患者并未出现肿瘤转移，为手术提供了依据。

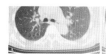 # 第6节 多原发癌（舌癌、肺癌、食管癌）

患者男性，67 岁。

【简要病史】咽喉部梗阻感伴声嘶，咽痛半年。

【实验室检查】CYFRA21-1 3.74ng/ml ↑，CEA10.26ng/ml ↑，其余肿瘤标志物均（−）。

【其他影像学检查】颈部 MRI：左侧舌根部肿块，考虑 MT 可能大。

【PET/CT 图像分析】左侧舌根部软组织肿块影，大小约 2.7cm×2.1cm，放射性增高，SUVmax 约 17.5（图 2-6-1）。右肺中叶内侧段见一分叶状软组织肿块影，大小约 3.1cm×2.1cm，放射性增高，SUVmax 约 7.9，肿块远端肺组织见实变影，放射性未见异常（图 2-6-2）。食管中段局部管壁增厚，范围约 1.2cm×1.0cm，放射性增高，SUVmax 约 6.5（图 2-6-3）。

【胃镜所见】舌根部见一菜花样隆起肿物。距门齿 30cm 处食管后壁黏膜可见有不规则隆起，表面见糜烂及坏死组织，质地脆，易出血，内镜尚能通过，贲门正常。

【手术所见】行右肺中叶结节穿刺活检。

【组织病理学】舌根肿块活检病理：（舌根）鳞状上皮高度异型增生，乳头状生长，局灶浸润间质，癌变。免疫组化结果：Ki-67（约60%＋），P63（＋），P53（＋），P40（＋），CK5/6（＋/−），CK20（−），CK7（−），CEA（−/＋），CD56（−）。

食管肿物活检病理：（食管）鳞状细胞癌。

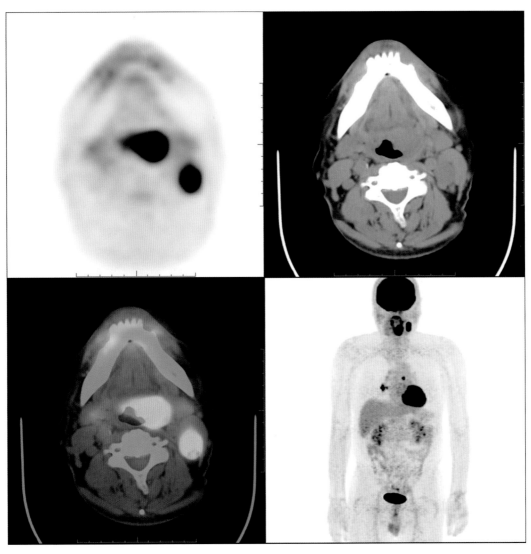

图 2-6-1 **舌根癌**

^{18}F-FDG PET/CT 横断位示左侧舌根部软组织肿块影，代谢异常增高，SUVmax 为 17.5

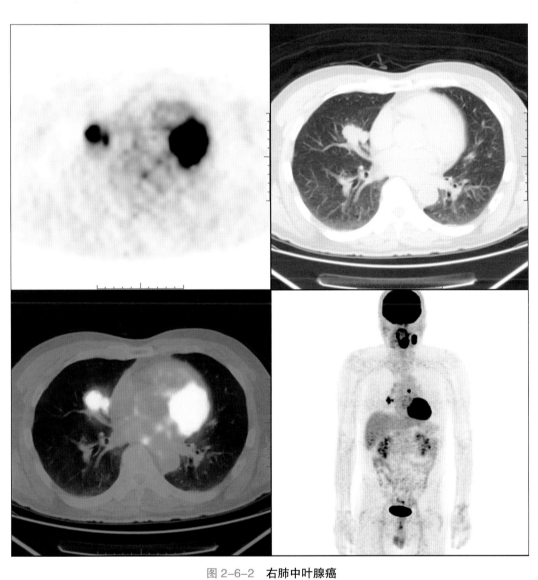

图 2-6-2　右肺中叶腺癌

^{18}F-FDG PET/CT 横断位示右肺中叶内侧段见一分叶状软组织肿块影，代谢异常增高，SUVmax 为 7.9

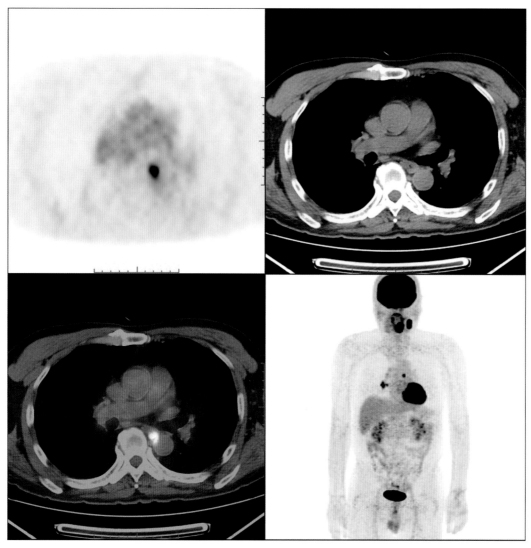

图 2-6-3　**食管中段鳞癌**

^{18}F-FDG PET/CT 横断位示食管中段局部管壁增厚，代谢异常增高，SUVmax 为 6.5

肺部结节活检病理：（右中叶活检）考虑肺腺癌。免疫组化结果：CK（＋），CK7（＋），CK20（－），CK19（＋），CK5/6（－），P63（灶＋），P53（弱＋），Ki-67（5%＋），TTF-1（＋），CEA（＋）。

 点评

　　恶性肿瘤患者复查或随访时常会发现第二种原发恶性肿瘤，或者在一个患者身上同时发现两种或两种以上的原发恶性肿瘤，即多原发性癌。此类患者常被误诊或漏诊，是影像及临床诊断中的难点和疑点。由于 ^{18}F-FDG PET/CT 检查是全身性的，可同时提供肿瘤病灶代谢和解剖形态学信息，对于探测多原发性癌具有较高的灵敏度和准确率，并可以很好地分析多原发性癌的分布情况，为肿瘤分期提供准确信息。本患者因舌根肿物行 ^{18}F-FDG PET/CT 检查以评估病情，指导临床治疗方案。[18]F-FDG PET/CT 除发现舌根病灶，同时发现右肺癌及食管癌。本患者如术前评估不全面，容易出现其他两种肿瘤的漏诊，[18]F-FDG PET/CT 全身显像的优势及对肿瘤探测的高灵敏度弥补了这种不足。

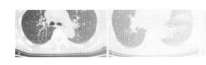

第7节 肾上腺癌肺转移

患者男性，73岁。

【简要病史】胸痛近10天。无明显诱因下出现胸痛，呼吸时疼痛加重，伴低热，日间最高体温约37.7℃，晚间最高体温约38.3℃。

【实验室检查】白细胞 $12.28 \times 10^9/L$ ↑，中性粒细胞 $10.42 \times 10^9/L$ ↑，淋巴细胞 $1.26 \times 10^9/L$。T–SPOT：阳性。NSE 72.90ng/ml ↑，CYFRA21–1 11.44ng/ml ↑，SCC 12.40ng/ml ↑。

【其他影像学检查】胸部CT：右肺下叶占位伴周围炎性反应。上腹部MRI：肝肾间隙占位，考虑偏恶性可能大，不典型脓肿或结核待排。

【PET/CT图像分析】右肺下叶背段见一软组织肿块影，大小约6.2cm×5.6cm×8.5cm，上份见钙化点，内后缘与胸壁相连，邻近胸膜增厚，肿块放射性不均匀增高，SUVmax约19.5，其内见大片液化坏死区呈放射性缺损区（图2-7-1）。右肾上腺区见一巨大稍低密度肿块影，大小约8.0cm×6.6cm×11.1cm，边缘见钙化灶，与右肾及肝脏分界不清，肿块放射性不均匀增高，SUVmax约18.9（图2-7-2）。

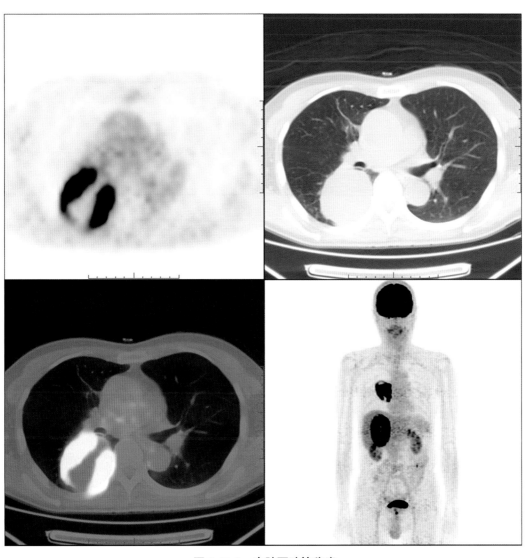

图2-7-1　右肺下叶转移瘤

^{18}F–FDG PET/CT 横断位示右肺下叶背段软组织肿块，内后缘与胸壁相连，代谢异常增高，SUVmax为19.5

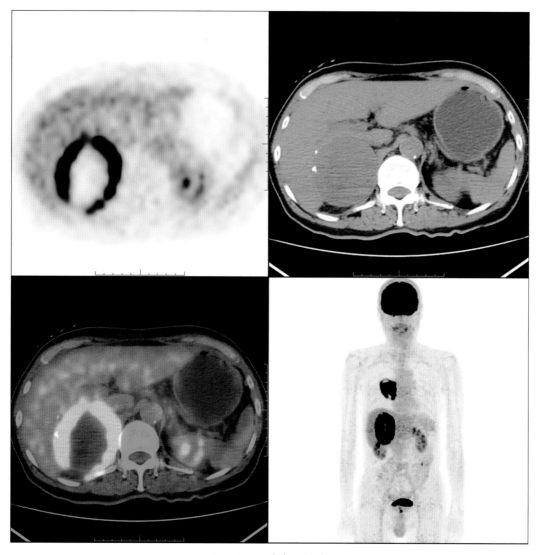

图 2-7-2 右肾上腺癌

¹⁸F-FDG PET/CT 横断位示右肾上腺区巨大稍低密度肿块影，边缘见钙化灶，与右肾及肝脏分界不清，代谢异常增高，SUVmax 为 18.9

【手术所见】 行右肺癌根治术，术中见肿块占据右下肺背段大部，类圆形，大小约 12cm×10cm，质中，局部坏死。

【组织病理学】（右下叶背段活检）低分化癌。因未表达肺腺癌标记（TTF-1 及 Napsin-A）需要考虑转移性，结合临床及免疫组化可能来源于肾上腺。免疫组化结果：CK（+），Vim（+），S-100（弱+），LCA（-），CK7（+），CK20（少 数+），TTF-1（-），Napsin-A（-），SP-A（-），Syn（-），CgA（-），CD56（-），Villin（-），CDX-2（-），α-inhibin（-），MelanA（+），CD10（-），Hepatocyte（-），Glypican-3（-）。

点评

　　肾上腺癌临床较罕见，通常为侵袭性肿瘤。肾上腺肿块的最大直径可预测其是否为恶性，大多数肾上腺皮质腺瘤的直径小于 4cm，而大多数肾上腺癌在被发现时直径已大于 4cm，本例患者肾上腺肿块直径明显大于 4cm。对于高度怀疑为恶性的单侧肾上腺肿瘤，PET/CT 有很大价值。关于肾上腺肿瘤的一项研究表明，所有恶性病变均摄取 FDG，而所有良性病变都不摄取。也有研究显示良性肾上腺肿瘤亦可摄取 FDG，但摄取量较少。本例患者肾上腺肿块葡萄糖代谢明显增高，为鉴别病灶良恶性提供了依据。肾上腺癌远处转移的最常见部位为肝、肺、淋巴结和骨，故怀疑肾上腺癌时，应行常规胸部 CT 评估有无肺转移。本例患者特殊之处在于同时存在肾上腺肿物及右肺单发肿物，极易误诊为肺癌肾上腺转移。

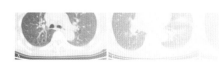

第 8 节　肺肉瘤样癌

患者女性，57 岁。

【简要病史】无明显不适，体检发现右肺结节。否认其他病史。

【实验室检查】CEA、CYFRA21-1、SCC（-）。

【其他影像学检查】胸部增强 CT：右肺上叶占位考虑肺癌可能。右上肺右下肺胸膜下多发磨玻璃结节。双侧胸膜增厚。

【PET/CT 图像分析】右肺上叶前段结节可见浅分叶，部分边缘稍模糊，下缘与水平裂紧贴，大小约 1.5cm×1.4cm，结节放射性浓聚，SUVmax 约 17.3。右肺上叶、中叶及左肺多发小结节，最大者位于右肺上叶后段脊柱旁，呈磨玻璃状，直径约为 0.6cm，放射性分布未见异常。气管前腔静脉后见一淋巴结，大小约 1.4cm×0.9cm，放射性分布增高，SUVmax 约 4.8（图 2-8-1）。

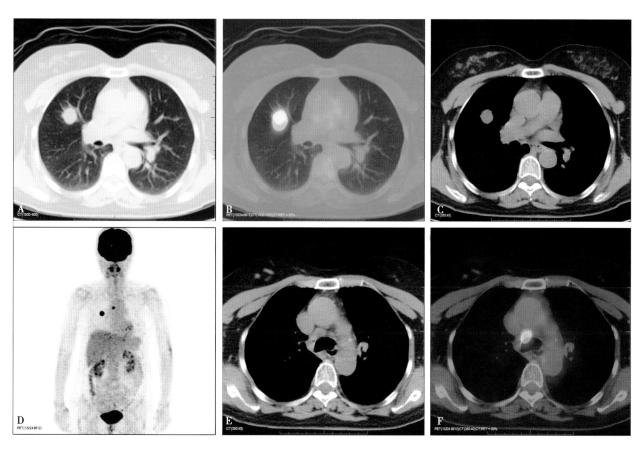

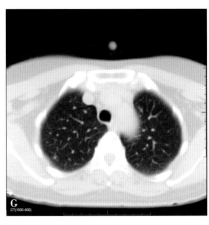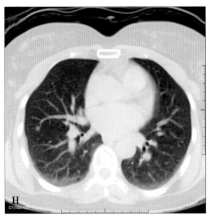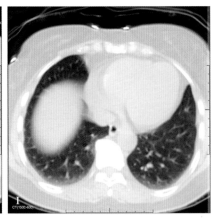

图 2-8-1 右肺上叶肉瘤样癌伴转移

A、C. 右肺上叶前段结节，可见浅分叶，部分边缘稍模糊，下缘与水平裂紧贴，大小约 1.5cm×1.4cm；B. 融合图像见右肺结节 FDG 代谢增高，SUVmax 为 17.3；D. MIP PET 图像见除右肺结节，同时可见纵隔淋巴结 FDG 代谢增高；E. 纵隔窗见气管前腔静脉后见一淋巴结，大小约 1.4cm×0.9cm；F. 融合图像见纵隔内淋巴结 FDG 代谢增高，SUVmax 为 4.8；G~I. 双肺另见多发结节，直径 0.2~0.4cm

【组织病理学】行右肺上叶切除及纵隔淋巴结清扫，病理：（右肺上叶结节）肉瘤样癌，清扫 7 组淋巴结，其中第 4 组淋巴结转移。

 点评

2004 年 WHO 肺肿瘤分类法将肺癌分为鳞状细胞癌、小细胞癌、腺癌、大细胞癌、腺鳞癌、肉瘤样癌（pulmonary sarcomatoid carcinoma，PSC）、类癌、唾液腺型肿瘤 8 个主要类型。其中，肺肉瘤样癌定义为一组分化差的伴有肉瘤成分（恶性骨、软骨或骨骼肌）或肉瘤样分化（梭形细胞或巨细胞）的非小细胞肺癌。PSC 影像学表现介于肉瘤和肺癌之间，既有肉瘤直径大、边缘光滑等特征，又有肺癌的分叶、支气管截断及坏死的特征，周围型多见。PSC 罕见，占所有肺恶性肿瘤的 0.1%~1.3%。临床表现无特异性。PSC 的 FDG 摄取程度较高，本例 SUVmax 达 17.3。PSC 的分期是影响肿瘤预后的独立因素，PET/CT 对肺癌分期的价值已被广泛认可，具有重要意义。本例患者发现纵隔淋巴结转移，与手术病理一致。

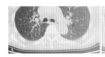 第9节 胸壁血管肉瘤

患者男性，49 岁。

【简要病史】咳嗽、咳痰 20 余天，发热 10 余天。

【实验室检查】血常规：红细胞 3.43×10^{12}/L，白细胞 17.37×10^9/L↑，中性粒细胞 15.65×10^9/L↑。T-SPOT：阴性。肺炎支原体抗体检测：阴性。NSE：45.48ng/ml↑。

【其他影像检查】胸部 CT：右侧包裹性积液，右侧胸膜增厚、钙化，右侧叶间裂积液。右肺条片影，考虑节段性不张。右侧腋窝多发淋巴结肿大。

【PET/CT 图像分析】右侧胸壁肿胀，右侧胸大肌、胸小肌、前锯肌、肋间肌见多发肿块及结节影，边界欠清，与右侧胸膜分界欠清，放射性增高，SUVmax 约 17.1。右胸壁皮下见多发软组织结节，较大

者直径约 1.8cm，放射性增高，SUVmax 约 10.4。右侧胸膜增厚，右外上胸壁下（右第 4 肋腋段旁）局部囊性结节状影，约 2.9cm×1.4cm，与右侧胸壁肿块部分相连，放射性增高，SUVmax 约 9.9。右腋窝、右膈上、右内乳、上纵隔气管右旁、右锁骨上见多发淋巴结，较大者约 2.6cm×2.0cm，放射性增高，SUV 最大值约 14.5。颅骨（颅底为著）、双下颌支、双侧锁骨、双侧肩胛骨、双侧肱骨、双侧桡骨、双侧肋骨、胸骨、脊柱、骨盆诸骨、双侧股骨见弥漫多发放射性增高区，SUVmax 约 19.9，相应髓腔密度增高（图 2-9-1，图 2-9-2）。

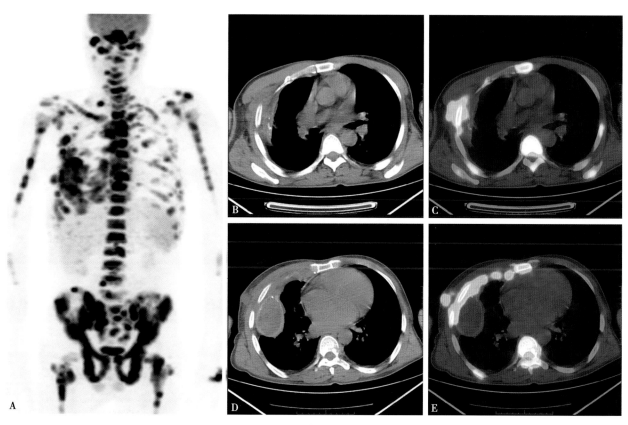

图 2-9-1　**血管肉瘤伴多发转移**

A. ^{18}F-FDG PET 全身 MIP 图像；B、C. PET/CT 横断位示右胸壁肌肉软组织肿块，多发骨病灶，代谢异常增高，SUVmax 为 17.1；D、E. PET/CT 横断位示右胸壁皮下软组织结节，右内乳肿大淋巴结，多发骨病灶，代谢异常增高，SUVmax 为 10.4

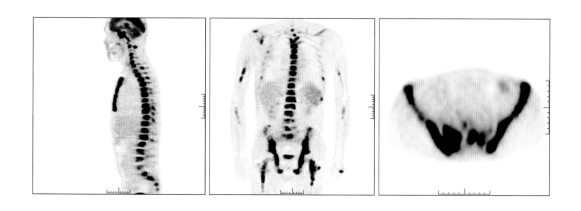

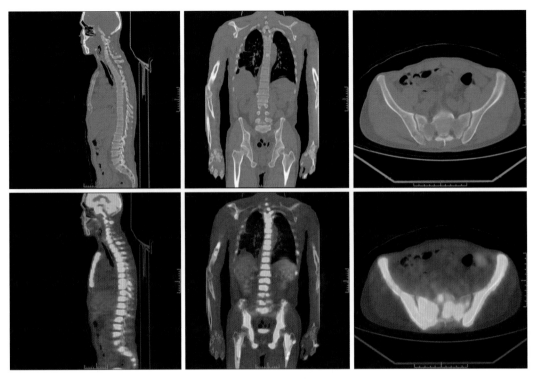

图 2-9-2　**全身骨骼弥漫性病灶**

^{18}F-FDG PET/CT 矢状位、冠状位、横断位示全身骨骼弥漫多发葡萄糖代谢异常增高，相应髓腔密度增高，SUVmax 为 19.9

【组织病理学】（右锁骨上淋巴结）转移性恶性肿瘤，结合标记考虑上皮样血管肉瘤转移。免疫组化：CK（+），CK7（−），TTF-1（−），P40（−），P63（−），CK5/6（−），VIM（+），CD31（+），FLI-1（+），F8（−），CD34（−），D2-40（−），CK20（−），EMA（−），WT-1（+/−），RCC（−），Calretinin（−），PAP（−），PSA（−），Villin（−）。

🧠 **点评**

　　血管肉瘤是罕见的软组织肿瘤，在各种肉瘤中的比例 <1%，上皮样血管肉瘤则更为罕见。患者中女性发病约占 44%，平均发病年龄 65 岁。此病多发生在上下肢深部软组织，尤以大腿、臀部，发生于胸壁或肺的上皮样血管肉瘤罕见。本病恶性程度高，瘤体较大，中心可出现坏死，易转移至淋巴结、肝、肺、骨等处。因本病恶性程度高，PET/CT 表现为 FDG 高摄取，需与恶性转移瘤等鉴别。本例患者表现为多发软组织肿块、淋巴结肿大及弥漫性骨病灶，恶性病变诊断明确，而转移性肿瘤亦可有此表现，但 PET/CT 并未发现典型肿瘤原发病灶，排除了转移瘤可能。另外，此患者全身弥漫性骨病灶并未表现为骨质破坏，而是以骨密度增高为特征性表现，之前的胸部 CT 出现了漏诊，但 PET/CT 因结合了代谢信息，全身骨病灶一览无余，这也是 PET/CT 相较于普通 CT 的优势所在。

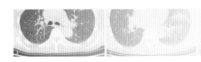

第 10 节　原发性肺淋巴瘤

　　患者女性，72 岁。

　　【简要病史】发现肺部结节 1 年余，现咳嗽、咳痰，CT 提示肺部结节较前增大。有肺炎反复发作史。既往胸腺瘤手术史。有干燥综合征病史。

【实验室检查】CA242 167.12U/ml↑，CA50 56.66U/ml↑，CA199 130.7U/ml↑，CYFRA21-1 3.84ng/ml↑，其余肿瘤标志物均正常。

【其他影像学检查】胸部 CT 提示双肺散在炎症；左肺上叶前段结节影较 1 年前 CT 增大，建议除外MT。

【PET/CT 图像分析】左肺上叶前段混杂磨玻璃密度结节影，直径约 0.9cm，边缘分叶状、毛糙、模糊，放射性分布略增高，SUVmax 约 1.6；右肺上叶后段斜裂旁磨玻璃密度结节影，直径约 0.8cm，边缘模糊，右肺下叶背段及前基底段多发小结节影，直径为 0.3~0.4cm，放射性分布均未见异常；左肺上叶前段、下舌段、基底段、右肺上叶前段、中叶多发条片状实变影，放射性分布不均匀轻度增高，SUVmax 约 2.3。双肺门、纵隔内隆突下淋巴结显示，较大者约 1.2cm×1.0cm，放射性分布轻度增高，SUVmax 约 3.6（图 2-10-1）。

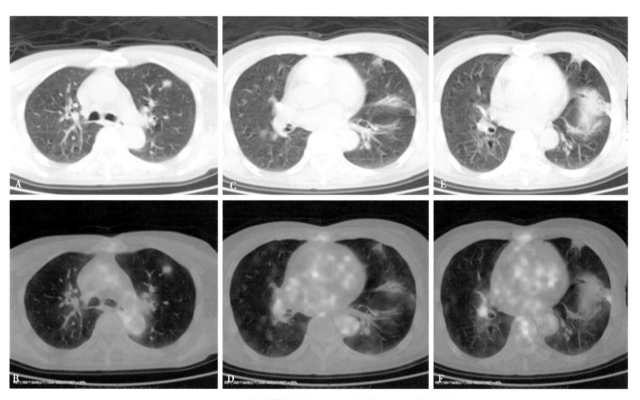

图 2-10-1 肺黏膜相关淋巴组织边缘区 B 细胞淋巴瘤

A. CT 见左肺上叶前段混杂磨玻璃密度结节影，直径约 0.9cm，边缘分叶、毛糙、模糊；B. 融合图像显示左肺上叶结节 FDG 代谢轻度增高，SUVmax 为 1.6；C、E. CT 见双肺另见多发磨玻璃密度结节及实变影；D、F. 融合图像见部分实变影 FDG 代谢轻度增高，SUVmax 为 2.3

【手术所见】行胸腔镜下左肺部分切除术，左肺上叶结节，约 1cm，质地偏硬。胸腔广泛粘连。

【组织病理学】（左肺上叶楔形切除组织）肺黏膜相关淋巴组织边缘区 B 细胞淋巴瘤，伴显著浆细胞分化。免疫组化结果：肿瘤细胞表达 CD3（－），CD20（部分＋），Ki-67（10%＋），CD38（部分＋），CD138（少数＋），κ（少数＋），λ（较多＋），CD79α（＋），CD43（部分弱＋），CD5（－），Bcl-2（部分＋），Bcl-6（散在＋），CyclinD-1（－），CD10（－），CD23（－），SOX11（－），Mum-1（部分＋），AE1/AE3（上皮＋），TTF-1（上皮＋），P63（基底细胞＋）。

点评

　　肺部结节持续存在多年，随访逐渐增大，首先要考虑恶性病变，结合该病例的 CT 表现，原发性肺癌首先考虑，但该病例病理确诊为原发性肺淋巴瘤（primary pulmonary lymphoma，PPL）。PPL 是一种罕见的起源于淋巴结或淋巴结外淋巴组织的恶性肿瘤，占原发性肺肿瘤 0.5%。PPL 的诊断必须同时满足 4 点：①影像学显示肺、支气管受累，但未见纵隔淋巴结增大；②以前未发生过肺外淋巴瘤；③排除肺外淋巴瘤或淋巴细胞白血病；④发病后 3 个月仍未出现肺外淋巴瘤征象。该病例虽然肺门及纵隔有淋巴结显示，但淋巴结都不大，代谢轻度增高，同时伴肺部的炎症，考虑 PPL 合并肺炎。PPL 最常见的亚型是黏膜相关淋巴组织（MALT）淋巴瘤，其次为弥漫性大 B 细胞淋巴瘤（DLBCL）和间变性大细胞淋巴瘤（ALCL）。PPL 影像学表现多样，CT 分型包括：结节肿块型、肺炎肺泡型、支气管血管淋巴管型、粟粒型和混合型。PPL 的肺内结节可单发或多发，直径 1~10cm，大于 1cm 病灶内可见支气管气相，本例患者表现为 1cm 以下的磨玻璃密度小结节比较少见。PPL 的临床症状亦无特异性，超过 1/3 患者无症状，因此极易误诊。PET/CT 对 PPL 的诊断价值有限，最终确诊还是需要靠穿刺活检或手术病理，但 PET/CT 能清晰显示病灶的分布范围和形态以及病灶的葡萄糖代谢情况，为临床的鉴别诊断和进一步的穿刺活检等提供重要信息。

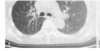 ## 第 11 节　神经内分泌肿瘤

患者男性，65 岁。

【简要病史】咳嗽半年伴右侧腰部不适 1 个月余。

【实验室检查】CA724 16.62U/ml ↑，CYFRA21-1 6.11ng/ml ↑，NSE 26.31ng/ml ↑。

【PET/CT 图像分析】右肺下叶巨大肿块，大小约 10.5cm×3.7cm×16.2cm，占据右肺下叶背段、外段、后基底段，背侧与后胸壁紧贴，局部胸膜增厚，肿块前缘大部较光整，前方肺纹理明显受推挤前移，肿块密度不均匀，内见大片状低密度影液化坏死区，肿块边缘及后方增厚胸膜呈不规则环状放射性增高，SUVmax 约 10.6，液化坏死区呈放射性缺损区（图 2-11-1）。

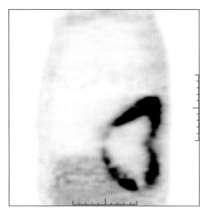 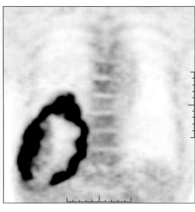 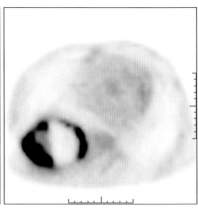

第
2
章

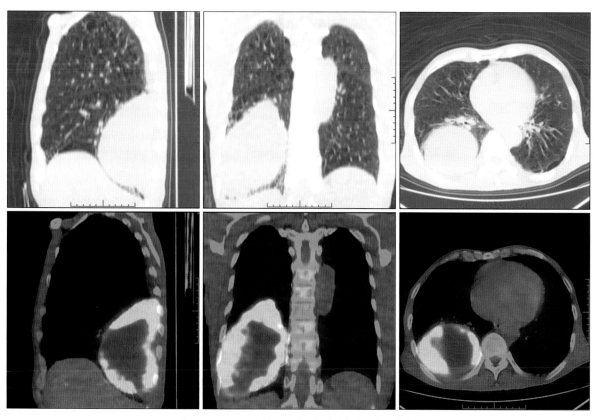

图 2-11-1　右肺下叶复合型神经内分泌肿瘤

^{18}F-FDG PET/CT 矢状位、冠状位、横断位示右肺下叶巨大肿块，密度不均匀，内见大片状低密度液化坏死区，代谢环状异常增高，SUVmax 为 10.6

【手术所见】右肺下叶癌根治术，术中见右下肺巨大肿瘤约 30cm×20cm×15cm，占右下肺约 90% 体积，肿瘤广泛浸润胸壁，与膈肌、上叶后段局部粘连，胸腔内多发粘连形成，右肺广泛气肿样变。

【组织病理学】复合型神经内分泌肿瘤（大部分为大细胞神经内分泌癌，小部分为鳞状细胞癌）。免疫组化结果：神经内分泌癌成分示 TTF-1（－），CK7（－），CK5/6（－），P63（部分＋），P40（－），Syn（－），CHG（－），NSE（－），CD56（＋），Ki-67（70%＋）；鳞状细胞癌成分示 TTF-1（－），CK7（＋），CK5/6（－），P63（＋），P40（＋），Syn（－），CHG（－），NSE（－），CD56（－），Ki-67（70%＋）。

点评

　　肺神经内分泌肿瘤起源于支气管黏膜的神经内分泌细胞——Kulchitzky 细胞。2015 年，WHO 肺肿瘤的分类中将肺神经内分泌肿瘤作为一种上皮性肿瘤，与鳞状细胞癌及腺癌并列。肺神经内分泌肿瘤占原发性肺癌 25%，其中小细胞肺癌最常见，其次是大细胞神经内分泌癌、典型类癌和不典型类癌。根据生物学行为及预后的不同，大细胞神经内分泌癌属于高级别，其恶性程度高、预后差，容易出现局部浸润、区域淋巴结转移和远处转移。大细胞神经内分泌癌缺乏特异性 CT 表现，与非小细胞肺癌以及小细胞肺癌、不典型类癌等其他肺神经内分泌肿瘤难以鉴别，多表现为位于肺野周围、边界清楚、分叶状或边缘有毛刺的结节，也可表现为肿块性病变，内可见充气支气管、空洞及中央坏死，近 10% 的大细胞神经内分泌癌可以有钙化。高级别大细胞神经内分泌癌对 FDG 高摄取，但因肿瘤内常出现坏死，表现为葡萄糖代谢不均匀增高。由于不同神经内分泌肿瘤患者的治疗和预后不同，因此术前获得准确的病理信息对制定治疗计划至关重要，而 PET/CT 可以凭借代谢信息在一定程度上反映肿瘤的异质性，为穿刺活检部位的选择提供依据。

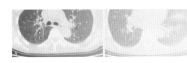

第12节 双肺细菌性感染

患者男性，31岁。

【简要病史】发热2周，胸痛4天，稍咳嗽，咳白痰。

【实验室检查】血常规：WBC 2.84×10^9/L ↓，N 71.5%，Hb 78g/L ↓，PLT 7×10^9/L ↓。CEA、NSE、CYFRA21-1、CA199、CA724（−）。T-SPOT（−），呼吸道病毒（−）。骨髓细胞形态分析：粒系较增生伴毒性变，红系较增生巨系血小板明显少见（浆细胞系统共占18%）。

【其他影像学检查】胸部CT示：双肺炎症，心包积液，双侧胸腔积液，双肺下叶受压不张。

【PET/CT图像分析】双肺各叶多发不规则斑片状、结节状或条片状实变影，双肺下叶较弥漫，部分可见空洞，放射性分布不均匀增高，右肺中叶及下叶为著，SUVmax约6.4。双肺下叶部分不张。双侧胸腔少量积液。双肺门及纵隔内隆突下、气管旁、主肺动脉窗多发淋巴结显示，边界不清，较大者约$1.3cm \times 1.0cm$，放射性分布轻度增高，SUVmax约3.1（图2-12-1）。

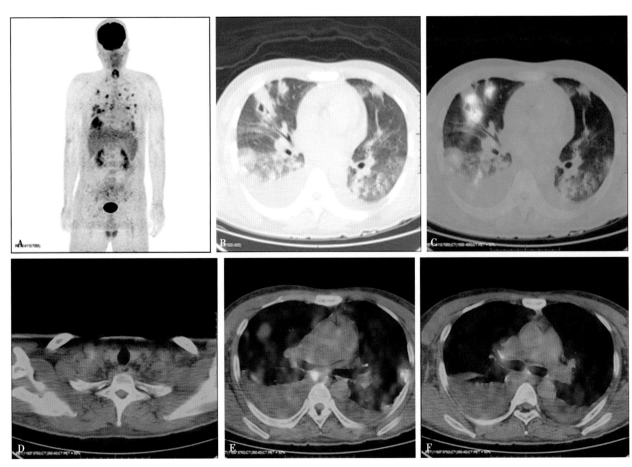

图2-12-1　双肺金黄色葡萄球菌感染伴多发淋巴结肿大

A. PET显像MIP图见双肺多发实变影及双肺门、纵隔、右锁骨上多发淋巴结，FDG代谢均增高；B. 双肺多发不规则斑片状、结节状或条片状实变影，部分可见空洞；C. 融合图像见双肺实变影FDG代谢不均匀增高，SUVmax为6.4；D~F. 融合图像见右锁骨上、双肺门及纵隔多发淋巴结肿大伴FDG代谢增高

【组织病理学】血培养及鉴定：金黄色葡萄球菌。予抗感染治疗后体温恢复正常。

点评

　　金黄色葡萄球菌肺炎临床起病急，有发热、咳嗽、咳痰伴胸痛等症状，外周血中白细胞计数升高，CT 表现为肺内多发、大小不等的结节或肿块影，病灶边缘模糊，密度偏低，多数结节或肿块可见空洞或气 - 液平，部分可合并肺内斑片影。本例患者肺部表现非常典型，再结合其临床症状，诊断比较明确。该患者三系均低，临床申请 PET/CT 主要寻找贫血及三系减低的原因。一般情况下，细菌感染白细胞会升高，但该病例白细胞不升反降，考虑与金葡菌释放的毒素有关。葡萄球菌主要释放 4 种毒素：溶血毒素、致剥脱性毒素、杀白细胞素、肠毒素。溶血毒素有 α、β、γ、δ 四种，其中 β 溶血毒素可损失人的红细胞并破坏血小板。杀白细胞素可导致白细胞的溶解和破坏。

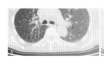

第13节　结 节 病

　　患者女性，51 岁。

　　【简要病史】咳嗽 3 个月，胸部 CT 发现纵隔多发淋巴结肿大。

　　【实验室检查】C 反应蛋白 45.6mg/L ↑，降钙素原 0.173ng/ml；中性粒细胞比率 74.7% ↑，淋巴细胞比率 15.7% ↓，红细胞 3.7×10^{12}/L ↓，血红蛋白 109g/L ↓，CA242、CA50（-）。

　　【其他影像学检查】胸部 CT 示：纵隔内多发淋巴结肿大，部分融合，疑为淋巴瘤所致，请结合临床。

　　【PET/CT 图像分析】双肺门及纵隔内气管周围、主动脉弓旁、主肺动脉窗、隆突下、食管旁、双膈上、双内乳、双锁骨上多发淋巴结肿大，最大约 3.0cm×1.9cm，放射性增高，SUVmax 约 10.4。左斜裂及右肺中叶内侧段各见一小结节，较大的直径约 4mm，放射性分布未见明显异常（图 2-13-1）。

　　【组织病理学】行纵隔镜下纵隔活检术，分离并活检摘取第 2 及第 4 组淋巴结送病理，"左侧第 4 组淋巴结（2 枚）、右侧第 4 组淋巴结（2 枚）、右侧第 2 组淋巴结（2 枚）"：肉芽肿性炎，需特殊染色进一步确定病变类型。特殊染色：抗酸染色（-），PAS（-），网织（-），黏液卡红（-）。

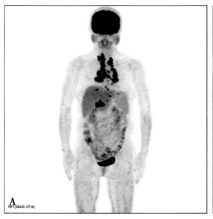
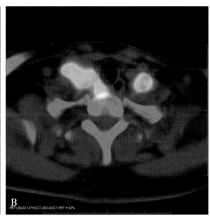
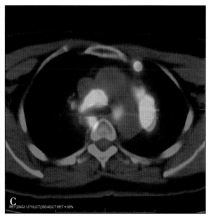

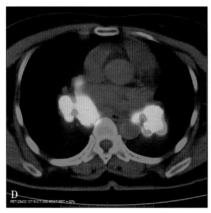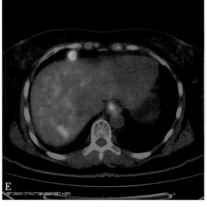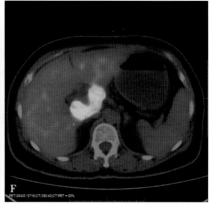

图 2-13-1 结节病

A. PET 显像 MIP 图，显示双锁骨上、双肺门、纵隔、双膈上、双内乳、腹腔及腹膜后多发淋巴结 FDG 代谢异常增高；B~F. 各部位淋巴结明显增大伴 FDG 代谢增高，SUVmax 为 13.4

 点评

　　结节病是一种非干酪性的肉芽肿性疾病，病因不明，多属于良性病变，有自愈倾向，可侵犯多种器官，90% 有胸部受累。结节病的诊断决定于临床症状、体征及组织活检，并除外其他肉芽肿性疾病。结节病的胸部 CT 图像有一定特征性，常表现为对称性肺门及纵隔淋巴结增大，可伴蛋壳样钙化，在肺部主要沿支气管、血管束浸润。分期如下：①0 期：胸部影像表现正常；②Ⅰ期：胸内淋巴结肿大，但肺内无病变；③ⅡA 期：有肺内病变，同时伴淋巴结增大；④ⅡB 期：有肺部病变，不伴有淋巴结肿大；⑤Ⅲ期：有肺部纤维化改变。对于 CT 征象不典型的结节病以及结节病胸外病变的检出，常规影像检查有一定局灶性。

　　结节病能高度摄取 ^{18}F-FDG，文献报道 ^{18}F-FDG PET 显像检测结节病胸部病变阳性率几乎达 100%，SUVmax 最高达 24。由于 PET 反映的是病变的代谢活性，而结节病活动期代谢极为活跃，因此即使淋巴结直径小于 1cm，仍可表现为明显的放射性浓聚，因此有些 CT 认为不典型的结节病，在 PET 图像上仍表现为典型的双肺门对称性或不对称性放射性浓聚。同时 PET 显像能灵敏地发现胸外病变，有助于临床全面评估结节病及制订治疗方案。

　　结节病需与淋巴瘤鉴别。两者均可累及淋巴结及结外器官，且淋巴结多无坏死，PET 图像上均表现为 FDG 代谢增高，但两者间有不同之处：结节病常累及纵隔及肺门淋巴结，且肺门淋巴结表现为特征性的对称性放射性浓聚，而淋巴瘤肺门淋巴结对称性放射性浓聚相对少见；结节病常伴有肺内病变，以间质小结节为主，而淋巴瘤肺内浸润相对少见；淋巴瘤以前纵隔和气管旁淋巴结累及为主，且多有融合趋势，而结节病以肺门、隆突下及主肺动脉窗淋巴结为主，前纵隔淋巴结较少累及，且淋巴结多不融合。

 第14节　局灶肿块性肺炎

　　患者女性，63 岁。

　　【简要病史】咳嗽伴咳痰 1 个月，发热 5 天。1 个月前无明显诱因下出现咳嗽咳痰，痰为黄色黏液痰，无胸痛、胸闷，无腹痛、腹泻，间断性发热，体温最高 40℃。抗感染治疗 1 周后未见明显好转。

【实验室检查】白细胞 $4.67 \times 10^9/L$，中性粒细胞 $3.65 \times 10^9/L$，中性粒细胞比率 74.90%↑，淋巴细胞 $0.83 \times 10^9/L$。T-SPOT：阴性。CEA、SCC、NSE、CYFRA21-1 均（−）。

【其他影像学检查】胸部 CT：双肺多发病灶，右侧胸腔积液。

【PET/CT 图像分析】右肺中叶外侧段、左肺下叶外基底段及后基底段多发不规则软组织肿块，右肺中叶肿块较大，大小约 5.4cm×3.6cm，内见多发小片状低密度液化坏死区，放射性不均匀增高，SUVmax 约 9.8（图 2-14-1）。

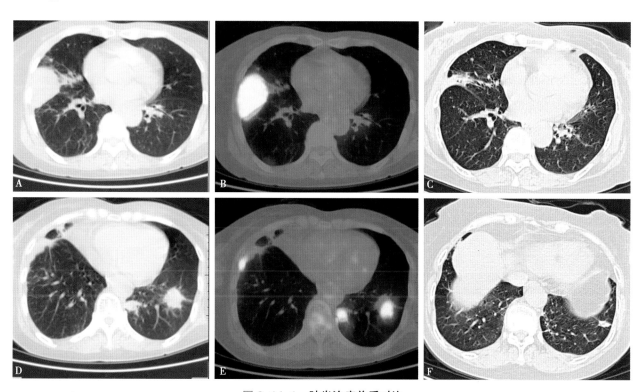

图 2-14-1　肺炎治疗前后对比

A、B. ^{18}F-FDG PET/CT 横断位示右肺中叶不规则软组织肿块，代谢异常增高，SUVmax 为 9.8；C. CT 横断位示抗感染治疗 4 周后，右肺中叶肿块较前明显缩小；D、E. PET/CT 横断位示左肺下叶外基底段及后基底段不规则软组织肿块，代谢异常增高；F. CT 横断位示抗感染治疗 4 周后，左肺下叶肿块较前明显缩小

【手术所见】行支气管镜检查，见右肺中叶及左舌叶黏膜充血，可见脓性分泌物。

【组织病理学】（右中叶 B4、B5 分嵴处）支气管黏膜慢性炎。（FNA）渗出物中散在淋巴细胞及浆细胞。

点评

　　局灶性肿块样肺炎的好发部位为两肺下叶背段或后基底段，且多贴近胸膜，以宽基底与胸膜相连，其形态多为较规则的结节影，边缘较清楚，这与一般性肺炎不同。局灶性肿块样肺炎的边缘多有较柔软的细长毛刺均匀地分布于病灶周围，这与病灶内及周围的纤维组织增生有关。局灶性肿块样肺炎与周围型肺癌在临床和影像学上鉴别诊断较困难，PET/CT 均可表现为葡萄糖代谢增高，本例患者为老年女性，肺部病灶表现为肿块影，初期抗感染治疗后未见好转，易造成误诊。周围型肺癌的常见 CT 表现是肿块内空泡征、深分叶征、细小毛刺征、棘突征、胸膜凹陷征，而本例患者上述典型征象均未出现。支气管镜穿刺病理结果提示肺部炎症，抗感染治疗 4 周后复查胸部 CT 显示双肺肿块较前明显吸收，进一步支持肺炎的诊断。

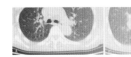

第15节 机化性肺炎

一、机化性肺炎伴胸膜纤维性增厚

患者男性，66岁。

【简要病史】胸闷、胸痛1年，咳嗽2个月余。

【实验室检查】CEA、NSE、CYFRA21-1（-）。

【其他影像学检查】胸部CT示：右肺上叶肿块及结节，考虑肺MT可能，伴纵隔淋巴结增大。双侧少量胸腔积液。

【PET/CT图像分析】右肺上叶尖段见一不规则肿块影，密度不均，边缘模糊、浅分叶，周围见长毛刺，大小约3.2cm×2.8cm，放射性分布增高，SUVmax约8.2；肿块周围见多发小结节影，最大者直径约0.7cm，放射性分布略增高，SUVmax约2.2。双肺另见多发小结节，放射性分布未见异常。双肺门及纵隔内气管旁、主动脉弓旁、血管前见多发淋巴结，最大者直径约1.4cm，放射性分布增高，SUVmax约9.0（图2-15-1）。

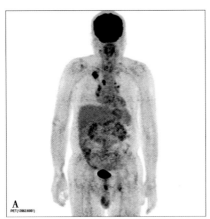
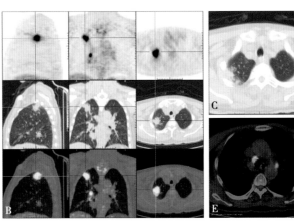

图2-15-1 右肺上叶机化性肺炎伴多发淋巴结肿大

A. PET显像MIP图可见右肺肿块伴双肺门及纵隔多发淋巴结FDG代谢增高；B. 右肺上叶尖段见一不规则肿块影，密度不均、边缘模糊、浅分叶，周围见长毛刺，大小约3.2cm×2.8cm，FDG代谢增高，SUVmax为8.2；C、D.肿块周围多发斑片及结节，FDG代谢增高；E、F.双肺门及纵隔多发淋巴结肿大，FDG代谢增高，SUVmax为9.0

【组织病理学】（右肺上叶）机化性肺炎伴相邻胸膜纤维性增厚，病变大小2cm×1.5cm×1.5cm；另送气管切缘未见病变残留。免疫组化结果：CK7（上皮+），TTF-1（上皮+），Napsin-A（上皮+），CEA（-），P53（-），Vim（间质+），Kp-1（组织细胞+），Ki-67（<1%+）。另送"第2组"淋巴结1枚、"第4组"淋巴结1枚、"第5组"淋巴结1枚、"第7组"淋巴结1枚、"第10组"淋巴结1枚、"第11组"淋巴结1枚，反应性增生伴炭沫沉积及纤维化。

 点评

　　机化性肺炎是由多种病因引起的非特异性炎症，发病机制尚未完全阐明，可由许多病因造成，包括感染、药物、放疗、结缔组织病、肺、骨髓或肝移植以及其他一些疾病。按病因分为3类：原因明确的机化性肺炎、原因不明但与特定疾病或病因相关的机化性肺炎、隐源性机化性肺炎。机化性肺炎临床症状缺乏特异性，尤其是局灶性病灶，常误诊为周围型肺癌。局灶性机化性肺炎与周围型肺癌在影像学上也比较难区分，胸部 CT 显像的以下征象有助于两者的鉴别：①病灶贴近胸膜伴胸膜增厚则多数为局灶性机化性肺炎；②肿块边缘毛刺粗且长、支气管充气征明显、反晕征多为局灶性机化性肺炎，而分叶明显的则为周围型肺癌；③局灶性机化性肺炎实施抗感染治疗后，病灶大多有较为明显的缩小，而周围型肺癌则没有任何反应。^{18}F-FDG PET 显像反映的是病灶的葡萄糖代谢水平，是一种非肿瘤特异性显像剂，炎症也可导致糖代谢增高，造成假阳性。因此，单从 FDG 代谢程度上鉴别机化性肺炎与周围型肺癌有一定困难，但 PET 全身显像能发现肺癌的胸外转移灶，有助于周围型肺癌的诊断。不过，如果病灶仅局限于胸部，PET/CT 的鉴别诊断价值有限，易导致误诊，与本例类似。

二、阻塞性细支气管炎伴机化性肺炎

患者男性，61 岁。

【简要病史】活动后胸闷气促 3 个月。

【实验室检查】白细胞数 4.55×10^9/L，中性粒细胞 2.64×10^9/L，淋巴细胞 1.30×10^9/L。SCC、CA724、CYFRA21-1、NSE、CEA 均（-）。

【PET/CT 图像分析】右肺上叶尖段结节影，大小约 1.7cm×0.8cm，边缘分叶状、毛糙，放射性轻度增高，SUVmax 约 2.0（图 2-15-2）。

【手术所见】行胸腔镜下肺部肿瘤切除术，术中见胸腔广泛粘连，结节位于右肺上叶尖段，直径约 1cm，质硬，边界不清。右肺上叶尖段肺大疱形成。

【组织病理学】（右肺上叶）符合阻塞性细支气管炎伴机化性肺炎（BOOP）。免疫组化结果：CD10（-），CK7（+），TTF-1（+），P63（-），P53（-），SMA（+），Desmin（-），Ki-67（少数 +）。特殊染色结果：抗酸染色（-），PAS（-）。

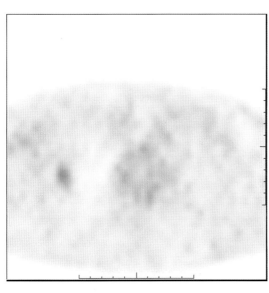
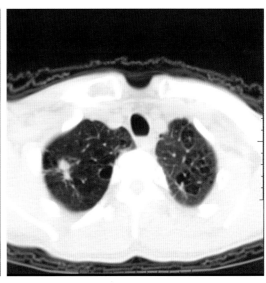

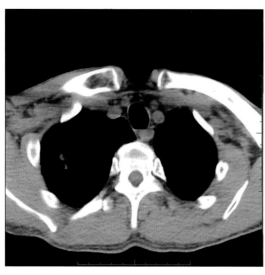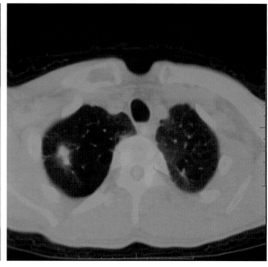

图 2-15-2　右肺上叶阻塞性细支气管炎伴机化性肺炎

^{18}F-FDG PET/CT 横断位示右肺上叶尖段结节，大小约 1.7cm×0.8cm，代谢异常增高，SUVmax 为 2.0

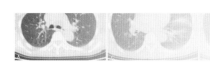 点评

　　机化性肺炎常是多种病因引起的非特异性炎症，是多种炎症进程的主要组织学反映。临床症状缺乏特异性，尤其是局限性病灶常误诊为肺癌。向心性弓形凹陷、于病灶中心层面相邻的上下层面多呈楔形或不规则形、病灶周边伴有渗出、与胸膜关系密切被认为是机化性肺炎（特别是局灶性机化性肺炎）特征性的影像学表现。但其 CT 表现特异性不高，当局灶性机化性肺炎病变形态有浅分叶、短毛刺、胸膜凹陷及支气管气相时，与肺癌鉴别困难。炎症可导致葡萄糖代谢增高，糖代谢水平的高低可用于评估机化性肺炎的活性程度，但肺癌亦可表现为糖代谢增高，因此从糖代谢水平鉴别机化性肺炎与肺癌存在一定难度。但 PET/CT 是一种全身显像方法，如果肺癌已出现转移，可能为鉴别机化性肺炎及肺癌提供依据。但如果二者均以肺内孤立性结节为表现，鉴别存在困难，最终确诊需病理。本例患者表现为右肺尖结节，边缘分叶状、毛糙，与肺癌较难鉴别。

第 16 节　肺炎性假瘤

　　患者男性，61 岁。

　　【简要病史】大便偶有黏液或带血。溃疡性结肠炎病史。

　　【PET/CT 图像分析】右肺中叶内侧段见结节影，边界欠清，邻近少许斑片影，结节大小约 2.1cm×1.5cm，内见支气管充气征，放射性增高，SUVmax 约 6.1（图 2-16-1）。

　　【组织病理学】（右肺中叶结节）炎性假瘤。

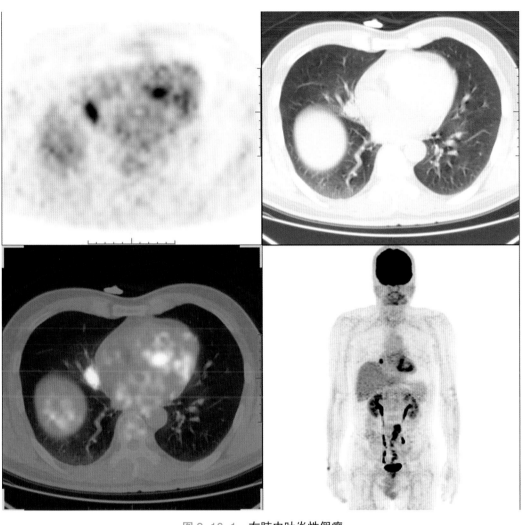

图 2-16-1 右肺中叶炎性假瘤

^{18}F-FDG PET/CT 示右肺中叶内侧段结节，大小约 2.1cm×1.5cm，内见支气管充气征，代谢异常增高，SUVmax 为 6.1

点评

　　肺炎性假瘤是非特异炎症所致肺实质内肿瘤样增生性病变，多呈孤立性肺内病变，是一种良性不明原因的肺部疾病，发病率较低。肺炎性假瘤有 60% 的患者伴有咳嗽、呼吸困难、痰血等临床症状。本例患者为意外检查发现肺部结节。本病影像学表现缺乏特异性，肿瘤好发于中下肺叶和肺外周带，病变可以跨段、跨叶，呈肿块状或不规则形，周围可有炎症浸润及粗长毛刺或纤维索条影，内可有钙化，邻近胸膜增厚粘连。肺炎性假瘤易误诊为肺癌，常将炎性团块不规则分叶与肺癌分叶征混淆，将灶周的炎症浸润误认为是肺癌的阻塞性炎症，粗长毛刺易与肺癌毛刺混淆，邻近胸膜增厚粘连误认为是癌性胸膜浸润。本例患者为老年男性，为肺癌高发年龄，肺内结节表现为单发，且紧贴纵隔胸膜，形状欠规则，内可见支气管气相，且 PET 呈葡萄糖代谢增高，上述征象极易使本患者误诊为周围型肺癌，鉴别上存在困难。

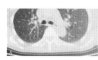

第17节 间质性肺炎伴假瘤形成

患者男性，53岁。

【简要病史】 因发热就诊，抗感染治疗后体温正常，CT发现右肺上叶结节。

【其他影像学检查】 胸部增强CT：右肺上叶结节灶，考虑MT可能。

【PET/CT图像分析】 右肺上叶后段见软组织密度结节影，边缘见短毛刺、浅分叶征象，牵拉邻近胸膜，大小约1.5cm×1.2cm，放射性分布轻度增高，SUVmax约2.5（图2-17-1）。

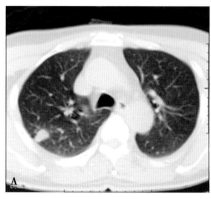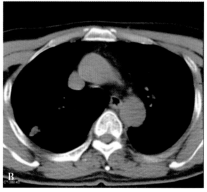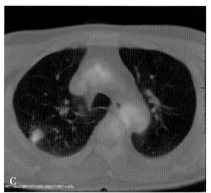

图 2-17-1　右肺上叶间质性肺炎伴假瘤形成

A. 右肺上叶后段小结节，边缘毛刺，有浅分叶，大小约1.5cm×1.2cm；B. 右肺上叶结节纵隔窗，无钙化；C. 融合图像显示右肺上叶结节FDG代谢轻度增高，SUVmax为2.5

【组织病理学】（右肺上叶）间质性肺炎，伴假瘤形成，部分区为机化性肺炎。支气管切缘未见明显异常。免疫组化结果：AE1/AE3（上皮+），CK7（上皮+），TTF-1（上皮+），Ki-67（+1%），Vim（+），SMA（+），ALK（-），Kp-1（+）；特殊染色结果：抗酸染色（-），AB-PAS（-）。

点评

　　肺炎性假瘤病灶边缘可有分叶，其内可有钙化、小圆形空洞，增强扫描可呈强化。病灶可随时间变化而有所增大。其所具有的形态学征象缺乏特异性，与肺癌鉴别困难。FDG反映病变肺组织细胞葡萄糖代谢的改变，多种肺疾病如肿瘤、结核、炎症等均可引起细胞内糖代谢的增高。一般认为，炎性组织对示踪剂的摄取多呈一过性，随着时间的延长，炎性病灶的摄取会降低；恶性肿瘤细胞因其异常增殖、分裂的特点，呈持续高代谢。据此提出通过延迟显像，尤其是测定病灶延迟显像代谢增高的程度辅助判定病灶的良恶性，降低假阳性率，进一步提高诊断的准确性。研究显示，延迟显像病灶摄取示踪剂增加的程度超过20%，恶性可能性较大。但肺炎性假瘤不同于一般的肺部炎性病变，其代谢变化与FDG摄取不同于一般的肺良性病变，炎性肉芽组织内吞噬细胞的浸润会使FDG摄取增高，且多表现为持续摄取FDG。本病例结节形态学上有短毛刺、分叶及胸膜牵拉征象，FDG轻度增高，更符合周围型肺癌的表现，但病理却是间质性肺炎伴假瘤形成，提示对于该类病例明确诊断还是需要手术病理。

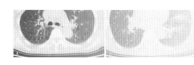

第18节 肺错构瘤

患者男性，47岁。

【简要病史】体检发现左胸腔占位，无不适。

【其他影像学检查】胸部增强CT：左侧胸腔下部中等密度占位病变，其密度不均匀及散在钙化，血供欠丰富，考虑间皮瘤可能（图2-18-1A，图2-18-1B）。

【PET/CT图像分析】左下胸腔内见约9.0cm×7.4cm肿块，密度不均匀，以低密度为主，局部伴钙化灶，放射性略增高，SUVmax为1.8，肿块紧贴左后下胸壁；邻近肺野受压见片状实变影，放射性分布未见明显异常（图2-18-1C~图2-18-1F）。

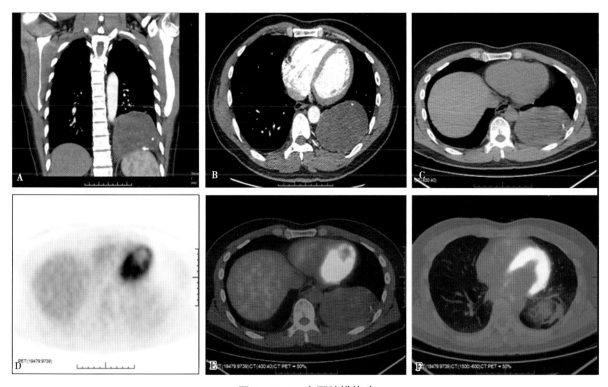

图2-18-1 左下肺错构瘤

A、B. 增强CT冠状面和横断面见左下胸腔肿块，局部伴钙化，增强后不均匀强化；C~E. CT、PET及PET/CT融合图像见左下胸腔肿块FDG代谢略增高，SUVmax为1.8；F. PET/CT融合图像见左肺下叶受压部分不张，FDG代谢未见明显异常

【手术所见】行左肺下叶肿块切除术，术中见左肺底部巨大肿瘤，与左肺下叶有融合，包膜完整，直径约13cm，质较软，切开见大量豆渣样坏死组织。

【组织病理学】冰冻提示软组织间叶来源肿瘤，内见软骨成分。术后病理：错构瘤。

点评

　　肺错构瘤是最常见的肺良性肿瘤，CT扫描检出瘤内的脂肪成分或典型"爆米花状"钙化灶能够确诊。错构瘤有完整的包膜，生长缓慢，其病变大小平均直径2~3cm，该患者病变直径近10cm，且仅见少许斑点状钙化，实属罕见。发生于胸膜下的巨大肺错构瘤需要与胸壁错构瘤鉴别。胸壁错构瘤是起源于肋骨的囊实性病变，在CT上有不同于其他部位错构瘤的典型影像学表现。该病起源于肋骨中央部，可发生于单支或多支肋骨，大部分位于肋骨的后方或侧方。并以其为中心，呈膨胀性骨质破坏，形成凸向胸腔内、外的软组织肿块，与胸壁宽基底相连，邻近肋骨受压、移位，当肋骨破坏不明显时与肺错构瘤鉴别困难。少数情况下，该病变在胸腔内呈多灶性或双侧性分布。发生于胸膜下的还需要与胸膜间皮瘤鉴别。胸膜间皮瘤来源于胸膜间皮细胞，良性胸膜间皮瘤为由胸膜脏层生成的孤立性肿瘤，形成圆形肿块，常有包膜，质硬有弹性，肿瘤生长缓慢，直径多在 1~3cm，组织学上可分为纤维型、上皮细胞型及混合型 3 型。但也有病例报道直径 10cm 以上的胸膜间皮瘤，比较罕见。胸膜间皮瘤 CT 上密度也不均匀，内可见坏死区和小的钙化斑，增强后不均匀强化。恶性胸膜间皮瘤多为弥漫性结节样胸膜增厚。脏层和壁层胸膜都可受累，有时也波及膈肌，PET 上可见 FDG 高代谢。对本例患者来说，CT 的表现更倾向胸膜间皮瘤。PET/CT 对本病例的价值有限，胸膜间皮瘤、脂肪成分较少的错构瘤均可 FDG 代谢轻度增高，PET/CT 有助于病灶良恶性的判断及全身情况评估。

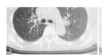

第19节 矽　　肺

患者男性，66 岁。

【简要病史】胸闷气促 10 年余，加重半年。

【实验室检查】血常规：白细胞 6.76×10^9/L，中性粒细胞 4.18×10^9/L。T-SPOT：阳性。

【其他影像检查】胸部 CT：双肺上中肺为主不规则团块状及小结节样致密影，符合矽肺影像表现。

【PET/CT 图像分析】左肺上叶尖后段及右肺上叶尖段、后段近肺门处团块状影，较大者位于右肺，大小约 7.7cm×5.3cm，形状不规则，内见多发斑块、斑点状钙化及充气支气管，放射性不均匀增高，SUVmax 约 8.6。双肺各叶弥漫多发小结节，直径为 0.2~0.6cm，放射性略增高，SUVmax 约 1.3（图 2-19-1）。

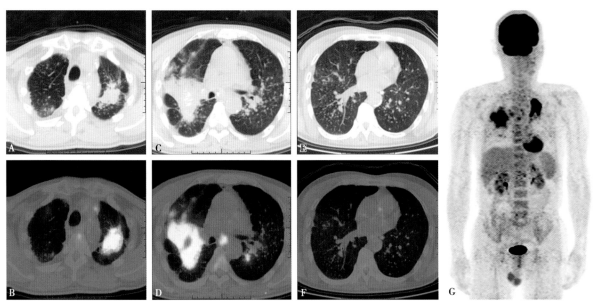

图 2-19-1　矽肺

A、B. ^{18}F-FDG PET/CT 横断位示左肺上叶尖后段团块状影，形状不规则，内见钙化影，代谢异常增高；C、D. PET/CT 横断位示右肺上叶近肺门处团块状影，形状不规则，内见多发斑块、斑点状钙化及充气支气管，代谢异常增高，SUVmax 为 8.6；E、F. PET/CT 横断位示双肺弥漫多发小结节，直径为 0.2~0.6cm，代谢略增高，SUVmax 为 1.3；G. ^{18}F-FDG PET 全身 MIP 图像

【组织病理学】（左肺上叶穿刺）肺间质广泛纤维化及玻璃样变，可见大量炭末沉着。

 点评

  矽肺是由于吸入石英、花岗岩或砂岩中的二氧化硅结晶而出现后续肺纤维化反应所致。矽肺有不同的进展阶段，早期特点是由透明的胶原性结节构成的、难以计数的、边界清晰的圆形小阴影，倾向于累及肺上叶背面，通常显示为双侧、对称性、小叶中心性和淋巴管周围的边界清楚的结节。在10%~20%的患者中，这些结节可发生钙化。随着病情进展，小的胶原性矽结节融合，从而形成大阴影，直径超过1cm，这种融合进展为进行性块状纤维化或者聚结肿块。聚结肿块好发于肺上叶且易向肺门区蔓延，其外周边界清楚，内侧边界不清，形成所谓的"天使翼"样外观。从圆形小阴影发展为聚结肿块，可能需要10年以上的时间。约10%的长期矽肺患者可能出现间质性肺炎，典型模式的缓慢进展性纤维化性间质肺炎。本患者因矽肺病程较长，表现为聚结肿块与弥漫性结节并存，聚结肿块PET/CT上表现为FDG高代谢，结合患者影像表现及穿刺病理，不难诊断。

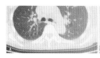 第20节 寄生虫感染

患者女性，67岁。

【简要病史】因乏力伴发热就诊，最高体温39℃左右，抗感染治疗无效。

【实验室检查】白细胞 $11.9 \times 10^9/L$ ↑，中性粒细胞比率80.5%↑，嗜酸性粒细胞 $0.01 \times 10^9/L$ ↓，嗜酸性粒细胞比率0.1%↓，淋巴细胞 $0.79 \times 10^9/L$ ↓，淋巴细胞比率12.1%↓。

【其他影像学检查】胸部CT平扫：右肺上叶斑片状不规则致密影，体积略缩小，考虑为炎性病灶。

【PET/CT图像分析】右肺上叶尖段不规则肿块，大小约5.8cm×5.1cm，边缘分叶状、毛糙、模糊，内见少许支气管气相，放射性不均匀增高，SUVmax约10.7，肿块周围多发模糊云雾状斑片影，放射性略增高。右肺门及纵隔内气管旁、上腔静脉前多发淋巴结肿大，最大直径约1.1cm，放射性轻度增高，SUVmax约3.4（图2-20-1）。

【组织病理学】支气管灌注液见虫卵，考虑为超鞭毛虫（蠊缨滴虫）。

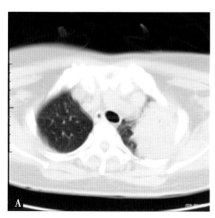 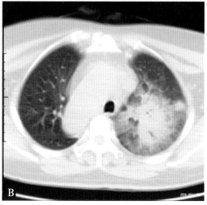 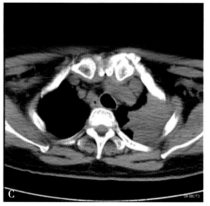

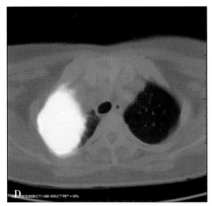 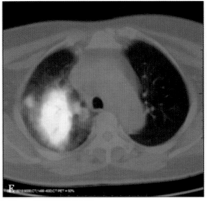 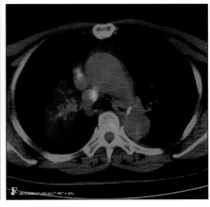

图 2-20-1　右肺寄生虫感染

A、B.右肺上叶不规则肿块,内见支气管气相,肿块周围多发云雾状斑片影;C.肿块与胸膜宽基底相连,未见胸壁侵犯征象;
D、E.肿块 FDG 代谢不均匀增高,实性部位为著,SUVmax 为 10.7;F.纵隔多发淋巴结肿大伴 FDG 代谢增高

点评

　　该病例最终诊断为蠊缨滴虫感染。蠊缨滴虫是一种动物源性寄生原虫,主要寄生于白蚁和蜚蠊的消化道。关于肺部蠊缨滴虫感染目前在临床上仅有散在病例报道,多见于免疫缺陷人群,属于罕见机会性感染病例。该病临床症状无特异性,主要表现为咳嗽、咳白痰、胸闷、气促,伴低热,合并细菌感染可以高热。嗜酸性粒细胞比值可以增高也可以减低,无特异性。肺部影像可表现为不同程度的条索状、斑片状或羽毛状模糊阴影。痰涂片检出率不高,诊断主要依据支气管镜肺泡灌洗液涂片镜检见蠊缨滴虫,本例符合。治疗首选甲硝唑。

　　从影像学图像上直接诊断蠊缨滴虫很难,主要需鉴别肺部的感染性病变与肺部恶性病变。从 CT 图像上看,肿块内见支气管气相,周围多发云雾状斑片影,肿块紧贴胸膜生长,但对胸壁没有侵犯,均提示炎性病变可能。但 FDG 代谢很高,也要考虑恶性病变的可能,主要与肺原发性淋巴瘤相鉴别。肺原发性淋巴瘤也可以表现为炎性肿块样改变,病灶多位于肺间质内支气管旁或胸膜下,大于1cm 的病灶内可见支气管气相,FDG 代谢程度高。肺原发性淋巴瘤好发于中老年人,非霍奇金淋巴瘤多见。对于临床工作中遇见的类似本病例的病灶,首先考虑感染性病变,但也要排除肺淋巴瘤的可能,必要时可建议穿刺活检明确诊断。

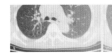

第 21 节　胸壁恶性神经鞘瘤

患者男性,61 岁。

【简要病史】右侧胸痛 2 个月余,进行性加重。

【实验室检查】NSE 37.25ng/ml ↑,CA125 94.67U/ml ↑,WBC 10.2 × 10^9/L ↑,Hb 100g/L ↓。

【其他影像学检查】胸部 CT 平扫:右上后胸壁肿块,右侧第 4 后肋骨、胸椎横突骨质破坏。

【PET/CT 图像分析】右后上胸壁两个相连肿块影,大小分别为 7.2cm × 6.3cm × 5.0cm、4.3cm × 3.5cm × 3.2cm,肿块密度欠均匀,内前缘较光整,以宽基底与后胸壁紧贴,右第 4 后肋及 T4 右侧横突骨质破坏,邻近肋间肌受累,肿块及胸壁浸润区放射性不均匀轻度增高,SUVmax 约 18.8(图 2-21-1)。

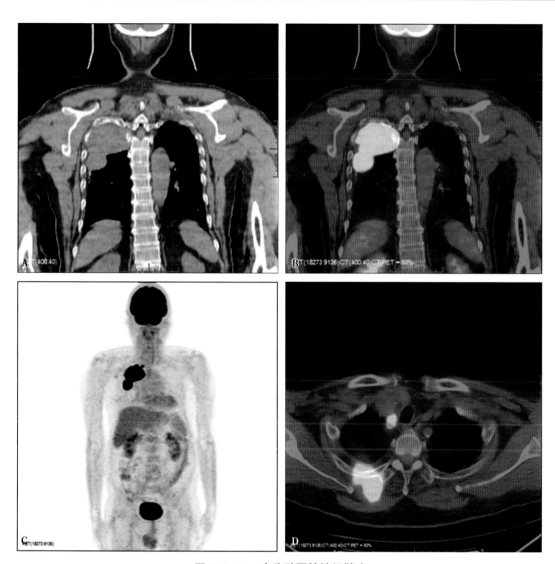

图 2-21-1　右胸壁恶性神经鞘瘤

A. 右后上胸壁多发肿块伴胸壁浸润；B. 右后上胸壁肿块 FDG 代谢明显升高；C. ^{18}F-FDG PET 显像 MIP 图；
D. 右上纵隔气管旁淋巴结转移，直径约 1.0cm，SUVmax 为 5.9

【手术所见】胸腔镜辅助下右胸腔占位切除术 + 右上肺楔形切除术，术中见右胸壁肿块，约
4cm × 4cm × 5cm 大小，侵犯右肺上叶后段，基底较深，质较硬，活动度差，肿块内为血块样坏死组织。
未见明显胸腔积液。

【组织病理学】（右胸壁）恶性神经鞘瘤伴瘤周出血及炎性肉芽肿反应，纤维包裹，尚未浸润肺胸
膜。免疫组化：CD56（+），MBP（弱 +），S100（-），CD31（+），CD34（-），F8（-），Vim（+），CK
（-），EMA（-），CK19（-），CK5/6（-），CD99（-），Bcl-2（-），Calretinin（-），WT-1（+），CEA
（-），des（-），SMA（-），HMB45（-），TTF-1（-），SCLC（-）。

🧠 **点评**

　　神经鞘瘤来源于神经鞘膜的施万细胞，好发于四肢、躯干、头颈及后腹膜等处。在组织学上，
神经鞘瘤可分为两种不同的结构，即 Antoni A 区和 Antoni B 区，A 区具有致密的细胞结构及网状纤
维，增强扫描强化明显；B 区通常细胞结构稀疏，肿瘤细胞以退行性变、囊变及钙化为主，增强扫
描无强化。多数神经鞘瘤为 A、B 两区共存或两区相互移行状态。胸部神经鞘瘤好发于后纵隔，发

生于胸壁少见。胸壁神经鞘瘤 CT 主要表现为不同程度低密度影，密度低于邻近肌肉组织，边缘清晰，增强扫描无强化或不均匀强化，部分伴囊变、钙化及少量胸腔积液。肿块沿一侧肋间神经扩展成弥漫型胸壁肿块，中央伴坏死区要考虑恶性神经鞘瘤。恶性神经鞘瘤是恶性外周神经鞘瘤（MPNST）的一种，较少见，发生于胸壁的恶性神经鞘瘤更罕见，主要与良性神经鞘瘤鉴别，PET/CT 显像见肿块 FDG 代谢异常增高，同时伴胸壁的侵犯或者出现远处转移灶有利于良恶性的鉴别。发生在胸壁的恶性神经鞘瘤还需要与恶性胸膜间皮瘤及转移瘤鉴别。胸膜转移瘤多表现为胸膜孤立性或多发性肿块，胸膜呈不规则增厚，常伴胸腔积液、邻近肋骨破坏及肺内转移灶，PET/CT 显像如果发现原发肿瘤，有助于鉴别。恶性胸膜间皮瘤多为单侧发病，常表现广泛的胸膜不规则增厚，患侧胸廓体积缩小，亦可伴胸腔积液，肋骨破坏较少见，常有石棉接触史及石棉肺改变。总之，胸壁神经鞘瘤发病率低，恶性胸壁神经鞘瘤更罕见，PET/CT 有助于病灶的良恶性鉴别，但确诊仍需病理检查。

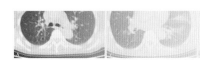

第 22 节　寻找原发肿瘤

患者男性，65 岁。

【简要病史】腰痛 2 个月余，CT 检查发现 L4 占位。否认肿瘤病史。

【实验室检查】血常规正常，肿瘤标志物均正常。

【其他影像学检查】腰椎 MRI 增强：L4 椎体左份骨质破坏伴软组织肿块，考虑为转移性肿瘤可能。请结合临床其他检查（图 2-22-1A~ 图 2-22-1C）。

【PET/CT 图像分析】左肺下叶背段相邻肿块及结节，大小分别约 3.1cm×2.9cm、1.3cm×1.9cm，边缘浅分叶，稍毛糙，放射性均增高，肿块为著，SUVmax 为 9.4，肿块上缘旁及外基底段多发小结节，直径为 0.3~0.4cm，放射性分布未见异常。L4 椎体左侧份骨质破坏，突破骨皮质，右后缘可见骨质硬化边，破坏区肿块密度欠均匀，放射性增高，SUVmax 为 8.2（图 2-22-1D，图 2-22-1E）。

【组织病理学】（L4 椎体肿瘤）符合肺腺癌转移。免疫组化结果：TTF-1（+），CK7（+），CK20（−），P53（部分+），P63（灶+），Napsin-A（+），Ki-67（5%+），CEA（灶+），Villin（−），CD56（−），P40（灶+），CAM5.2（+）。

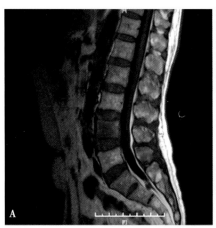
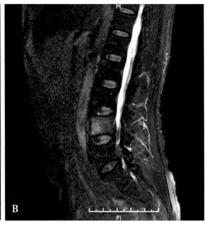
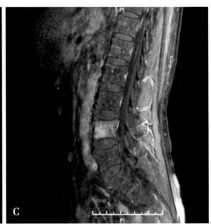

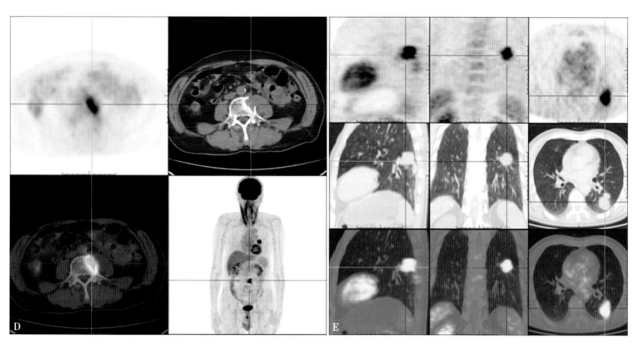

图 2-22-1　左下肺癌伴 L4 转移

A~C. MRI 见 L4 椎体局部骨病灶，T_1WI 低信号（A），T_2WI 高信号（B），强化明显（C）；D. PET/CT 见 L4 椎体左侧份骨质破坏，突破骨皮质，右后缘可见骨质硬化边，FDG 代谢明显升高，SUVmax 为 8.2，另见左肺占位；E. PET/CT 见左肺下叶背段相邻肿块及结节，大小分别约 3.1cm×2.9cm、1.3×1.9cm，边缘浅分叶，稍毛糙，FDG 代谢增高，SUVmax 为 9.4

 点评

　　PET/CT 寻找肿瘤原发灶优势明显，不仅能提高原发灶的检出率，而且还能发现其他常规检查发现不了的转移灶，一次显像可了解肿瘤的全身侵犯情况，准确分期，为临床制定个体化治疗方案提供依据。同时，^{18}F-FDG PET 的代谢显像能反映肿瘤的增殖活性，对于指导选择最佳的活检部位、提高活检阳性率有重要意义。该例患者就是腰椎病灶活检确诊为肺腺癌骨转移，一步活检同时获得病理确诊和准确分期。

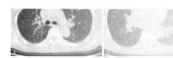 # 第 23 节　肺癌疗效评估

一、评估肺癌化疗疗效

患者男性，88 岁。

【简要病史】确诊肺癌 1 个月余，行 2 个疗程化疗。

【实验室检查】血常规正常。血液结核杆菌 IgG/IgM 测定：阴性。CYFRA21-1：6.58ng/ml ↑，其余肿瘤标志物均（－）。

【PET/CT 图像分析】

治疗前 PET/CT：右肺中、下叶肺门区不规则软组织肿块影，大小约 5.2cm×5.0cm，右肺门结构模糊，右肺中叶、下叶支气管闭塞，肿块放射性增高，SUVmax 约 18.3。右肺下叶外基底段胸膜下肿块影，

大小约 5.8cm×3.3cm，放射性增高，SUVmax 约 13.7。右肺上叶后段、左肺下叶背段及后基底段多发片状或斑片实变影，放射性增高，SUVmax 约 8.0。双肺门、纵隔内气管旁、隆突下、右锁骨上多发淋巴结增大，部分淋巴结融合，并与右肺门下部肿块相连续，较大者约 5.1cm×3.7cm，放射性增高，SUVmax 约 11.1。左耻骨体及左股骨颈基底部后份局部密度稍增高，放射性增高，SUVmax 约 9.2。

　　治疗后 PET/CT：右肺下叶外基底段胸膜下肿块影，大小约 4.6cm×1.8cm，放射性增高，SUVmax 约 4.3。右肺上叶后段、左肺下叶背段及后基底段片状实变影，放射性略增高，SUVmax 约 2.2。双肺门、纵隔内气管旁、隆突下多发淋巴结增大，较大者约 3.8cm×2.6cm，放射性增高，SUVmax 约 9.7。左耻骨体及左股骨颈基底部后份局部密度稍增高，放射性略增高，SUVmax 约 2.0（图 2-23-1）。

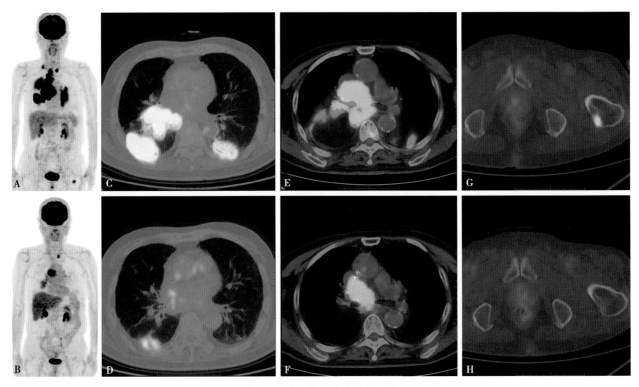

图 2-23-1　肺癌治疗前后对比

A. 治疗前 ^{18}F-FDG PET 全身 MIP 图像；B. 治疗后 ^{18}F-FDG PET 全身 MIP 图像；C. 治疗前 PET/CT 横断位示双肺多发病灶，代谢异常增高，SUVmax 为 18.3；D. 治疗后 PET/CT 横断位示双肺病灶较前缩小，代谢减低；E. 治疗前 PET/CT 横断位示纵隔多发肿大淋巴结，代谢异常增高，SUVmax 为 11.1；F. 治疗后 PET/CT 横断位示纵隔淋巴结较前缩小，代谢减低；G. 治疗前 PET/CT 横断位示左股骨颈病灶，代谢异常增高，SUVmax 为 9.2；H. 治疗后 PET/CT 横断位示左股骨颈病灶较前缩小，代谢减低

　　【组织病理学】（右肺中间支气管外侧壁活检）送检少量挤压变形的肿瘤组织，结合免疫组化结果考虑为肺小细胞癌。（右支气管淋巴结 TBNA）涂片中见多量异型裸核状细胞，考虑为小细胞癌。（右锁骨上肿块穿刺）涂片中见多量高度异型裸核状细胞，倾向小细胞癌。免疫组化结果：CK7（-），TTF-1（+），CD56（+），CHG（+），Syn（+），P63（-），P40（-），Ki-67（约 50% +）。

　　🧠 点评

　　肺癌是最常见的恶性肿瘤之一，同时也是癌症患者死亡的首要病因。在我国，其发病率和病死率均居恶性肿瘤第一位。化疗是治疗肺癌的有效全身治疗，选择有效的化疗方案，尽早评价患者对治疗后反应，对患者预后至关重要。临床最常用的 CT 评价疗效的主要指标是肿瘤体积的改变，而治疗后早期肿瘤体积常无明显变化。PET/CT 联合代谢及解剖信息，早期治疗有效的肿瘤即使体积尚未缩小，理论上其葡萄糖代谢必定减低，因此 PET/CT 检测肺癌化疗疗效的灵敏度和特异性均优于单纯 CT。本患者化疗前 PET/CT 评估病情为Ⅳ期，经过 2 个疗程 EP 方案化疗，肺部病灶、双肺门及纵隔淋巴结体积缩小，且葡萄糖代谢减低，左耻骨体及左股骨颈葡萄糖代谢亦明显减低，PET/CT 提示化疗有效。

二、指导肺癌治疗决策

患者男性，70 岁。

【简要病史】体检发现右肺占位，无咳嗽、咳痰、发热、胸痛不适。

【其他影像学检查】胸部 CT：右肺下叶背段团块影。

【PET/CT 图像分析】

治疗前 PET/CT：右肺下叶背段及后基底段不规则肿块，大小约 5.5cm×3.7cm，边缘分叶状、毛糙，放射性不均匀增高，SUVmax 约 16.8。右肺门淋巴结放射性增高，SUVmax 约 6.9。胸骨柄右侧份局部髓腔片状及小结节状密度稍增高，后缘部分骨质破坏，放射性不均匀增高，SUVmax 约 5.3。右股骨上段髓腔内局部稍高密度结节影，直径约 0.7cm，放射性轻度增高，SUVmax 约 3.0（图 2-23-2）。

治疗后 PET/CT：右肺下叶背段及后基底段不规则肿块，大小约 5.5cm×3.7cm，边缘分叶状、毛糙，左肺下叶背段及后段支气管闭塞，放射性增高，SUVmax 约 18.7。双肺另见散在大小不等的结节，较大者约 2.3cm×1.7cm，放射性增高，SUVmax 约 10.8。左颈后区、双颈深下、双锁骨上、双肺门、隆突下、气管旁、血管前、右腋窝见多发肿大淋巴结，较大者约 2.2cm×1.2cm，放射性增高，SUVmax 约 7.0。胸骨骶骨、左髂骨、右股骨见多发骨质破坏或髓腔密度稍增高，放射性增高，SUVmax 约 13.6（图 2-23-3）。

【组织病理学】（右肺下叶）腺癌。

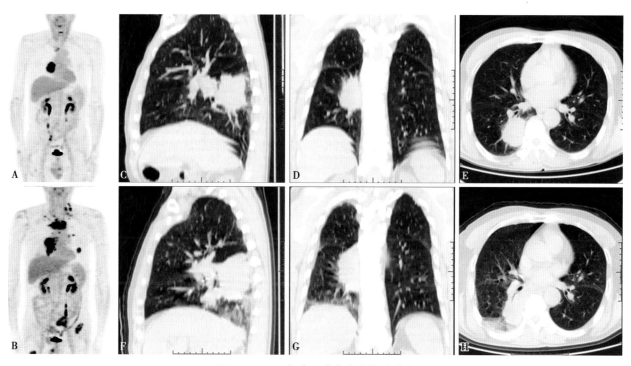

图 2-23-2　右肺下叶癌治疗前后对比

A. 治疗前 ^{18}F-FDG PET 全身 MIP 图像；B. 治疗后 ^{18}F-FDG PET 全身 MIP 图像；C~E. CT 矢状位、冠状位、横断位示治疗前右肺下叶肿块；F~H. CT 矢状位、冠状位、横断位示治疗后右肺下叶肿块，肿块较前增大

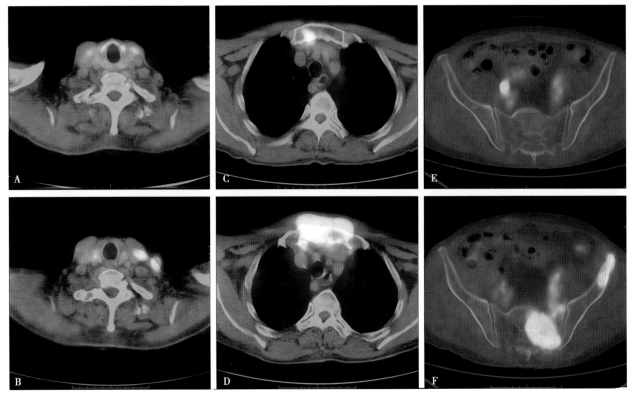

图 2-23-3　**肺癌转移灶治疗前后对比**

A. ^{18}F-FDG PET/CT 横断位示治疗前左颈部未见肿大淋巴结；B. PET/CT 横断位示治疗后左颈部新增肿大淋巴结，代谢异常增高，SUVmax 为 7.0；C. PET/CT 横断位示治疗前胸骨病灶，代谢异常增高，SUVmax 为 5.3；D. PET/CT 横断位示治疗后胸骨病灶较前增大，代谢较前增高，SUVmax 为 13.6；E. PET/CT 横断位示治疗前骨盆未见骨质破坏；F. PET/CT 横断位示治疗后骶骨及左髂骨新增骨质破坏区，代谢异常增高

点评

　　此患者体检发现右肺占位，[18]F-FDG PET/CT 提示右肺下叶癌，右肺门淋巴结及胸骨、右股骨多发转移。本例体现了 PET/CT 作为全身检查的优势性，不但能明确原发病灶大小及浸润范围，同时明确患者是否出现远处转移及具体转移情况，对临床制定治疗方案尤为重要。患者 PET/CT 检查后行右肺肿块穿刺活检，病理提示腺癌，随后行口服化疗药物治疗。随访胸部 CT 发现右肺病灶并未缩小，遂更换化疗药物，并再次行 PET/CT 评估化疗疗效。通过治疗前后两次 PET/CT 图像比较，可以发现化疗后原肺部病灶依然存在，且新增淋巴结及骨骼多发转移灶。PET/CT 结果提示更换化疗药物后患者病情进展，治疗无效。治疗前 PET/CT 价值体现在病灶良恶性鉴别及肿瘤分期，治疗后 PET/CT 价值体现在治疗后疗效评价，及时指导临床更换无效治疗方案，体现了 PET/CT 在肺癌临床应用中的多种价值。

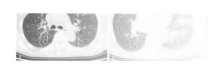

第24节 胸 腺 瘤

患者男性，40岁。

【简要病史】体检发现纵隔占位1个月余。

【实验室检查】CA125 24.20U/ml ↑，NSE 19.69ng/ml ↑，其余肿瘤标志物均（－）。

【PET/CT图像分析】纵隔内升主动脉前方见软组织密度肿块影，大小约4.3cm×2.6cm×4.4cm，密度欠均匀，内见囊变区，放射性不均匀轻度增高，SUVmax约2.4（图2-24-1）。

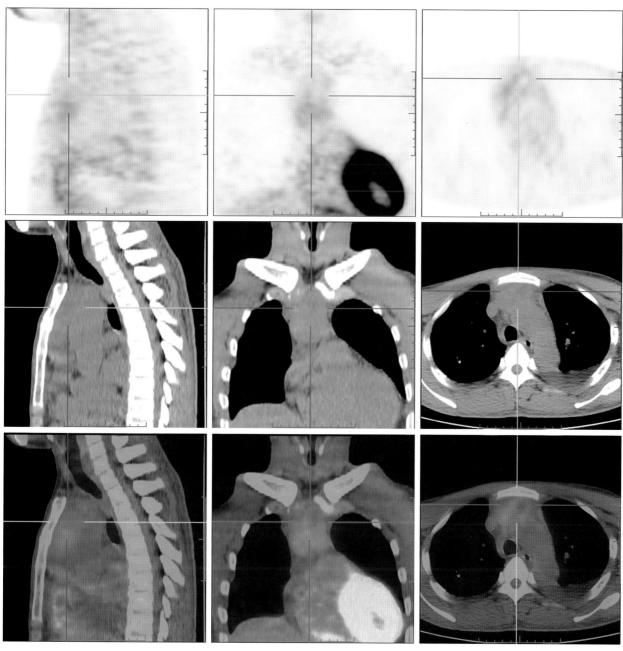

图 2-24-1　硬化性胸腺瘤

^{18}F-FDG PET/CT矢状位、冠状位、横断位示升主动脉前方软组织密度肿块影（十字箭标），内见囊变区，代谢轻度增高，SUVmax 为2.4

【手术所见】行纵隔肿物切除术（姑息性切除），术中见肿瘤位于前纵隔，约5cm，质地硬，外侵明显，累及双侧纵隔胸膜、心包，与左侧无名动脉、上腔静脉关系紧密，部分包绕。双侧胸腔广泛粘连，少量胸腔积液。

【组织病理学】（纵隔）硬化性胸腺瘤，含有B2型胸腺瘤成分。免疫组化结果：CK（+），CK19（+），CD99（+），CD3（+），CD20（+），CD5（+），CD34（-），Ki-67（<5%+），EMA（+），Desmin（-/+），Calretinin（-），SMA（+），B-catenin（+）。

 点评

胸腺瘤是起源于胸腺上皮或显示向胸腺上皮细胞分化的肿瘤，缺乏恶性潜能，病死率低。胸腺瘤主要发生在成人，儿童极少见。平均诊断中位年龄在45~52岁，女性稍多见，可伴重症肌无力。但50%~60%患者无症状，在查体时偶然发现，但当瘤体逐渐增大并压迫邻近纵隔结构时可有相应症状，如咳嗽、胸痛、呼吸困难、吞咽困难、反复发作的呼吸道感染等。胸腺瘤大多位于前中上纵隔，同时累及前上、中、下纵隔者少见。良性胸腺瘤多有包膜，边缘光整，密度均匀，肿块大者可出现坏死、囊变等，与周围组织间隙分界清楚，对FDG亲和力较低，表现为低代谢。本例患者胸腺瘤为体检时偶然发现，无明显临床症状，PET/CT表现为FDG低摄取。

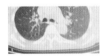
第25节　胸腺神经内分泌癌

患者男性，59岁。

【简要病史】体检发现纵隔占位1周。

【实验室检查】白细胞数 14.23×10^9/L↑，中性粒细胞 12.32×10^9/L↑。CA125 90.40U/ml↑，NSE 121.40ng/ml↑，CYFRA21-1 3.38ng/ml↑。

【其他影像学检查】胸部CT增强：纵隔多发软组织团块，融合趋势，淋巴瘤？结节病？

【PET/CT图像分析】前纵隔巨大软组织肿块影，与邻近肿大淋巴结分界不清，肿块大小约8.8cm×6.8cm×16.9cm，包绕右肺门，包绕并推挤纵隔内气管及大血管，气管上段受压左移，内见多发坏死区，放射性不均匀增高，SUVmax约11.9（图2-25-1）。

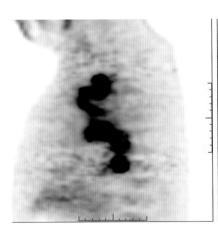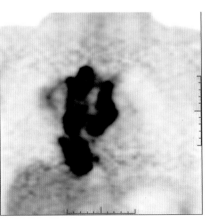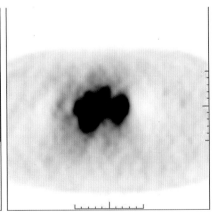

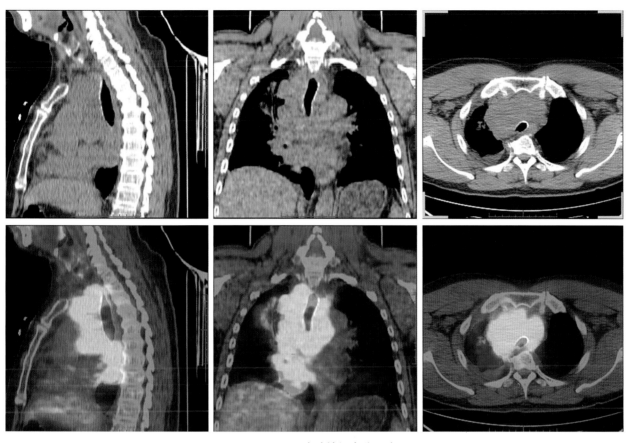

图 2-25-1 胸腺神经内分泌癌

¹⁸F-FDG PET/CT 矢状位、冠状位、横断位示前纵隔巨大软组织肿块，与周围肿大淋巴结分界不清，包绕右肺门，包绕并推挤纵隔内气管及大血管，气管上段受压左移，内见多发坏死区，代谢异常增高，SUVmax 为 11.9

【手术所见】行纵隔肿瘤切除术，术中见右侧前纵隔呈冰冻状，包绕上腔静脉，胸腔广泛粘连。

【组织病理学】（纵隔）差分化小细胞肿瘤，结合免疫组化及分子检测结果，考虑小细胞癌（低分化神经内分泌癌）。免疫组化结果：CK（少量+），EMA（+），LCA（−），Ki-67（60%+），CD56（+），CK19（弱+），CD99（−），CD3（−），CD20（−），CD79α（−），CD5（−），Bcl-2（−），Bcl-6（−），Calretinin（−），Vim（−），TTF-1（−），CEA（−），Desmin（−），Syn（弱+），CgA（−），P63（少量+），CAM5.2（−），NSE（+），MPO（−），KP-1（−），P40（少量+），CD38（−），CD138（−）。

点评

胸腺神经内分泌癌为一种起源于胚胎期前肠的内分泌细胞恶性肿瘤，过去称为胸腺类癌，是一组相对罕见的恶性肿瘤。几乎所有病例均报道于成人，中位年龄约为54岁，男性明显多见。临床可表现为无症状，放射影像学检查中偶然发现，或存在内分泌疾病相关的症状，其中库欣综合征最常见，或者存在与远处转移相关的症状和体征。本例患者并无明显临床症状，为体检偶然发现。胸腺神经内分泌癌影像学表现为前纵隔肿块，体积较大，直径平均值约7cm，易侵犯邻近结构，常伴有纵隔大血管、肺、心包的侵犯和包绕等征象。本病易出现淋巴结转移及远处转移。很多患者在诊断时已有局部浸润，约50%的患者在就诊时存在纵隔淋巴结转移。鉴于本病恶性程度高且易远处转移，PET/CT不仅能清晰显示肿瘤浸润范围，在肿瘤分期中亦有其独特优势。对于本例患者，PET/CT明确了肿瘤浸润范围，且发现已有淋巴结转移。

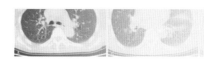

第26节 胸腺鳞癌

患者男性，50岁。

【**简要病史**】间断性咳嗽半年，气促2个月。

【**实验室检查**】CA125 61.33U/ml ↑，CEA 5.48ng/ml ↑。

【**PET/CT图像分析**】前中纵隔软组织肿块，包绕纵隔大血管，边界不清，局部见结节样高密度影，肿块放射性不均匀增高，SUVmax约5.3（图2-26-1）。

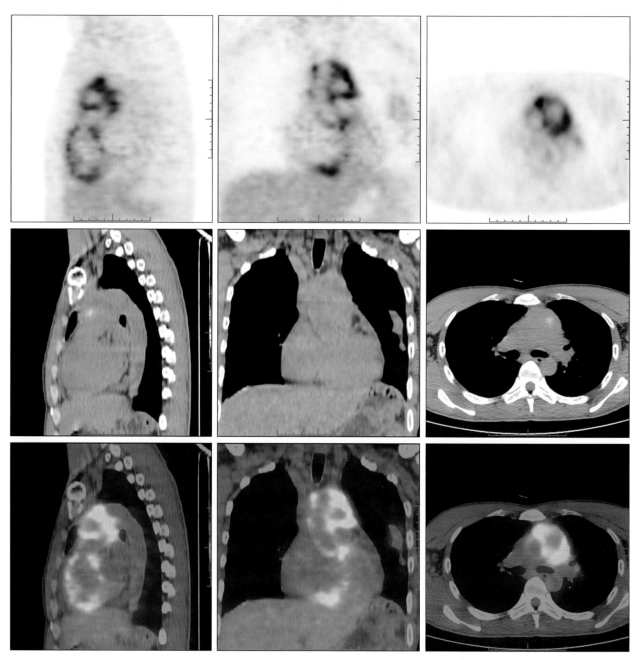

图2-26-1　**胸腺鳞癌**

^{18}F-FDG PET/CT矢状位、冠状位、横断位示前中纵隔软组织肿块，包绕纵隔大血管，局部见结节样高密度影，代谢异常增高，SUVmax为5.3

【手术所见】行复杂纵隔肿瘤切除术，术中见胸腔内可见广泛粘连，纵隔可见肿大肿物，质硬。

【组织病理学】（左侧纵隔肿瘤）胸腺鳞状细胞癌。免疫组化结果：CK（+），CK7（散在少量+），CK20（偶见+），CK5/6（+），CK19（+），TTF-1（-），CD5（+），CD57（-），CD117（+），CD56（-），Syn（-），P40（+）。特殊染色结果：抗酸染色（-），PAS（-）。

点评

> 胸腺鳞癌是一种罕见的来源于上皮细胞的纵隔恶性肿瘤，好发于中老年人，男性略多于女性。临床症状无特异性，主要表现为胸痛、咳嗽、乏力、体重下降等，与瘤极为相似，部分患者可无任何症状。因其发病隐匿、发展迅速，部分患者就诊时肿瘤已有胸腺周围组织受侵犯或已出现远处转移。原发性胸腺癌罕见，需要与累及纵隔淋巴结的转移性癌相鉴别。因此，临床评估应包括寻找原发性肿瘤，尤其是肺癌。在身体其他部位未发现原发病变是原发性胸腺肿瘤诊断的支持性证据。^{18}F-FDG PET/CT 可一次性获得全身影像，在寻找肿瘤原发病灶方面具有独特的优势。胸腺癌在 PET/CT 上更易表现为葡萄糖代谢分布不均，这可能与肿瘤组织的细胞密度、增殖分化能力、血管再生及坏死有关。本例患者 PET/CT 即表现为 FDG 摄取不均匀增高。FDG 摄取水平也是一个独立的预后因素，肿瘤细胞对 FDG 的摄取水平越高，可能预示患者预后越差。

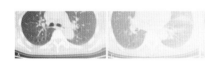

第27节 心脏血管瘤

患者女性，68岁。

【简要病史】胸闷不适1周。

【其他影像检查】心脏超声：心包腔内中低回声不均质团块（心包肿瘤？）。心脏造影：心包腔内中低回声不均质团块，造影剂低增强，提示乏血供；大量心包积液。胸部增强CT：心包大量积液，心脏增大，双侧胸腔积液。

【PET/CT图像分析】肺动脉干左旁见不均匀密度肿块影，大小约3.9cm×3.7cm，边界尚清晰规整，肿块大部密度略高，放射性分布与邻近组织相仿，SUVmax约2.0，延迟显像SUVmax约2.4，肿块外侧份椭圆形液化坏死区，呈放射性缺损区（图2-27-1）。

【手术所见】行心脏肿瘤切除术，术中见心包内纤维条索增生，稍粘连，左心耳处见一直径约4.5cm表面暗紫色肿瘤。

【组织病理学】（心脏肿瘤）血管瘤，部分区血管内皮细胞明显增生，形成实性区，交通血管及乳头状结构显示不明显。免疫组化：CD31（+），CD34（+），CK广（+），D2-40（少量+），F8（部分+），FL1-1（+），Erg（+），Ki-67（密集区10%阳性）。

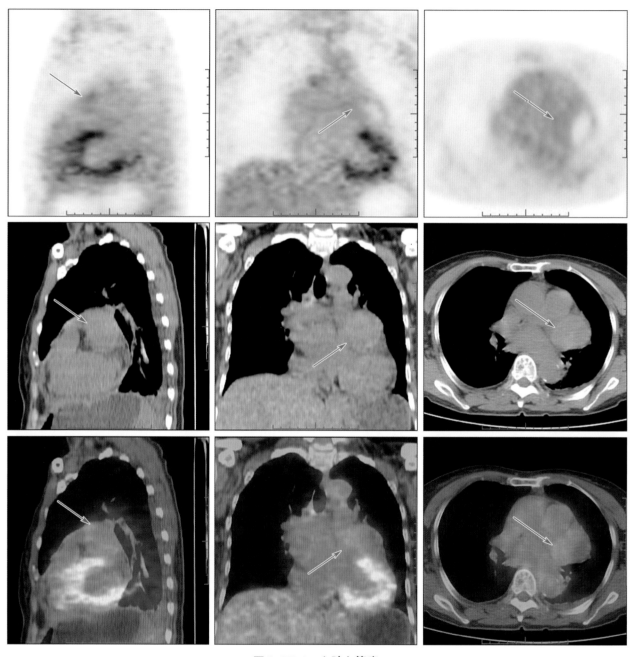

图 2-27-1 **心脏血管瘤**

^{18}F-FDG PET/CT 矢状位、冠状位、横断位示肺动脉干左旁见不均匀密度肿块影，边界尚清晰规整，肿块大部密度略高，代谢与邻近组织相仿，SUVmax 为 2.4，肿块外侧份椭圆形液化坏死区，呈代谢缺损区

点评

　　原发性心脏肿瘤罕见，而心脏血管瘤占全部心脏肿瘤的5%~10%。心脏血管瘤发生于任何年龄，文献报道就诊年龄常在40岁左右，男性患者约为65%。心脏血管瘤可发生于心壁和心包等心脏任何部位，本例患者肿瘤位于左心耳。心脏血管瘤临床表现是由多种因素决定，包括肿瘤的部位、大小、生长速度、有无栓塞和浸润程度。部分患者无明显症状，可经体检偶然发现，部分患者可表现为呼吸困难、胸痛、右心衰竭、心律失常、心包炎或心包积液（可能是出血性）、晕厥和猝死等。本例患者因肿瘤体积较大，出现胸闷不适就诊而发现肿瘤。心脏血管瘤可表现为心脏外形改变及纵隔内异常肿块，血管瘤较小时心脏房室腔无明显异常改变，并因病灶与心肌壁及房室腔内血液同等密度而不易发现。心脏血管瘤也可呈稍低或稍高密度改变，可发现低密度囊变区或小点片状高密度钙化。血管瘤为良性病变，PET/CT基本表现为低代谢或等代谢。本例患者肿块为稍高密度，与邻近心肌FDG摄取相仿。总体来说，PET/CT对于心脏血管瘤诊断效能不高，主要价值为鉴别肿瘤良恶性提供依据。

（陈　香　韩　磊）

第2章

消化系统

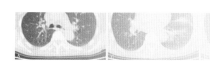 **第1节 食管及胃肿瘤**

一、食管癌疗效评估

患者男性，85岁。

【**简要病史**】胃镜确诊食管癌2个月余，放疗27次后。

【**胃镜检查**】食管距门齿20~30cm可见食管后壁不规则隆起，环周生长，表面污秽，质僵，触之易出血。

【**其他影像学检查**】胸部CT增强：T5~T7椎体水平食管壁不规则增厚、管腔狭窄，增强后轻度强化，食管中段食管癌可能。

【**PET/CT图像分析**】

治疗前PET/CT显像：食管中段肿块，大小约4.6cm×3.2cm×6.1cm，边界模糊，局部管腔狭窄，放射性增高，SUVmax为19.8；右肺门、纵隔气管旁、食管上段旁多发淋巴结，最大者约0.8×0.5cm，放射性增高，SUVmax为4.2（图3-1-1）。

治疗后PET/CT显像：食管中段不规则增厚，边界模糊，局部管腔狭窄，大小约3.5cm×2.5cm×6.1cm，放射性不均匀增高，SUVmax为6.1。双肺门、纵隔气管旁、主肺动脉窗、食管旁见多发淋巴结，较大者约0.8cm×0.5cm，放射性轻度增高，SUVmax为3.4（图3-1-2）。

【**组织病理学**】胃镜病理：食管鳞癌。

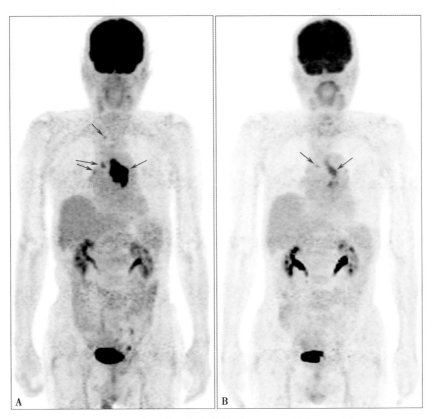

图 3-1-1　食管癌患者治疗前后 PET/CT 显像 MIP 图

A. 治疗前 ^{18}F-FDG PET 显像 MIP 图：食管中段 ^{18}F-FDG 代谢异常增高区（红色箭头），SUVmax 为 19.8；右肺门、纵隔气管旁、食管上段旁多发淋巴结（蓝色箭头），^{18}F-FDG 代谢增高，SUVmax 为 4.2。B. 治疗后 ^{18}F-FDG PET 显像 MIP 图：食管中段 ^{18}F-FDG 代谢异常增高区（红色箭头），SUVmax 为 6.1，较治疗前明显下降；纵隔气管旁淋巴结（蓝色箭头），^{18}F-FDG 代谢增高，SUVmax 为 3.4，较治疗前下降；食管上段旁、右肺门淋巴结 ^{18}F-FDG 代谢恢复正常

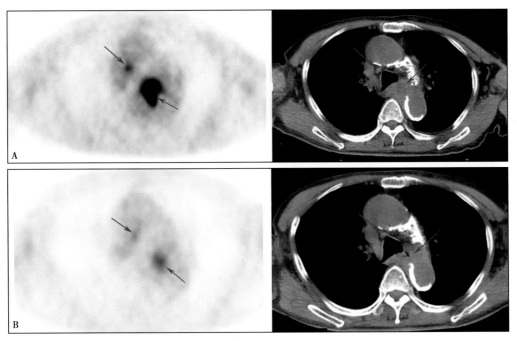

图 3-1-2　食管癌患者治疗前后 PET/CT 显像断层图

A. 治疗前显像：食管中段肿块（红色箭头），大小约 4.6cm×3.2cm×6.1cm，^{18}F-FDG 代谢增高，SUVmax 为 19.8；纵隔小淋巴结长径约 0.8cm，^{18}F-FDG 代谢增高（蓝色箭头），SUVmax 为 4.2。B. 治疗后显像：食管中段肿块（红色箭头），大小约 3.5cm×2.5cm×6.1cm，^{18}F-FDG 代谢增高，SUVmax 为 6.1，较治疗前明显降低；纵隔小淋巴结 ^{18}F-FDG 代谢增高，SUVmax 为 3.4，较治疗前降低

> **点评**
>
> 　　食管癌在 ^{18}F-FDG 显像时都表现为代谢明显增高，本例患者在治疗前分期时胸部增强 CT 没有提示食管旁、右肺门及纵隔淋巴结转移，而 PET/CT 准确发现，体现了代谢显像在淋巴结转移灶诊断方面的优势。治疗 2 个月后复查 PET/CT 显像可见肿瘤及转移淋巴结代谢活性明显下降，而肿块体积变化不明显，淋巴结直径无明显变化，表明 PET/CT 显像在早期评估治疗效果方面优于传统影像学方法。

二、原发性胃鳞癌

患者女性，56 岁。

【简要病史】上腹部腹胀不适 1 个月余，偶有隐痛，恶心、呕吐。

【胃镜检查】慢性萎缩性胃炎，十二指肠球部隆起性病变。

【实验室检查】SCC 3.0ng/ml ↑，CEA、CA199、AFP、CA724 均（−）。

【其他影像学检查】上腹部 CT 增强：胃窦及十二指肠球部 MT，直接浸润左肝外侧段及肝十二指肠韧带，邻近及右心膈角淋巴结显示增大伴肝内胆管扩张，胃胰腺脂肪间隙不清，右肝及左肾囊肿可能，肝硬化。

【PET/CT 图像分析】肝脏左叶萎缩变小，可见不均匀稍低密度肿块影，边界模糊，大小约 5.5cm×4.2cm×4.6cm，放射性增高，SUVmax 约 16.1，肿块内下侧浸润至肝门部。胃腔充盈可，胃窦部、十二指肠球壁上方与肝左叶肿块粘连，分界不清，胃壁及肠壁稍增厚，放射性增高；肝门部、肝胃韧带、腹主动脉及下腔静脉旁多发淋巴结影，较大约 1.3cm×1.1cm，放射性分布增高，SUVmax 约 4.8（图 3-1-3）。

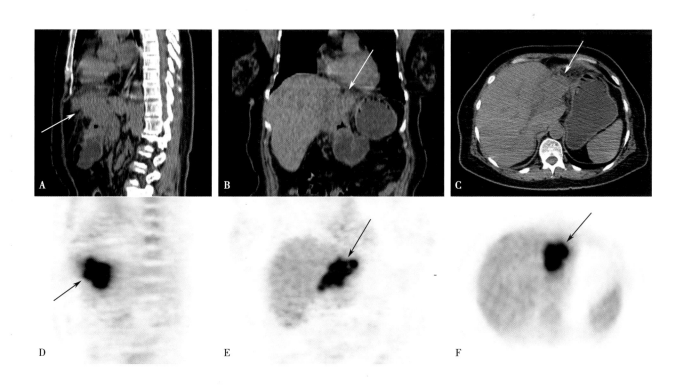

第
3
章

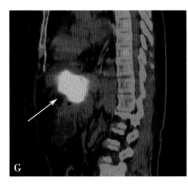
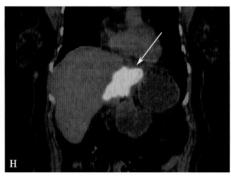
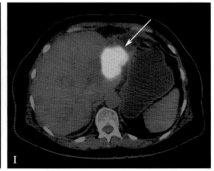

图 3-1-3　原发性胃鳞癌 PET/CT 显像图

A~C. 腹部 CT 平扫（矢状面、冠状面、横断面）示肝脏左叶萎缩变小，可见不均匀稍低密度肿块影，边界模糊，大小约 5.5cm×4.2cm×4.6cm（白色箭头）；D~F. FDG 代谢显像示肿块放射性分布增高，SUVmax 约 16.1（黑色箭头）；G~I. 病灶融合图（白色箭头）

【手术所见】肿瘤病灶位于肝十二指肠韧带左侧，肝脏面与胃小弯侧之间，边界不清，向四周呈浸润性生长。与胃窦部、肝十二指肠韧带、左肝下缘、膈肌融合浸润固定，呈致密块状。胃大弯侧和胃后壁较游离，与局部胰腺无明显病变表现。左肝有萎缩。上腹腔有广泛粘连。有少量腹水。

【组织病理学】（胃）角化性鳞状细胞癌，另送大网膜未查见癌转移。

点评

　　原发性胃鳞癌和腺鳞癌发病率低，在临床上很少见，少于胃癌病例总数的 5%。胃原发性鳞癌的诊断参照 Boswell 标准：①角化细胞团伴癌珠形成；②癌细胞排列成镶嵌状，细胞边界清楚，单个细胞角化或早期癌珠形成；③细胞间桥；④组织化学染色检查提示有角化蛋白存在。诊断胃原发性鳞癌还要排除食管或贲门癌转移。本病例肿块位置不典型，分辨困难，造成了上腹部增强 CT 及 PET/CT 均未能准确诊断。

三、胃癌诊断和分期

患者女性，64 岁。

【简要病史】上腹痛 1 个月余，门诊超声检查提示"肝内实性低回声结节"。

【实验室检查】血清淀粉酶 135U/L ↑，CEA 906.28ng/ml ↑。

【其他影像学检查】胸部增强：上纵隔多发淋巴结肿大；右肺下叶背段实性小结节，双肺散在胸膜下间质增厚；双侧少量胸腔积液。

【PET/CT 图像分析】左肺门、纵隔内血管前、气管周围、主动脉弓旁多发淋巴结肿大，最大约 2.1cm×1.9cm，放射性增高，SUVmax 为 4.7；肝右叶前上段见直径约 1.8cm 稍低密度结节，边界模糊，放射性增高，SUVmax 为 7.2；胰腺普遍稍肿胀，胰体部为著，边缘稍模糊，放射性不均匀轻度增高，SUVmax 为 3.5。贲门及邻近胃体中上段小弯侧壁增厚，黏膜面局部稍凹陷，浆膜面尚清晰，肿块大小约 4.5cm×2.1cm×3.8cm，放射性增高，SUVmax 为 7.5；肝胃韧带、肠系膜、胰周、门腔间隙、左肾上腺区、腹主动脉及下腔静脉旁、双侧髂总及髂外血管旁多发淋巴结，结构模糊，部分肿大融合，最大直径约 1.6cm，放射性不均匀增高，SUVmax 为 5.2（图 3-1-4~ 图 3-1-6）。

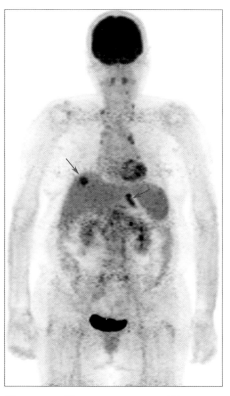

图 3-1-4　¹⁸F-FDG PET/CT 显像 MIP 图

红色箭头为胃贲门原发病灶，蓝色箭头为肝转移瘤

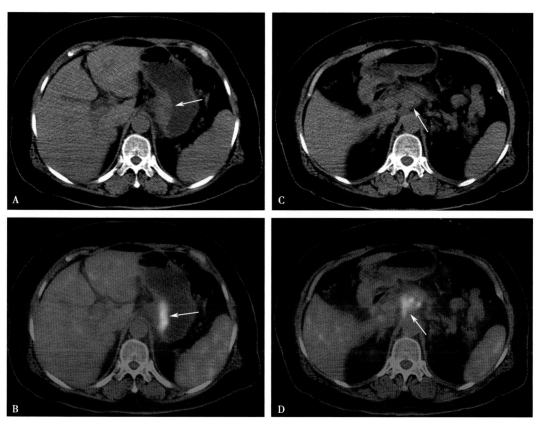

图 3-1-5　胃原发灶及腹腔淋巴结转移灶 PET/CT 显像图

A. CT 平扫示贲门及邻近胃体中上段小弯侧壁增厚，黏膜面局部稍凹陷，浆膜面尚清晰，肿块大小约
4.5cm×2.1cm×3.8cm；B. 图 A 融合图示肿块 ¹⁸F-FDG 代谢增高，SUVmax 为 7.5；C.腹主动脉及下腔静脉
旁多发淋巴结，结构模糊；D.图 C 融合图示淋巴结 ¹⁸F-FDG 代谢增高

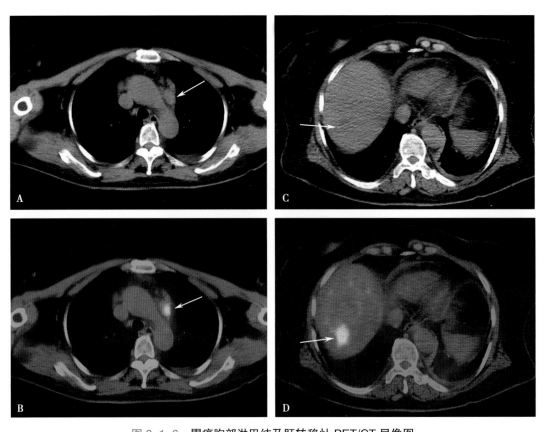

图 3-1-6 胃癌胸部淋巴结及肝转移灶 PET/CT 显像图

A. CT 平扫示主动脉弓左旁淋巴结肿大；B. 图 A 融合图示淋巴结 ^{18}F-FDG 代谢增高；C. CT 平扫示肝右叶前上段稍低密度结节，直径约 1.8cm；D. 图 C 融合图示肝右叶结节 ^{18}F-FDG 代谢增高

【胃肠镜检查所见】贲门部见巨大肿物，表面有坏死、出血、糜烂，边界不清，质脆，触之易出血，考虑贲门 MT（图 3-1-7）。

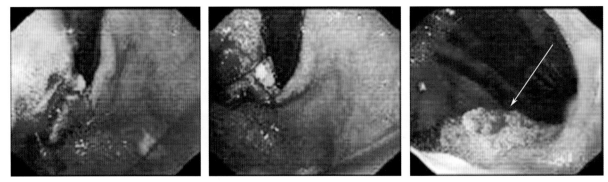

图 3-1-7 胃镜示贲门部巨大肿物，表面有坏死、出血、糜烂，考虑贲门 MT

【组织病理学】贲门癌。

点评

该患者门诊检查提示胰腺炎、肝炎性假瘤可能入院，查肿瘤标志物 CEA 明显升高，行 PET/CT 筛查提示贲门癌伴多发转移，后再行胃镜检查明确诊断。提示肿瘤标志物显著升高的患者，PET/CT 检查能及时筛查出患者有无恶性肿瘤和转移病灶，诊断和分期一站式完成，患者受益明显。

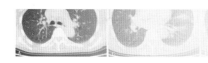

第2节　小肠疾病

一、十二指肠乳头腺癌

患者女性，52岁。

【简要病史】右上腹痛1周。外院B超提示：肝内外胆管扩张，胆囊肿大，胰腺主胰管扩张。

【实验室检查】CEA 25.13ng/ml ↑，AFP、CA724、CA199 均（−）。

【其他影像学检查】上腹部MRI增强：胆总管下端结石，肝内、外胆管扩张；胆囊炎，胆囊结石；肝脏囊肿；空肠近端占位可能。

【PET/CT图像分析】十二指肠乳头内下侧结节影，边界模糊，直径约1.3cm，放射性增高，SUVmax约4.7。肝内外胆管扩张。肠系膜根部肿大淋巴结，大小约2.9cm×1.9cm，边缘稍模糊，与十二指肠升部浆膜面相连，分界模糊，淋巴结密度不均匀，放射性增高，SUVmax约9.3（图3-2-1）。

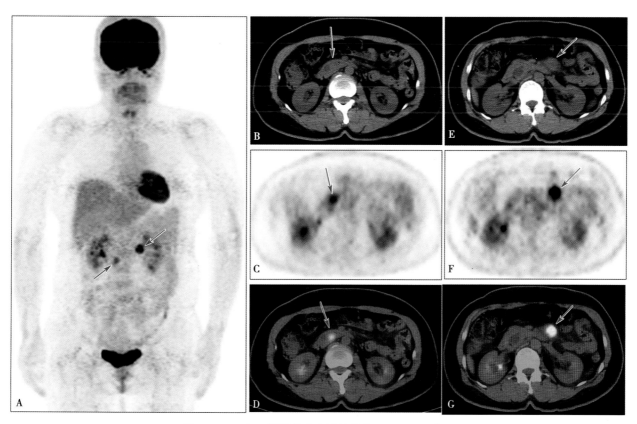

图 3-2-1　十二指肠乳头癌及转移灶 PET/CT 显像图

A. ^{18}F-FDG PET MIP图：蓝色箭头示十二指肠壶腹部^{18}F-FDG代谢增高区；红色箭头示肠系膜肿大淋巴结^{18}F-FDG代谢增高区。B.腹部CT示十二指肠乳头内下侧结节影（红色箭头），直径约1.3cm。C.结节^{18}F-FDG代谢增高（红色箭头），SUVmax约4.7。D.图B与图C融合图。E.腹部CT示肠系膜根部肿大淋巴结（红色箭头），大小约2.9cm×1.9cm，与十二指肠升部浆膜面相连；F.肿大淋巴结^{18}F-FDG代谢增高（红色箭头），SUVmax约9.3。G.图E与图F融合图

【手术所见】十二指肠乳头处肿块，直径2cm左右，肿块质硬，未穿透浆膜，未侵犯其他器官组织。胰头周围、胰头后、胰腺钩突、肝动脉旁等部位可及数枚肿大淋巴结，质硬。见胆总管、胰管明显扩张，胆总管直径为1.6cm，胰管直径为1cm。腹腔内少量腹水。

【组织病理学】十二指肠乳头腺癌（中分化），肿瘤大小 2.2cm×2cm×1.5cm，浸润十二指肠壁全层；十二指肠周围淋巴结有癌转移（1/8）；胃小弯侧淋巴结未见癌转移（0/2），幽门上淋巴结未见癌转移（0/5），幽门下淋巴结未见癌转移（0/4），胃大弯侧淋巴结未见癌转移（0/6），胰腺周围淋巴结未见癌转移（0/3）；免疫组化结果：CK7（+），CK20（灶+），CEA（+），Ki-67（约70%+），CDX-2（+），MUC1（+），MUC2（-），CA19-9（+），Vim（-），P53（+），CgA（-），S-100（-）。

点评

　　十二指肠乳头癌是十二指肠壶腹癌的一种，是临床较为少见的消化道恶性肿瘤，发病率不到消化道肿瘤的1%。壶腹癌的临床表现以胆道梗阻相关症状为主，本例患者有明显的胆道梗阻征象。B超、CT及MRI是壶腹癌的影像学诊断常用方法，可以评估肿瘤局部侵犯和淋巴结转移，但不能准确评估肿瘤的远处转移，本例患者MRI检查对于原发灶及转移灶均未能准确评估，而 18F-FDG PET/CT检查准确诊断了原发灶和转移淋巴结，与手术病理结果一致，体现了较高的诊断和分期价值。既往研究显示，18F-FDG PET-CT在小肠肿瘤诊断灵敏度为94.12%，特异度为90.91%，能够对肠系膜、肠周脂肪组织、后腹膜及全身远处转移灶准确显示。小肠印戒细胞癌和黏液腺癌的 18F-FDG PET/CT显像可出现假阴性，需要结合临床其他检查综合判断。

二、小肠恶性间质瘤

患者男性，64岁。

【简要病史】患者6个月前无明显诱因下出现腹胀、食欲缺乏、乏力、便秘等症状。

【实验室检查】Hb 118g/L↓。粪隐血试验弱阳性。肿瘤标志物均正常。

【其他影像学检查】腹盆部CT示：左下腹占位，考虑肿瘤，来源于十二指肠空肠曲恶性肿瘤较腹膜后恶性肿瘤并侵犯十二指肠空肠曲可能大，病变周围淋巴结转移，左腹膜后区淋巴结转移。

【PET/CT图像分析】十二指肠空肠移行部外下侧肿块，约9.0cm×7.5cm×8.2cm，密度不均匀，内见多发液化坏死区及含气空洞影，放射性不均匀增高，SUVmax约6.3；肿块部分边界稍模糊，内上缘与十二指肠空肠壁相连并挤压肠腔，肿块部分坏死区位于边缘，似与十二指肠腔相通，十二指肠近端管腔扩张积液（图3-2-2）。

【手术所见】十二指肠水平段、升段腔外生长混合性肿瘤 10cm×9cm×5cm，小肠系膜深部，与后腹腔组织（腹主动脉、肠系膜血管）、胰腺下缘、小肠系膜根部致密粘连几无间隙，丰富血管附着。腔内生长处3cm范围隆起肿瘤，中央凹陷糜烂，陈旧出血灶。近段十二指肠肠管扩张。切除肿瘤组织包膜完整，近段肠管切缘5.5cm，远段肠管切缘11cm。

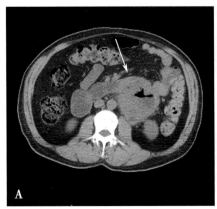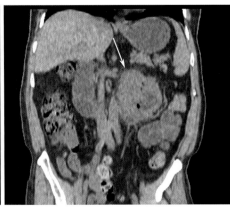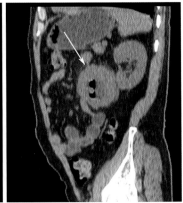

A

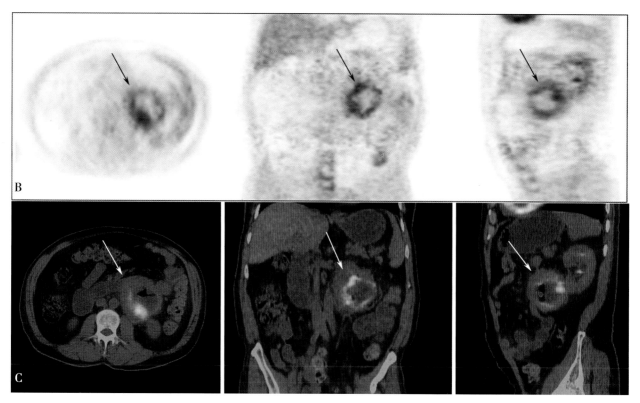

图 3-2-2 小肠间质瘤 PET/CT 显像图

A. 腹部 CT 平扫：十二指肠空肠移行部外下侧肿块，约 9.0cm×7.5cm×8.2cm，密度不均匀，内见多发液化坏死区及含气空洞影（白色箭头）；B. ¹⁸F-FDG 代谢显像示肿块放射性分布不均匀增高，SUVmax 为 6.3（黑色箭头）；C. 图 A 与图 B 融合图

【组织病理学】 小肠间质瘤，肿瘤大小为 9cm×7cm×6.5cm，核分裂象 <5 个。考虑为低度进展风险，肿瘤累及黏膜肌、黏膜下层、肌层全层，伴有溃疡、坏死，淋巴结 7 枚反应性增生；免疫组化结果：Vim（+），CD34（+），CD117（+），Dog1（+），S-100（-），Des（-），SMA（+-）。

 点评

胃肠道间质瘤（gastrointestinal stromal tumors，GISTs）是一类起源于胃肠道间叶组织的肿瘤，占消化道间叶肿瘤的大部分，好发于胃和小肠，直肠较少。国外研究报道显示，恶性间质瘤摄 ¹⁸F-FDG 代谢增高，而良性病灶无此特点。PET 可以早期发现病灶代谢异常，并有助于对治疗效果进行评价。本例患者瘤体较大，肿块部分边界稍模糊，¹⁸F-FDG 摄取明显增高，符合恶性特点。

三、肠克罗恩病

患者男性，59 岁。

【简要病史】 12 年前无明显诱因出现腹泻，为稀便，偶有恶心、呕吐，呕吐物为胃内容物，呕吐次数少。病程中腹泻次数渐频繁，偶有发热，体温 38~39℃，夜间为主，不伴盗汗，无畏寒等。近半个月来下腹持续性绞痛，伴右腰部放射痛及低热，体温 38~38.5℃。

【实验室检查】 白细胞 11.5×10⁹/L ↑，血红蛋白 125g/L ↓，白蛋白 31.7g/L ↓，隐血试验阴性，C 反应蛋白 170.3mg/L ↑，血沉 55mm/h ↑。

【其他影像学检查】 腹部增强 CT：升结肠及部分回肠肠壁稍增厚、强化，小肠系膜内多发肿大淋巴结（图 3-2-3）。

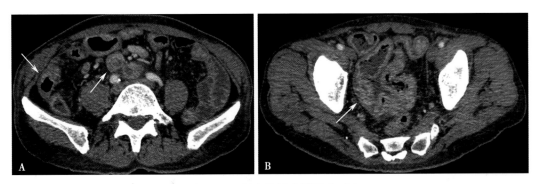

图 3-2-3 肠克罗恩病增强 CT 图

A. 升结肠肠壁增厚、强化，肠系膜淋巴结肿大（白色箭头）；B. 回肠肠壁增厚、强化（白色箭头）

【PET/CT 图像分析】中下腹区多发回肠肠管扩张积液及多发小气液平面，部分肠壁模糊增厚，以末段回肠为著，呈多发节段性或条状放射性增高，SUVmax 约 13.5。肠系膜稍水肿增厚，右中下腹区肠系膜多发增大淋巴结影，最大者约 1.7cm×2.8cm，部分淋巴结放射性分布增高，SUVmax 约 8.0，最大一枚淋巴结可见中央液化坏死（图 3-2-4）。

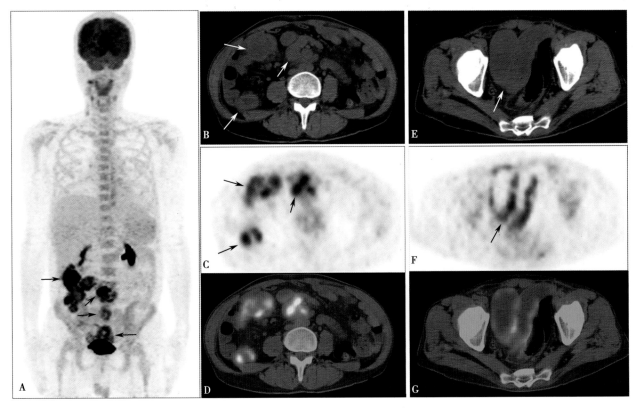

图 3-2-4 肠克罗恩病 PET/CT 显像图

MIP 图（A）示中下腹区肠管呈多发节段性或条状放射性增高（长黑箭头）；右中下腹区肠系膜多发增大淋巴结放射性增高（短黑箭头），腹部 CT 平扫示中下腹区多发回肠肠管扩张积液及多发小气液平面，部分肠壁模糊增厚，以末段回肠为著（B、E，长白箭头），呈多发节段性或条状放射性增高，SUVmax 约 13.5（C、F，长黑箭头）；肠系膜稍水肿增厚，右中下腹区肠系膜多发增大淋巴结影，最大者约 3.7cm×2.8cm（B，短白箭头），部分淋巴结放射性分布增高，SUVmax 约 8.0（C，短黑箭头）

【肠镜所见】插镜至回肠末段见节段多发深溃疡，表面覆盖白苔，黏膜充血水肿。部分肠腔狭窄。回盲瓣充血水肿伴狭窄。盲肠，升、横、降及乙状结肠，直肠黏膜未见异常（图 3-2-5）。

第
3
章

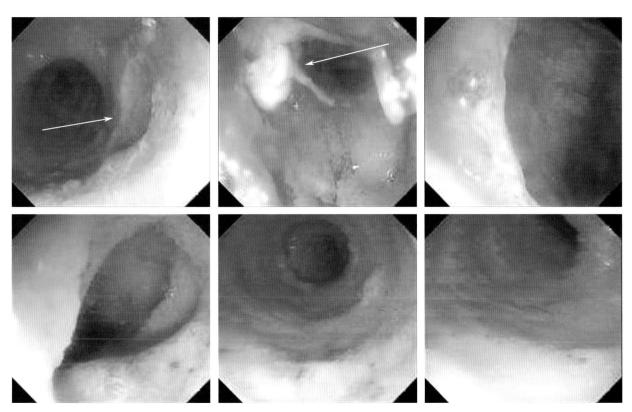

图 3-2-5　肠镜见节段多发深溃疡，表面覆盖白苔，黏膜充血水肿，部分肠腔狭窄（白色箭头），考虑克罗恩病

【组织病理学】小肠克罗恩病，多发性溃疡并多病灶穿孔，见肉芽组织及纤维组织增生。

点评

　　克罗恩病是一种原因不明的肠道炎症性疾病，在胃肠道的任何部位均可发生，好发于末端回肠和右半结肠。本病和慢性非特异性溃疡性结肠炎两者统称为炎症性肠病（IBD）。克罗恩病诊断常用影像学方法为增强 CT 和增强 MRI，近年来 ^{18}F-FDG PET 在克罗恩病诊断中的应用报道也越来越多，^{18}F-FDG PET/CT 诊断克罗恩病的灵敏度和特异性分别为 88% 和 70%。Groshar 等报道，在疑似活动性克罗恩病患者中运用 ^{18}F-FDG PET/CT 肠道重建技术，发现病变肠段的 SUVmax 显著高于正常肠段，且 SUVmax 与增强 CT 中发现的肠壁增厚和增强存在很好的相关性。Louis 等对 22 例克罗恩病患者的 95 处病变进行了比较分析，^{18}F-FDG PET/CT 能够检出 48 处内镜下病变的 35 处（敏感度为 72.9%），且对深溃疡的敏感度达到 100%（14/14），同时 PET/CT 总评分与克罗恩病内镜严重程度指数（r=0.51，95% CI 0.09~0.77；P=0.017）、克罗恩病疾病活动指数（r=0.58，95% CI 0.17~0.80；P=0.005）和 C 反应蛋白（r=0.56，95% CI 0.19~0.81；P=0.007）显著相关。本例 PET/CT 发现末段回肠肠壁增厚、模糊，多发节段性或条状放射性增高，与前述报道的病变特点一致。本病还需同肠结核进行鉴别。

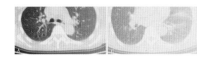

第3节 结直肠疾病

一、结肠病变鉴别诊断

患者男性，76岁。

【简要病史】患者无明显诱因下出现大便次数增多2周，每日3~4次，伴有乏力。

【其他影像学检查】腹部增强CT示：乙状结肠近段肠壁增厚，厚约8mm，浆膜面尚清晰，请结合肠镜。

【PET/CT图像分析】乙状结肠中段局部肠壁偏心增厚，约2.2cm×2.1cm×3.6cm，放射性增高，SUVmax约11.9，考虑乙状结肠癌；横结肠近脾曲处见局灶性放射性增高区，早期相SUVmax约9.4，延迟相上升至15.9，局部粪气影干扰，未见明显肿块征象，考虑肠道腺瘤或生理性摄取可能大（图3-3-1，图3-3-2）。

【手术所见】乙状结肠肿瘤位于乙状结肠中上段，直径3cm左右，占据肠腔1/2周，肿瘤外观穿透浆膜层。直肠、乙状结肠系膜内见数个肿大的淋巴结。术中探查肝脏和盆腔未及明显肿瘤转移灶。

【组织病理学】（乙状结肠）管状绒毛状腺瘤伴高级别上皮内瘤变/原位癌，肿块大小为3.5cm×2.2cm×2cm。标本两切缘及另送上、下切缘未见肿瘤累及。肠周淋巴结（0/12）、系膜根部淋巴结（0/2）未见肿瘤累及。

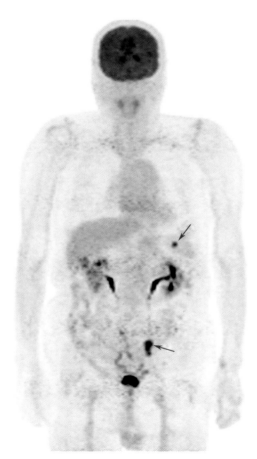

图3-3-1 乙状结肠肿瘤PET/CT显像MIP图

横结肠脾曲（蓝色箭头）、乙状结肠上段（红色箭头）见类圆形 ^{18}F-FDG 高代谢灶

第
3
章

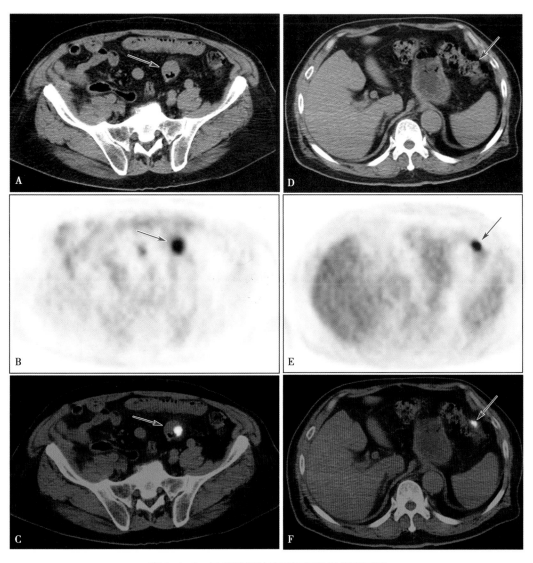

图 3-3-2　乙状结肠肿瘤 PET/CT 显像断层图

A. 腹部 CT 平扫可见乙状结肠上段肠壁偏心性增厚（红色箭头），大小约 2.2cm×2.1cm×3.6cm；B. PET/CT 显像增厚的肠壁 ^{18}F-FDG 代谢增高（红色箭头），SUVmax 约 11.9；C. 图 A 与图 B 病灶融合图；D. 腹部 CT 平扫横结肠脾曲肠壁未见明显增厚（蓝色箭头）；E. PET/CT 显像横结肠脾曲局部 ^{18}F-FDG 代谢增高，SUVmax 约 9.4；F. 图 D 与图 E 病灶融合图

点评

　　本病例 ^{18}F-FDG PET/CT 显像发现结肠两处局灶性 ^{18}F-FDG 高代谢灶，乙状结肠中段病灶 CT 平扫可见肠壁明显增厚，考虑乙状结肠癌，周围未见明显转移灶，与手术病理一致。而横结肠脾曲病灶肠壁未见明显增厚或肿块形成，虽然延迟显像 SUVmax 进一步升高，但恶性病变证据不足，考虑肠道腺瘤或生理性摄取。从该病例可见肠道病变在 ^{18}F-FDG PET/CT 显像中存在较多干扰因素，目前已有显像前肠道清洁、口服甘露醇等方法来提升肠道病变的显示度。

二、结肠双原发癌

患者男性，80 岁。

【简要病史】患者 2 年前无明显诱因下出现排便困难，约 5 天解一次，大便干结呈板栗样，症状渐加重，服用泻药后效果不明显，半年前开始解黑便，2 周前便血一次，为鲜血，量较少，病程中腹胀明显。

【肠镜检查】距肛门约 20cm 见不规则肿块向腔内生长，表面糜烂，质脆，触之易出血，肠腔狭窄。

【PET/CT 图像分析】升结肠中段后壁不规则增厚，累及长度约 4.5cm，放射性增高，SUVmax 为 20.7；乙状结肠下段局部肠壁增厚，累及长度约 6.1cm，放射性增高，SUVmax 为 30.1（图 3-3-3）。

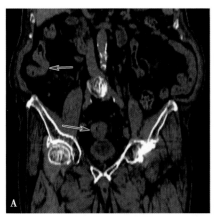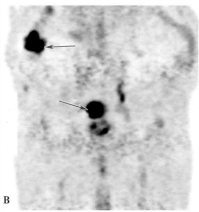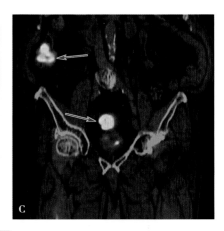

图 3-3-3　结肠双原发癌 PET/CT 显像图

A. CT 平扫示升结肠中段后壁、乙状结肠下段管壁不规则增厚（红色箭头）；B. 上述病变 ^{18}F-FDG 代谢增高，SUVmax 分别为 20.7、30.1；C. 图 A 与图 B 病灶融合图

【手术所见】腹腔结肠内肠管普遍扩张。升结肠肿瘤直径 3.5cm 左右，未穿透浆膜层。盲肠、升结肠轻度扩张。术中探查肝脏和盆腔未及明显肿瘤转移灶。术后检视标本：肿瘤 3.5cm×3.5cm，近切端 15cm，远切端 19cm，切除系膜长度 8cm。距离腹膜反折 6cm 的乙状结肠中段占位，直径 5cm 左右，累及浆膜。直肠、乙状结肠系膜内见肿大的淋巴结，未见明显肿瘤结节。腹腔内无腹水。术后检视标本：肿块大小 5cm×4cm，标本上切缘距离病灶 10cm，下切缘距离病灶 5cm，切除直肠系膜 10cm。

【组织病理学】

1. **升结肠** 隆起型高分化腺癌，伴黏液形成，肿块大小约 5.5cm×5cm×0.7cm，浸润全层；结肠周围检出淋巴结 12 枚，2 枚查见癌转移（2/12）；回肠周围检出淋巴结 1 枚，未见癌转移（0/1）；结肠切缘及回肠切缘、阑尾均未见癌累及。

2. **乙状结肠** 隆起型高分化腺癌，伴黏液形成，肿块大小约 4.5cm×4.5cm×1cm，浸润全层至外膜脂肪；肠管周围检出淋巴结 15 枚，未见癌转移（0/15）；标本两切缘及另送（直肠下切缘）均未见癌累及。

 点评

重复癌中以多原发胃肠道肿瘤常见，其中尤以结肠癌＋直肠癌、结肠癌＋食管癌组合类型多见。重复癌好发于胃肠道系统，可能由于肠道是与外界相通的脏器，且胃肠道较长、总面积大、致癌因子在粪便中与肠道接触时间长所致。亦有研究发现，错配修复基因突变所致复制错误引起的简单重复序列增加或丢失，使得肠道微环境不稳定，这在多原发大肠癌的发病中起重要作用，尤其是有肿瘤家族史的人群。本病例肠镜仅发现了乙状结肠肿块，但未能发现升结肠肿块，通过 PET/CT 检查，同时发现升结肠肿块，避免患者遭受二次手术，也降低了医疗费用，发挥了 PET/CT 检查全面的优势。

三、结肠癌复发监测

患者男性，62 岁。

【简要病史】 患者于 8 年前行右半结肠癌根治术，病理示：升结肠黏液腺癌，大小约 1.4cm×6.5cm×3.0cm，浸润肠壁组织，累及回盲部及阑尾，LN7/25（＋），术后化疗 6 个疗程。近 4 个月出现恶心、食欲缺乏，腹胀，大便次数减少。

【实验室检查】 CEA 29.4ng/ml↑，CA724 14.83IU/ml↑，CA19-9、CA50、CA242 均（－）。

【其他影像学检查】 下腹部 CT 平扫：结肠肝曲局部肠壁增厚，考虑 MT 累及浆膜面可能，邻近系膜及腹膜增厚并多发淋巴结肿大。

【PET/CT 图像分析】 结肠癌术后，回结肠吻合口区管壁不规则增厚，大小约 7.9cm×5.0cm×5.7cm，肠壁浆膜面局部模糊，局部肠腔狭窄，其近侧回肠扩张，肿块放射性分布增高，SUVmax 约 14.4。肿块内侧旁肠系膜多发肿大淋巴结，最大约 2.1cm×1.6cm，放射性分布增高，SUVmax 约 3.8；考虑结肠癌复发伴肠系膜淋巴结转移（图 3-3-4）。

【手术所见】 原小肠横结肠吻合口周围肿块约 6cm×4cm，质地硬，外形不规整，活动度可，与周围脏器无浸润及粘连，肠系膜多个淋巴结明显肿大、质硬；小肠明显扩张、肠壁增厚，呈慢性梗阻病理改变。

【组织病理学】 结肠黏液腺癌（溃疡浸润型），浸润全层达浆膜外，见脉管及神经侵犯。末端回肠周围（0/3）、肿块旁（9/12）、结肠周（0/6）淋巴结转移性癌或癌结节。

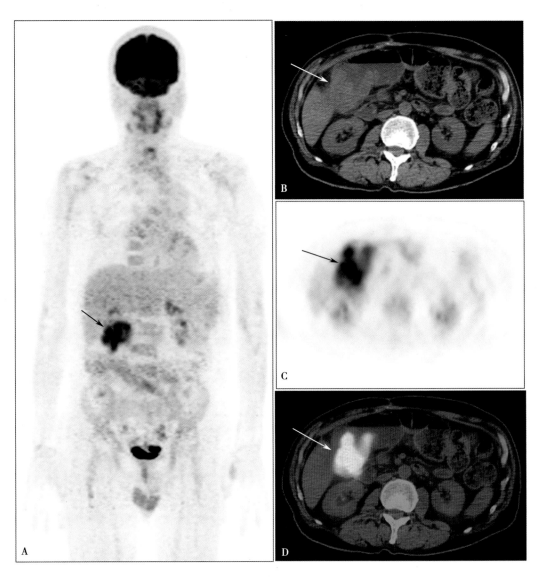

图 3-3-4 　结肠癌术后复发、转移灶 PET/CT 显像图

A.[18]F-FDG PET 全身 MIP 图：右上腹部见不规则放射性浓聚区；B. 腹部 CT 平扫示回结肠吻合口区管壁不规则增厚呈肿块样；C. 肿块 ^{18}F-FDG 代谢增高，SUVmax 约 14.4；D. 图 B 与图 C 病灶融合图

 点评

　　既往研究显示，[18]F-FDG PET/CT 诊断结肠癌术后局部复发和转移的灵敏度和准确率与传统影像学无统计学差异，但对于远处转移及隐匿性病灶的发现能力明显优于传统影像学。临床上常以血清肿瘤标志物水平作为结肠癌术后患者是否存在复发转移的指标，但 CEA、CA19-9 等对结肠癌并不具有特异性，亦不能提供关于肿瘤复发转移的解剖部位等方面的信息。因此，如果结肠癌术后患者的血清肿瘤标志物水平升高，使用 PET/CT 作为诊断复发、转移的影像学监测手段会很有意义。

四、直肠神经内分泌肿瘤

患者男性，51 岁。

【简要病史】患者无明显诱因下出现右侧腹痛 10 天，活动时剧烈，于当地医院就诊。胃镜：糜烂性胃炎。

【其他影像学检查】全腹部CT平扫+增强：肝内弥漫性结节影，转移灶？

【PET/CT图像分析】肝脏体积增大，肝实质内弥漫性低密度结节影，边界模糊，放射性不均匀增高，SUVmax为3.9；延迟显像SUVmax为5.0；胰头旁及门腔间隙各见一肿大淋巴结影，较大的约1.6cm×1.0cm，放射性增高，SUVmax为5.1，延迟显像SUVmax为4.8（图3-3-5）；直肠上段局部肠壁增厚形成结节，约1.8cm×1.7cm，放射性分别增高，SUVmax5.4（图3-3-6）。

【肠镜检查】直肠占位（3cm×2.5cm大小隆起性病变）。

【组织病理学】（直肠）神经内分泌肿瘤，G1级（核分裂象<2个/10HPF，Ki-67<2%）。免疫组化结果：CK（+），CAM5.2（+），EMA（+），CEA（-），Ki-67（<2%），CHG（+），Syn（+）。

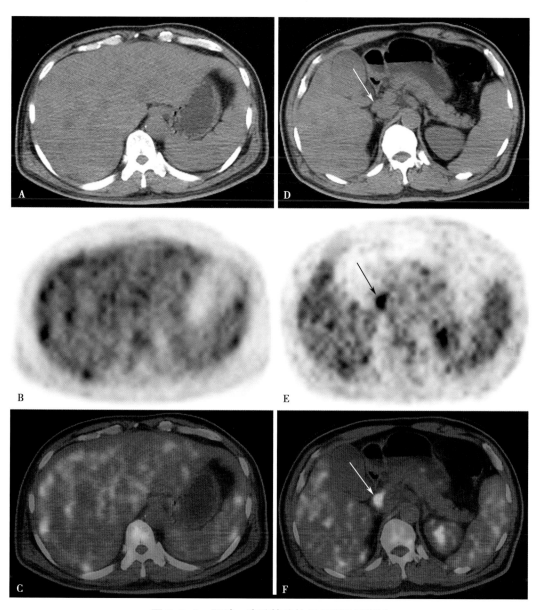

图3-3-5 肝脏、腹腔转移灶PET/CT显像图

A.腹部CT平扫示肝脏体积增大，肝实质内弥漫性低密度结节影；B.肝脏结节FDG代谢增高，SUVmax为3.9；C.图A与图B病灶融合图；D.胰头旁及门腔间隙淋巴结肿大（白色箭头）；E.淋巴结FDG代谢增高，SUVmax为5.1；F.图D与图E病灶融合图

第
3
章

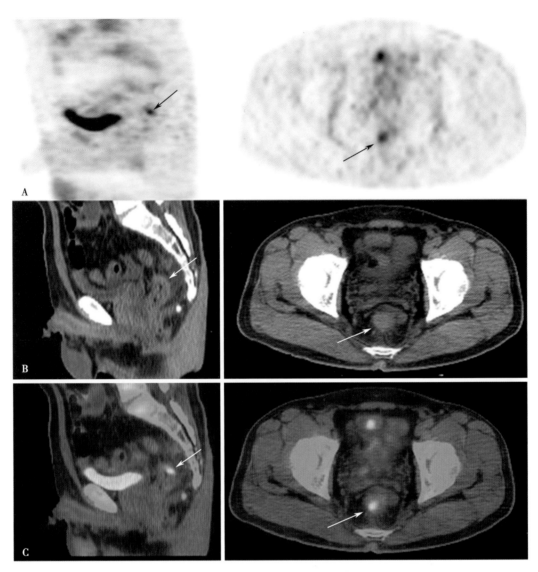

图 3-3-6 直肠结节 PET/CT 显像图

A.FDG 代谢显像见直肠上段局灶性代谢增高，SUVmax5.4（黑色箭头）；B. 盆部 CT 平扫示代谢增高部位直肠壁增厚（白色箭头）；C. 图 A 与图 B 病灶融合图

点评

　　直肠神经内分泌肿瘤（rectal neuroendocrine tumor，RNET）是起源于直肠神经内分泌细胞的一类肿瘤，在直肠所有肿瘤中占 1%~2%，常发生于 60~70 岁人群，早期症状不典型，约半数患者不会出现明显症状而仅在常规肠镜检查中偶然被发现。目前，纤维内镜和（或）超声内镜是 RNET 的主要影像学诊断手段，根据组织学和增殖活性分级为 G1、G2、G3，G1、G2 级分化良好，^{18}F-FDG PET/CT 显像通常呈低代谢或无代谢。在本例直肠病灶病理分级为 G1，在 ^{18}F-FDG PET/CT 上表现为代谢轻度增高。^{18}F-FDG PET/CT 对于 G1、G2 级的 RNET 诊断没有明显优势，但对于不表达 SSTR 或增殖指数高、低分化的 RNET，^{18}F-FDG PET/CT 显像通常呈高代谢。此外，还有 ^{11}C- 羟色氨酸、^{18}F- 氟代多巴、^{11}C- 多巴等胺前体类正电子显像药物，也可用于 RNET 及其转移瘤的探测。

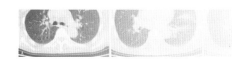

第4节 肝胆疾病

一、肝脏阿米巴脓肿

患者男性，39岁。

【简要病史】左眼突发无痛性视力下降。

【实验室检查】白细胞 10.20×10⁹/L ↑，中性粒细胞比率 85.0% ↑，C 反应蛋白 33.0mg/L ↑，血沉 48.00mm/h ↑。肿瘤标志物正常。乙肝定量：Anti-HBs（+），Anti-HBc（+）。血清碱性磷酸酶：237U/L ↑，血清 γ 谷氨酰基转移酶：284U/L ↑。

【其他影像学检查】头颅 MRI 示：颅内左侧眶尖占位可能。颅底 CT 示：左侧眶尖、视神经管内口部软组织影，局部骨质吸收破坏可能；左侧乳突气房局部软组织影。左侧视神经孔骨质破坏占位。

【PET/CT 图像分析】肝脏稍增大，左右叶弥漫性稍低密度影，边界模糊，以肝左叶外下段、左内叶及肝右叶为著，放射性不均匀增高，SUVmax 约 4.8；肝门区、门腔间隙及下腔静脉旁数枚淋巴结影，大小约 2.3cm×1.5cm，放射性分布轻度增高，SUVmax 约 2.6（图 3-4-1）。

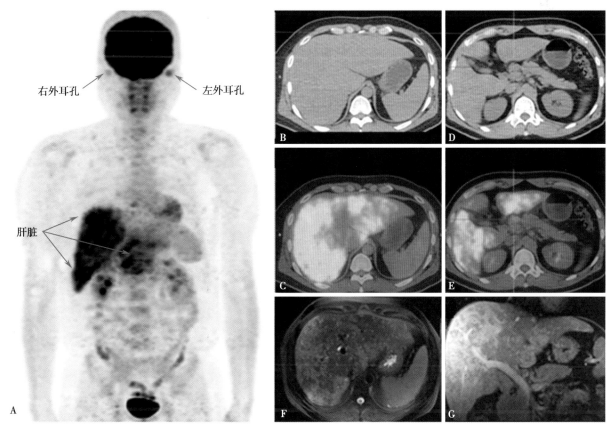

图 3-4-1 阿米巴病全身 PET/CT 显像图

A.¹⁸F-FDG PET 全身 MIP 图：双侧外耳道软组织葡萄糖代谢增高，肝脏弥漫性葡萄糖代谢增高；B、C.肝脏弥漫性稍低密度影伴放射性不均匀增高，SUVmax 约 4.8；D、E.肝门区淋巴结肿大伴放射性轻度增高，SUVmax 约 2.6；F.T₂WI：肝脏弥漫高信号；G.增强后肝脏病灶不均匀强化

【组织病理学】肝穿刺标本镜下见可疑类阿米巴滋养体，粪便、外耳道分泌物标本检出类阿米巴滋养体。

点评

　　肠道外的阿米巴病可累及多个器官，肝脏是常见的肠外累及的器官，多数患者起病隐袭，表现不典型，确诊较困难。本例 CT 提示弥漫性稍低密度影，FDG 摄取增高。穿刺和分泌物标本提示多处感染，但未取眶尖局部的病理。该患者以甲硝唑治疗后病情好转。PET 发现阿米巴感染之前有相关病例报道，但肝脏典型表现为阿米巴性肝脓肿，本例不同之处在于肝脏的弥漫受累，未形成脓肿的原因可能为脓肿的早期阶段，或者酒精、合并其他感染性疾病导致这种情况的产生。

二、肝脏上皮样血管平滑肌脂肪瘤

　　患者女性，41 岁。

　　【简要病史】因左乳肿块入院行乳腺肿块切除术，术后病理示左乳浸润性导管癌。

　　【其他影像学检查】腹部 CTA 提示右肝前下段含脂质占位，血管平滑肌脂肪瘤？主要由右肝动脉供血；左肝外上段富血供占位，主要由左肝动脉供血。

　　【PET/CT 图像分析】肝右叶前下段混杂密度肿块影，内含多发斑片状脂肪密度影，周围似见包膜，放射性摄取相对稍减低，考虑血管平滑肌脂肪瘤；肝左叶外侧段见一稍低密度肿块影，CT 值约 35HU，放射性摄取未见异常，考虑良性病变可能（图 3-4-2）。

　　【手术所见】肝右叶肿瘤位于第 5、6 段，边界欠清，呈黄白色，直径约 4cm。肿瘤邻近右肝蒂。肝左外叶可及一肿瘤，直径约 4.5cm，界清，质地偏软。肝脏与膈肌有粘连。

　　【组织病理学】（左叶肝组织）上皮样血管平滑肌脂肪瘤，（右叶肝组织）血管平滑肌脂肪瘤，局部为上皮样血管平滑肌脂肪瘤；免疫组化：HMB45（+），MelanA（+），Hepatocyte（-），CK8（-），CK18（-），CK19（-），SMA（弱+），Des（-），S-100（-），CD34（-），AFP（-），CD34（-），CD117（-），H-caldes（弱+）。

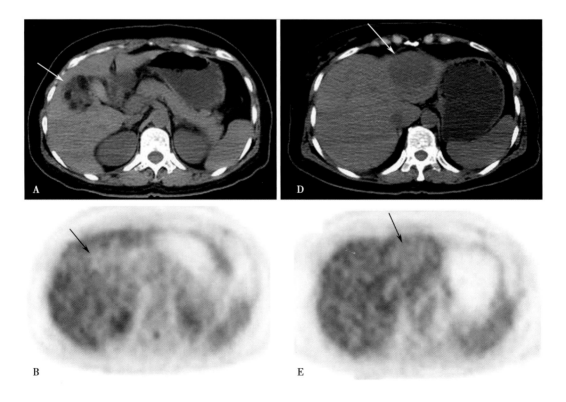

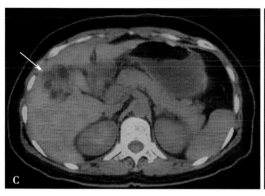
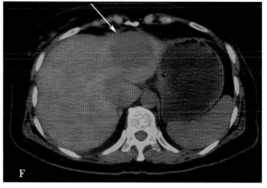

图 3-4-2　肝上皮样血管平滑肌脂肪瘤 PET/CT 显像图

A. 腹部 CT 示肝右叶前下段混杂密度肿块影，内含多发斑片状脂肪密度影，周围似见包膜；B. 肝右叶肿块葡萄糖代谢相对稍减低；C. 图 A 与图 B 病灶融合图；D. 腹部 CT 示肝左叶外侧段见稍低密度肿块影，CT 值约 35HU；E. 肝左叶肿块葡萄糖代谢未见异常；F. 图 D 与图 E 病灶融合图

 点评

　　肝脏上皮样血管平滑肌脂肪瘤（hepatic epithelioid angiomyolipoma，HEA）是一种非常罕见的间叶源性肿瘤，一般认为是血管平滑肌脂肪瘤中的一种特殊类型，主要由上皮样细胞组成，该病无特异性临床表现，误诊率极高。由于上皮样血管平滑肌脂肪瘤是一种真性肿瘤，预后尚不明确，认为具有恶性潜质，应引起重视。HEA 的影像学表现有一定特征，CT 主要表现为：①肿瘤一般小于 10cm，平扫呈低密度，边缘较光整，与正常肝组织分界清楚。②平扫呈等低或等稍高密度的 HEA，动脉期增强扫描呈中等度强化，略欠均匀，瘤内一般无畸形粗大的血管；门静脉期呈进一步强化或持续性强化，延迟期与肝脏等密度。病理检查发现肿瘤由单一的、呈梁索状分布的上皮样细胞构成，有丰富的窦隙状薄壁血管网分隔，没有分化成熟的脂肪细胞。③平扫呈低密度的 HEA，动脉期扫描呈明显不均匀性强化，中央可见畸形扩张的动脉。门静脉期扫描肿瘤强化程度减低，呈"快进快出"强化模式。病理显示肿瘤由单一上皮样细胞构成，中央有畸形、粗大、厚壁的大血管分布。该患者肝右叶肿块 CT 平扫为混杂密度，内含多发斑片状脂肪密度影，周围似见包膜，考虑血管平滑肌脂肪瘤，局部上皮样变由于所占成分比例，难以显示；肝左叶外侧段稍低密度肿块，超声造影显示为不均质性富血供占位，腹部 CTA 动脉期见明显不均匀强化，门静脉期强化程度减低，也呈"快进快出"强化，但患者无肝炎、肝硬化病史，AFP 等肿瘤标志物为阴性，放射性摄取未见异常，考虑良性病变可能，鉴别诊断较困难。^{18}F-FDG PET/CT 显像探查肝脏上皮样血管平滑肌脂肪瘤病例少见，但在肝脏一般类型血管平滑肌脂肪瘤中多表现为摄取增高，但程度不一，病灶伴有出血或炎症反应时，代谢水平会进一步增高。

三、原发性肝细胞肝癌

患者男性，62 岁。

【简要病史】膈下隐痛 10 余天。乙肝病史 15 年。

【其他影像学检查】肝脏 MRI 增强：肝左叶结节灶，考虑恶性可能大。

【PET/CT 图像分析】肝脏左叶相对稍增大，肝包膜似小颗粒状，欠光滑，左内叶肝裂旁见一稍低密度结节影，边界模糊，稍突出与肝脏轮廓，大小约 2.3cm×2.0cm，放射性分布未见明显异常（图 3-4-3）。

【手术所见】肝脏呈肝硬化表现。左肝内、外侧段交界处 3.0cm×2.0cm×2.0cm 肿块，质硬。

【组织病理学】肝细胞肝癌（中分化），肿瘤大小约 1.6cm×1.3cm×1.3cm，伴大部分区坏死；免疫组化：Hepatocyte（＋），AFP（±），CK19（－），CK8（＋），Vim（－），CD34 血管（＋）。

第 3 章

第
3
章

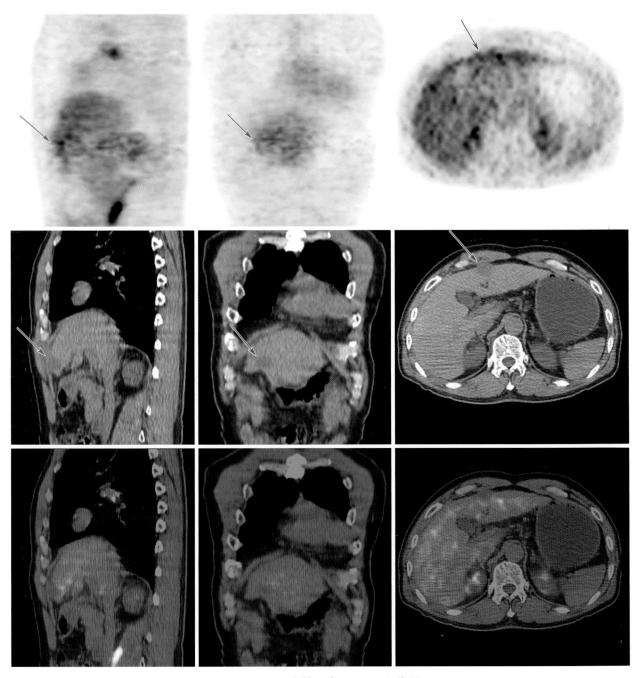

图 3-4-3 原发性肝癌 PET/CT 显像图

肝左内叶肝裂旁见一稍低密度结节影，稍突出于肝脏轮廓，大小约 2.3cm×2.0cm，^{18}F-FDG 代谢未见异常

点评

　　部分分化较好的原发性肝癌中葡萄糖 -6- 磷酸酶浓度较高，去磷酸化水平较高，滞留在肿瘤细胞中的 ^{18}F-FDG 较少，因而不能体现肿瘤组织高代谢表现，仅表现为放射性浓聚程度与周围组织相同或减低，这就可能在原发性肝癌诊断中出现部分假阴性结果，如本例原发性肝癌表现为 ^{18}F-FDG 低摄取肿瘤。但大量研究显示，PET/CT 有较强的肝癌转移灶探测能力，与其他影像学方法相比，PET/CT 在转移灶的探测能力方面有明显优势。

四、肝转移癌查找原发病灶

患者男性，60岁。

【简要病史】体检B超发现肝右叶占位，考虑MT，行右半肝切除+胆囊切除术。术后病理示右半肝腺癌伴坏死，结合酶标结果，首先考虑为胃、肠腺癌转移。肠镜检查提示：结肠多发息肉，MT不除外。

【实验室检查】CEA 22.7ng/ml↑，CA19-9 243.4ng/ml↑。

【其他影像学检查】全腹部CT平扫：右半肝切除术后，术区积液伴少许出血可能。腹膜、小肠系膜及肾筋膜稍肿胀，密度增高。

【PET/CT图像分析】横结肠右半段局部肠壁不规则增厚，范围约3.3cm×2.1cm，放射性分布增高，SUVmax约10.6，考虑结肠癌；肠系膜及腹膜后脂肪组织稍水肿，内见多发小淋巴结影。降结肠下段管腔内结节，直径约1.5cm，放射性分布轻度增高，SUVmax约4.7，考虑腺瘤性息肉可能大（图3-4-4）。

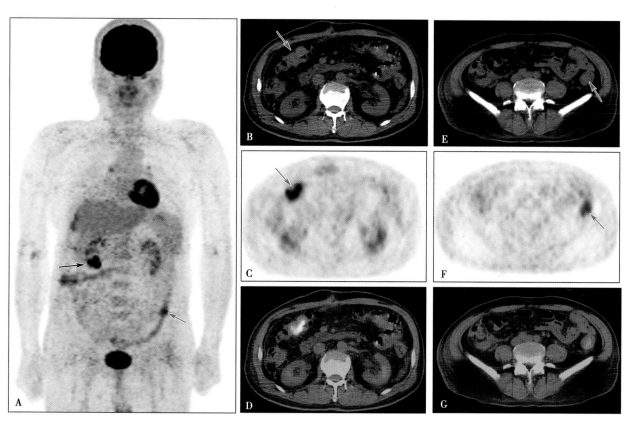

图 3-4-4 PET/CT 显像查找原发病灶

A. ^{18}F-FDG PET全身MIP图：横结肠肝曲位置见不规则 ^{18}F-FDG代谢增高区，降结肠下段见类圆形 ^{18}F-FDG代谢增高区；B. 横结肠右半段局部肠壁不规则增厚，范围约3.3cm×2.1cm；C. ^{18}F-FDG代谢增高，SUVmax约10.6；D. 图B与图C病灶融合图；E. 降结肠下段管腔内结节，直径约1.5cm；F. ^{18}F-FDG代谢轻度增高，SUVmax约4.7；G. 图E与图F病灶融合图

【手术所见】横结肠肝曲扪及3cm×2.5cm肿块，未穿透浆膜。肠系膜、肝十二指肠韧带、肠系膜血管根部等未及肿大淋巴结。大网膜、腹壁、肝脏、腹腔其他脏器、盆腔等未及转移及种植病灶。横结肠、胃、大网膜与肝脏形成致密粘连，原肝脏切除区域形成包裹性积液，积液为淡黄色腹水样。

【组织病理学】（右半结肠根治标本）结肠腺癌（中、低分化，隆起型），肿块大小3.5cm×3cm×2cm，浸润至黏膜下层邻近浅肌层。脉管内见癌栓。肠周淋巴结4/20枚见癌转移，大网膜找到淋巴结0/1枚未见癌转移。免疫组化结果：肿瘤细胞：CDX-2（+），MLH1（部分+），MSH2（部分+），ERCC1（灶+），nm23（+），COX2（+），c-met（+），Ki-67（约50%+）。

点评

　　2006年美国核医学学会（SNM）和美国放射学会（ACR）对 ^{18}F-FDG PET/CT 显像在肿瘤中的应用指南已明确指出，^{18}F-FDG PET/CT 显像可用于不明原发肿瘤患者寻找原发灶。赵铭等研究表明，^{18}F-FDG PET/CT 诊断不明原发灶肿瘤患者原发灶方面灵敏度为63.9％，尤其适用于发生淋巴结转移的不明原发灶患者，灵敏度为87.5％。葛冉等研究表明，对于转移性腺癌，PET/CT 检出灵敏度为54％。本例患者 B 超发现肝占位，手术治疗后病理显示胃肠转移癌可能，建议查找原发灶，肠镜检查并未提示明确病灶，行 PET/CT 检查发现横结肠癌，准确找到原发病灶。

五、肝移植术后复发转移

患者男性，57岁。

【简要病史】肝移植术后16个月，扪及前腹壁肿块数月，近期增大。

【实验室检查】AFP 7.71μg/L ↑，其余肿瘤标志物均（－）。

【其他影像学检查】上腹部增强 CT：左侧中腹部腹直肌旁及右侧肾上腺区占位影，考虑转移 MT 可能大。

【PET/CT 图像分析】

1. **肝移植前显像**　肝 MT 介入术后，右叶葡萄糖代谢轻度增高区，考虑活性肿瘤组织可能大。

2. **肝移植后显像**　肝移植术后，移植肝密度及放射性分布未见明显异常。右肾上腺区肿块，大小约 4.5cm×3.8cm，放射性轻度增高，SUVmax 为 3.7；剑突右下侧见 2 枚软组织密度结节，较大者约 1.2cm×1.0cm，放射性略增高，SUVmax 为 2.8；左中腹区前腹壁下腹直肌旁见约 3.8cm×3.4cm 结节，密度欠均匀，放射性不均匀增高，SUVmax 为 4.8；考虑肿瘤转移灶（图 3-4-5）。

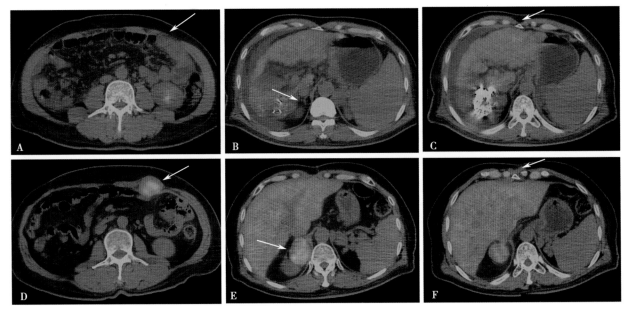

图 3-4-5　**肝移植术后复发、转移灶 PET/CT 显像图**

A~C. 肝移植术前，剑突下、右肾上腺区、左下腹壁均未见明显转移灶（白色箭头）；D~F. 肝移植术后，剑突下、右肾上腺区、左下腹壁见多发软组织肿块，^{18}F-FDG 代谢增高（白色箭头）

【手术所见】肝脏与腹壁及膈肌致密粘连，打开后腹膜可扪及肿块约 8cm×5cm，由下腔静脉后下方向外生长，包膜完整，边界尚清。

【组织病理学】（右）肾上腺转移性肝细胞癌，小脉管内见癌栓。（腹壁）纤维组织内肝细胞癌种植性转移，尚未累及骨骼肌。免疫组化：Hep（+），CK19（-），AFP（±），CHG（-），EMA（-），NSE（-），ERCC（+），MSH（+），MLH（+），Ki-67（30%+）。

> **点评**
>
> 肝癌肝外转移可扩散至全身大多数脏器、组织，仅关注某一部位有无转移显然不够，因此选择一种灵敏而又方便的全身显像技术有助于早期发现肿瘤复发和转移。本例患者肿瘤标志物基本正常，仅 AFP 轻微升高，但 ^{18}F-FDG PET/CT 却发现了多发转移灶。^{18}F-FDG PET/CT 对于肝外转移病灶的探测效率较高，可能是因为细胞周围环境改变，肝肿瘤细胞酶系也发生变化，转移后的肝癌细胞对 ^{18}F-FDG 摄取明显增高，文献报道 ^{18}F-FDG PET/CT 显像对于直径 ≥ 1cm 的肝癌肝移植术后肝外转移灶探测阳性率达 92.9%。^{18}F-FDG PET/CT 对肺内微小转移灶和腹膜微小转移灶的检测灵敏度较低，对其他部位的转移灶具有良好的检测能力。

六、胆囊癌分期

患者女性，68 岁。

【简要病史】食欲缺乏 2 个月，体重下降约 5kg。

【实验室检查】CA19-9 1000U/ml ↑，CEA 7.1ng/ml ↑。

【其他影像学检查】腹部彩超：肝内实性混合回声团块，胆囊体底部增厚，胆囊结石，腹膜后间隙、两侧锁骨上、两侧颈部肿大淋巴结。

【PET/CT 图像分析】胆囊底壁不规则增厚，呈肿块状，大小约 2.5cm×2.3cm，放射性分布增高，SUVmax 约 7.0；双肾上腺软组织肿块影，密度不均匀，可见液化、坏死区，较大者约 6.3cm×3.4cm，放射性分布增高，SUVmax 约 5.9。肝门区、胰腺旁、腹主动脉及下腔静脉旁、肠系膜多发淋巴结增大，结构模糊，较大者约 3.1cm×1.9cm，放射性分布增高，SUVmax 约 8.0。枕骨斜坡，枢椎右侧份，T10 右侧横突，L1、L3、L5 椎体，右第 6 后肋，胸骨，左股骨颈，左股骨上段多发放射性分布增高区，SUVmax 约 8.1，部分可见少许骨质破坏（图 3-4-6，图 3-4-7）。

【手术所见】行右侧颈部淋巴结活检术，术中见右侧锁骨上窝、双侧胸锁乳突肌邻近区域多发皮下肿物，部分界清光滑，部分融合成团与周围组织粘连。考虑胆囊癌伴全身多处转移。

【组织病理学】（右颈部）淋巴结转移性腺癌；免疫组化结果：CK7（+），CK20（-），CK19（+），Vim（-），TTF-1（-），CDX-2（+），AFP（-），PAX-8（-），RCC（-），Ki-67（约 70%+）；结合临床及组化结果，符合胆囊透明细胞腺癌转移。

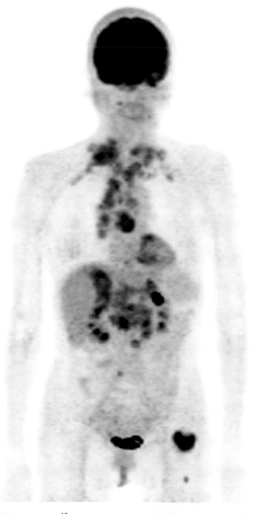

图 3-4-6 ^{18}F-FDG PET/CT 显像 MIP 图：颈胸腹部、全身骨骼多发代谢增高区

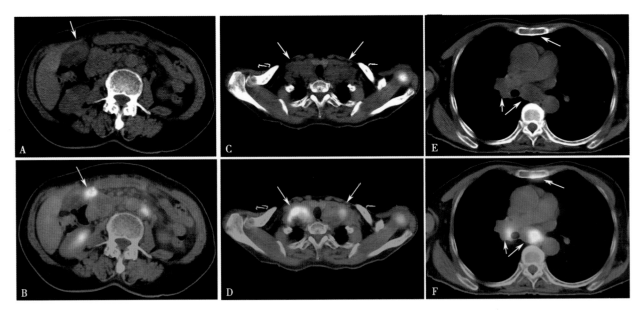

图 3-4-7　胆囊癌原发灶及转移灶 PET/CT 图

A. 腹部 CT：胆囊底壁不规则增厚，呈肿块状，大小约 2.5cm×2.3cm；B. 图 A 融合图：胆囊肿块 ^{18}F-FDG 代谢增高，SUVmax 约 7.0；C. 胸部 CT：双锁骨上区多发淋巴结肿大；D. 图 C 融合图：肿大淋巴结 ^{18}F-FDG 代谢增高；E. 胸部 CT：右肺、纵隔多发淋巴结肿大；F. 图 E 融合图：肿大淋巴结 ^{18}F-FDG 代谢增高，胸骨局部 ^{18}F-FDG 代谢增高

 点评

　　本例患者腹部 B 超发现胆囊癌，行 ^{18}F-FDG PET/CT 检查进行分期，结果发现胆囊癌伴全身多发转移，AJCC 分期考虑胆囊癌ⅣB 期（T2N1M1）。^{18}F-FDG PET/CT 代谢显像诊断胆囊癌非常灵敏，大量研究显示诊断灵敏度接近 90% ~100%。胆囊癌具有极易发生淋巴结转移，本例患者出现了大范围的淋巴结转移，^{18}F-FDG PET/CT 给予一站式显示。胆囊癌患者正常大小的淋巴结可能已有转移，而增大的淋巴结可能是炎性增生，常规影像学方法鉴别困难，^{18}F-FDG PET/CT 显像对于正常大小的淋巴结可根据代谢增高来诊断肿瘤转移，诊断肿瘤淋巴结转移极具优势，由于 PET/CT 检查是全身显像，对远隔器官转移也有重要价值。另外既往研究已证明，^{18}F-FDG PET/CT 代谢显像在鉴别胆囊腺瘤性息肉等良性疾病与胆囊癌方面也具有重要价值。黄色肉芽肿性胆囊炎等炎性疾病 ^{18}F-FDG PET/CT 代谢显像可能出现假阳性。

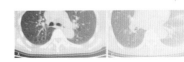

第 5 节　胰腺疾病

一、胰腺癌分期

患者女性，75 岁。

【简要病史】患者 2 周前无明显诱因下出现咳嗽，遂至我院就诊。

【实验室检查】CEA 15.45ng/ml ↑，CA19-9>1945.0U/ml ↑，CA125 288.5U/ml ↑，CYFRA21-1 14.95ng/ml ↑。

【其他影像学检查】胸部 CT 平扫双肺转移肿瘤。纵隔淋巴结增大，双肺小叶间隔增厚，癌性淋巴管炎或淋巴回流障碍。左颈根部可疑淋巴结增大。

【PET/CT 图像分析】左锁骨上见一枚肿大淋巴结，大小约 2.6cm×3.1cm，放射性分布增高，SUVmax 约 5.0。双肺各叶弥漫多发结节、肿块影，形态不规则，近胸膜为著，最大者位于右肺下叶，约 4.5cm×3.5cm，放射性分布不同程度增高，SUVmax 约 5.9。双肺门、隆突下、气管旁、主肺动脉窗、主动脉弓旁、血管前多发肿大淋巴结，较大者约 2.4cm×1.5cm，放射性分布轻度增高，SUVmax 约 3.3。胰体尾部见一囊实性肿块影，大小约 7.5cm×4.1cm，远侧囊性密度为主，内见多发分隔伴钙化，近侧以实性密度为主，放射性分布轻度增高，SUVmax 约 4.9；胰体下方见一枚肿大淋巴结，边界欠清，大小约 2.4cm×1.7cm，放射性分布增高，SUVmax 约 5.2。腹主动脉旁见多发肿大淋巴结，最大约 1.7cm×1.5cm，放射性分布增高，SUVmax 约 4.2。大网膜多发结节样增厚，较大者约 3.2cm×1.7cm，放射性分布增高，SUVmax 约 4.2。T4 椎体骨质破坏，放射性分布增高，SUVmax 约 6.6。考虑胰腺癌伴全身多发转移（图 3-5-1，图 3-5-2）。

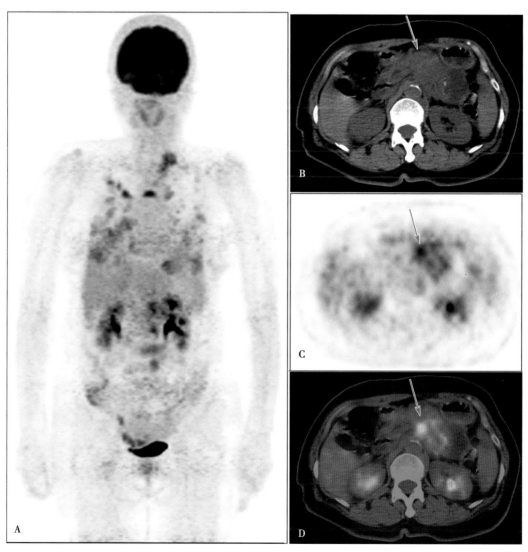

图 3-5-1　胰腺癌原发灶 PET/CT 图

A. ^{18}F-FDG PET MIP 图：胰腺癌伴全身多发转移；B. 腹部 CT：胰体尾部囊实性肿块影，大小约 7.5cm×4.1cm；C. 肿块 ^{18}F-FDG 代谢增高，SUVmax 约 4.9；D. 图 B 与图 C 病灶融合图

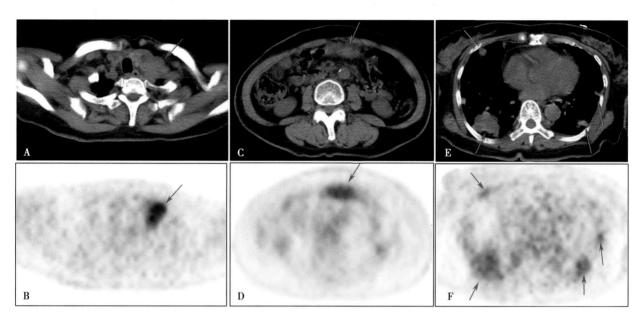

图 3-5-2　胰腺癌转移灶 PET/CT 图

A. 胸部 CT 示左锁骨上淋巴结肿大；B. 左锁骨上肿大淋巴结 ^{18}F-FDG 代谢增高；C. 腹部 CT 示大网膜结节状增厚；D. 大网膜结节 ^{18}F-FDG 代谢增高；E. 胸部 CT 示双肺多发结节及肿块；F. 双肺肿块 ^{18}F-FDG 代谢增高

【组织病理学】（肺活检）贴壁生长性黏液腺癌。免疫组化结果：CK7（＋），TTF-1（－），CK20（－），Villin（腔缘＋），CDX-2（弱＋），CEA（＋），EGFR（＋），Ki-67（40%＋）。

 点评

　　美国癌症联合会第 8 版胰腺癌分期更新要点更加强调淋巴结转移的诊断，认为淋巴结转移的数目以及淋巴结转移本身均为影响预后的重要因素，^{18}F-FDG PET/CT 诊断胰腺癌区域淋巴结转移及远处淋巴结转移的灵敏度高于增强 CT 和 MRI，因为胰腺癌淋巴结转移可早于形态学改变。本例患者胸腹部广泛淋巴结转移、T4 椎体骨转移、双肺多发转移，^{18}F-FDG PET/CT 均准确诊断，正确指导了患者的临床分期，为后续治疗提供了依据。

二、胰腺癌疗效评估

患者男性，39 岁。

【简要病史】上腹部胀痛，呈阵发性，持续加重。内镜下胰腺穿刺病理示胰腺导管腺癌。TNM 分期为 T4N1M0 Ⅲ期，行爱斯万方案化疗。

【实验室检查】CA19-9 518.7U/ml ↑，CA125 750.2U/ml ↑。

【其他影像学检查】

化疗前增强 MRI：胰头及钩突部胰腺癌，肠系膜上静脉包埋，胰头前下方淋巴结增大。

化疗后增强 MRI：胰头及钩突部胰腺癌治疗后，侵犯门静脉致其闭塞、侧支循环形成，腹腔肝及肠系膜上血管周围淋巴结转移，较化疗前相仿。

【PET/CT 图像分析】

化疗前 PET/CT：胰腺颈部囊实性肿块，实性部分边界欠清，约 3.7cm×2.0cm，形态欠规则，向后包绕邻近血管，肿块实性部分放射性增高，SUVmax 约 3.9，考虑胰颈癌。

化疗后 PET/CT：胰腺颈体部见囊实性肿块，实性部分边界欠清，形态欠规则，大小约

3.5cm×2.4cm，向后包绕邻近血管，放射性分布略增高，SUVmax 约 2.2，与前次 PET/CT 比较，胰腺颈体部肿块体积变化不明显，葡萄糖代谢增高程度减低，考虑治疗有效（图 3-5-3）。

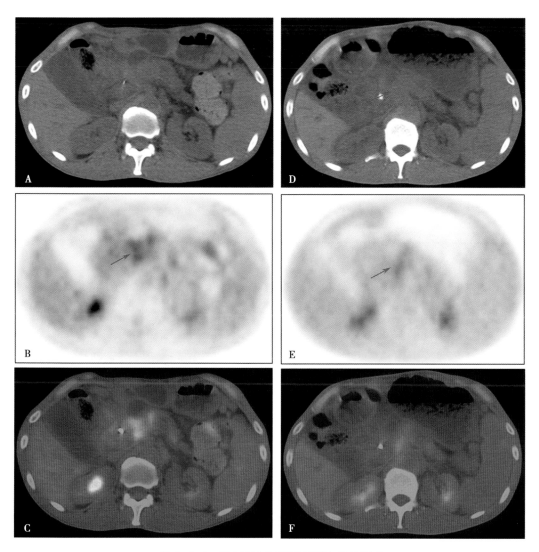

图 3-5-3　PET/CT 监测胰腺癌治疗效果图

A~C. 治疗前 PET/CT 显像：胰腺颈部囊实性肿块，约 3.7cm×2.0cm（A）；肿块 ^{18}F-FDG 代谢增高，SUVmax 为 3.9（B）；融合图（C）。D~E. 治疗后 PET/CT 显像：胰腺肿块大小变化不明显（D）；^{18}F-FDG 代谢较治疗前下降 44%，考虑治疗有效（E）；融合图（F）

【手术所见】行内镜下胰腺穿刺术，术中胰腺头颈部可见大小约 3.5cm 囊实性肿块，边界欠清，内部可见分隔，回声欠均匀，与胰管不同。

【组织病理学】（胰腺高回声结节及胰腺结节旁穿刺）导管腺癌（中－低分化）。免疫组化结果：Ki-67（10%＋），CEA（＋），CA19-9（＋），CK7（＋），CK8（＋），CK18（＋），CK19（＋），CK20（－）。

 点评

　　肿瘤疗效监测是 ^{18}F-FDG PET/CT 最具优势的性能，研究表明肿瘤 ^{18}F-FDG 代谢的改变明显早于形态学改变，^{18}F-FDG PET/CT 检查通过定量测定肿瘤的 SUV 值，观察治疗前后 SUV 值的变化，直接反映肿瘤细胞的数量和增殖活性。本例患者在治疗 1 个月后，PET/CT 显像显示肿瘤 ^{18}F-FDG 代谢活性下降，而肿瘤的形态学改变并不明显，显示 PET/CT 显像可早期监测治疗效果，目前患者已经存活 2 年以上，表明治疗有效。Kauhanen 等研究显示，PET/CT 显像可正确调整 30% 基于增强 CT、增强 MRI 和 EUS 的临床治疗方案，提出了以 PET/CT 显像结合 EUS 检查作为胰腺癌诊断和治疗决策的一线影像学方案。Topkan 等应用 PET/CT 显像评估 44 例局部进展期胰腺癌患者的同期放化疗后的疗效发现，PET/CT 显像重新调整了 27.27% 以增强 CT 为基础的临床分期，并将临床治疗意向从可治愈性治疗更改为姑息治疗。Javery 等研究显示，与传统诊断显像方法相比，PET 显像不仅适用于治疗前分期、治疗后的再分期，更适用于化疗或靶向治疗期间疗效的监测。

（汪太松）

泌尿系统

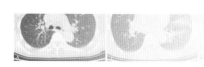

第1节　肾脏嗜酸细胞瘤

患者女性，60岁。

【简要病史】发现左肾占位4天。

【其他影像学检查】CT平扫：左肾占位，建议增强检查。MRI：左肾占位（性质待定）。

【PET/CT图像分析】左肾中下段前壁见一直径约4.5cm略高密度肿块影突出于肾轮廓，局部边界光滑，病灶中央见不规则星芒状稍低密度影，放射性分布不均匀轻度增高，SUVmax约2.9（图4-1-1）。

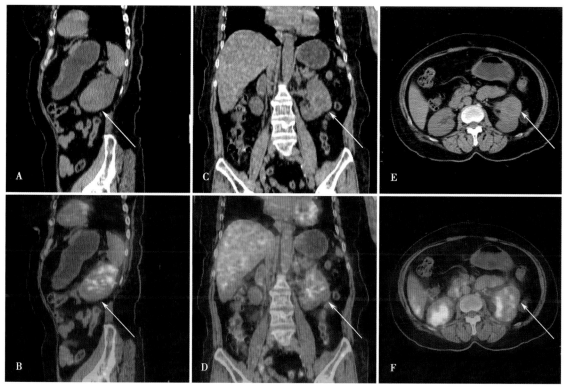

图 4-1-1　**肾脏嗜酸细胞瘤 ^{18}F-FDG PET/CT 图像**

左肾中下段前壁略高密度肿块影，直径约4.5cm，病灶中央见不规则星芒状稍低密度影，放射性分布不均匀轻度增高，SUVmax 约2.9

同时加做上腹部增强 CT 示皮质期、髓质期肿块呈明显强化，CT 值为 90~95HU，延迟期强化程度减低呈稍低密度，中央低密度影未见明显强化，肿块边缘可见假包膜（图 4-1-2）。

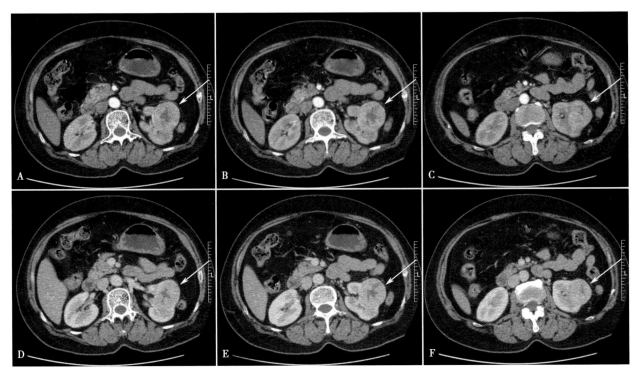

图 4-1-2 肾脏嗜酸细胞瘤增强 CT 图像

A~C. 皮质期；D~F. 髓质期。左肾中下段前壁肿块皮质期、髓质期呈明显强化，CT 值为 90~95HU，中央低密度影未见明显强化，肿块边缘可见假包膜

【手术所见】左侧肾周筋膜与周围组织粘连较重，尤其以背侧明显，左侧输尿管上段周围粘连明显。并切除了左肾 + 左侧部分输尿管。

【组织病理学】（左肾 + 左侧部分输尿管）瘤细胞呈嗜酸性，大小均一，巢状排列，间质较疏松，可见中央瘢痕，考虑嗜酸细胞瘤，输尿管未见病变。免疫组化结果：CK（+），Vim（−），CD10（部分 +），CK7（部分 +），EMA（+），Ki-67（1 % +），RCC（−），E-Cad（+），CD117（+），P504s（−），P53（−），34βE12（−），CK5/6（−）。

🧠 点评

　　肾脏嗜酸细胞瘤是肾腺瘤的一种，发生率较低，约占肾实质肿瘤的 4.3 %。一般为良性肿瘤，但如果直径 >3cm 者有潜在恶性可能。患者通常无临床症状，多为意外发现，部分患者表现为腰痛（多为钝痛）、肿块（约 1/3 可触及肿块）、血尿（以镜下血尿多见，肉眼血尿也可见）。根据临床表现及影像学检查，与肾癌（特别是内部出现囊变、坏死、出血等时）鉴别极为困难，因为两者在影像学上非常相似。肾脏嗜酸性细胞瘤典型影像学表现如下：PET 表现为葡萄糖代谢不均匀轻度增高，中央区葡萄糖代谢减低，CT 平扫可见中央星芒状低密度影，而 CT 增强则表现为肿瘤周围组织的强化，中央低密度区不强化。上述 PET/CT 和 CT 增强的表现与术后病理中的中央瘢痕影像学表现一致。

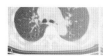

第2节　肾脏血管平滑肌脂肪瘤

患者男性，54岁。

【**简要病史**】左下腹不适1周。

【**其他影像学检查**】增强CT：右肾下极及肾窦区肿块，考虑肾癌。增强MRI：右肾下极及肾窦区占位，恶性可能（图4-2-1）。

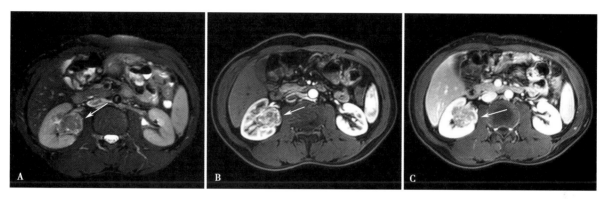

图4-2-1　**肾脏血管平滑肌脂肪瘤MRI图像**

A. T₂WI；B. MRI增强皮质期；C. MRI增强实质期。右肾窦不规则占位灶，大小约3.7cm×5.9cm，T₂WI呈中度信号，增强扫描呈不均匀强化

【**PET/CT图像分析**】右肾中下段肾盂旁软组织肿块影，大小约3.8cm×3.2cm×4.6cm，以略高密度为主，下份见部分囊样成分，放射性分布未见明显异常（图4-2-2）。

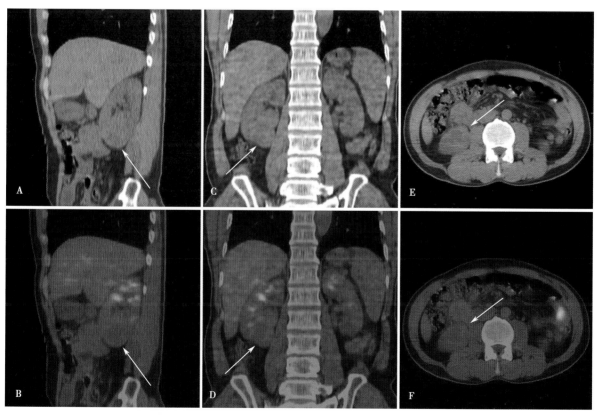

图4-2-2　**肾脏血管平滑肌脂肪瘤 ¹⁸F-FDG PET/CT图像**

右肾中下段肾盂旁软组织肿块影，大小约3.8cm×3.2cm×4.6cm，以略高密度为主，下份见部分囊样成分，放射性分布未见明显异常

【手术所见】右侧肾周筋膜与周围组织粘连。切除了右肾+右侧部分肾上腺。

【组织病理学】（右肾）符合上皮样血管平滑肌脂肪瘤，肿瘤大小 5cm×4.4cm×2.5cm，肾盂、输尿管切缘及肾门血管均未见肿瘤累及。免疫组化结果：HMB45（+），MelanA（+），KP-1（+），SMA（+），CK（−），H-Caldesmon（−），S-100（−），Ki-67（≤5%+），P53（弱+）。

 点评

　　肾脏血管平滑肌脂肪瘤（旧称肾错构瘤）是一种最常见的肾脏良性肿瘤，肿瘤组织由血管、平滑肌和脂肪组成。一般可通过 MRI 寻找肿瘤内脂肪成分作出准确诊断，但对于脂肪缺乏型的肾脏血管平滑肌脂肪瘤诊断很困难，特别容易与肾脏透明细胞癌混淆。近期研究发现，结合肿瘤与肾皮质在 T_1 和 T_2 加权图像上信号强度的比值、在同相位及反相位梯度回波 MR 图像上的信号强度及增强动脉–延迟期信号强度比值，可用来鉴别无肉眼可见脂肪的肾脏血管平滑肌脂肪瘤与肾脏透明细胞癌，敏感性为 73%，特异性为 99%，而准确度为 96%。双示踪剂 ^{18}F-FDG 和 ^{11}C-乙酸盐 PET/CT 可鉴别脂肪缺乏型肾脏血管平滑肌脂肪瘤与肾脏透明细胞癌，敏感性为 94%，特异性为 98%，而准确度为 97%。肾脏血管平滑肌脂肪瘤的 ^{18}F-FDG 代谢为阴性，但 ^{11}C-乙酸盐示踪代谢明显增加（显著高于肾脏透明细胞癌）。

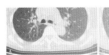

第3节　肾脏淋巴瘤

患者男性，37 岁。

【简要病史】腰痛 3 个月余。

【其他影像学检查】MRI：胸椎、骶椎、髂骨多发异常信号影，多发骨转移可能性大。

【PET/CT 图像分析】双肾多发结节状稍高密度影，较大者直径约 1.5cm，放射性分布增高，SUVmax 约 13.6（图 4-3-1）。

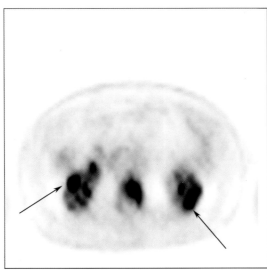 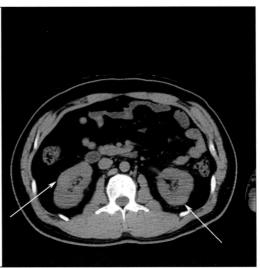

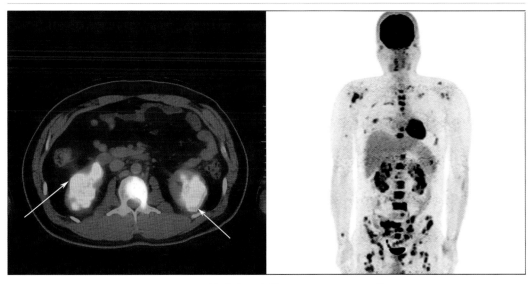

图 4-3-1　**肾脏淋巴瘤 ¹⁸F-FDG PET/CT 图像**
双肾多发结节状稍高密度影，较大者直径约 1.5cm，放射性分布增高，SUVmax 约 13.6

【**组织病理学**】骨穿病理：符合 B 淋巴母细胞白血病 / 淋巴瘤。肾穿病理：（左肾结节）非霍奇金淋巴瘤，B 淋巴母细胞性白血病 / 淋巴瘤。

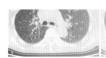 **点评**

　　发生于肾脏的淋巴瘤，分为原发性淋巴瘤和继发性淋巴瘤，对于原发性淋巴瘤很多学者都有质疑，原因是正常肾脏没有淋巴组织，所以不存在肾脏原发淋巴瘤。而有学者认为其来源于肾包膜囊的淋巴组织，慢性炎症刺激也可以引起肾实质产生淋巴组织，继而演变为淋巴瘤。对于继发性淋巴瘤，肾脏为结外淋巴瘤好发部位之一，占淋巴瘤尸检病理的 30%~60%，占结外淋巴瘤的 3%~8%。常分为单结节病灶和多结节病灶。无论原发性淋巴瘤还是继发性淋巴瘤，无论单结节病灶还是多结节病灶，PET/CT 或增强 CT 的表现几乎都是一致的，可以为等密度、稍低或稍高密度，当肿瘤很大时，坏死区也少见，肿瘤常较密实，但占位效应相对不明显，瘤内可见相对正常血管，葡萄糖代谢程度常比较高，呈中度或明显强化。

第 4 节　肾脏透明细胞癌伴坏死或囊变

一、肾脏透明细胞癌伴坏死

患者男性，53 岁。

【**简要病史**】肋骨骨折意外发现左肾占位 1 周。

【**其他影像学检查**】增强 MRI：考虑左肾上极肾癌（图 4-4-1）。

【**PET/CT 图像分析**】左肾上极见一不规则肿块影，大小约 5.0cm×4.9cm，密度不均匀，放射性分布不均匀轻度增高，SUVmax 约 2.8（图 4-4-2）。

【**手术所见**】左肾肿瘤位于左肾中上极内侧，直径约 6cm×6cm，突出肾脏表面，局限于肾脂肪囊内，肾门、下腔静脉旁见数枚淋巴结肿大。

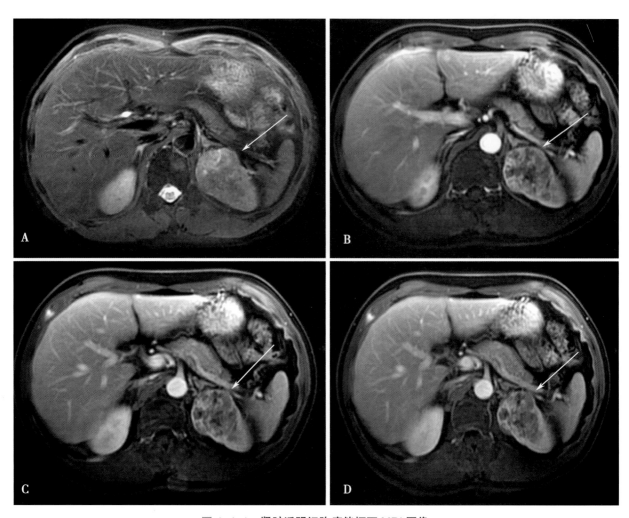

图 4-4-1 肾脏透明细胞癌伴坏死 MRI 图像

A. T$_2$WI；B~D.MRI 增强。左肾上极见团块状信号灶，大小约 5.0cm×4.8cm，T$_2$WI 呈不均匀稍低信号，可强化，其内信号欠均匀

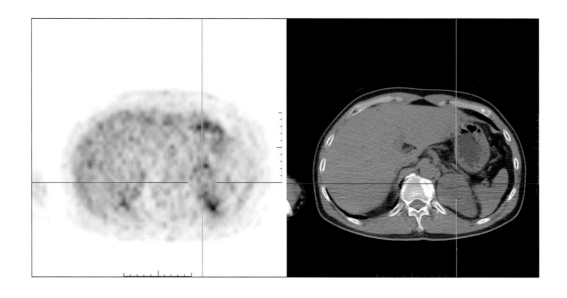

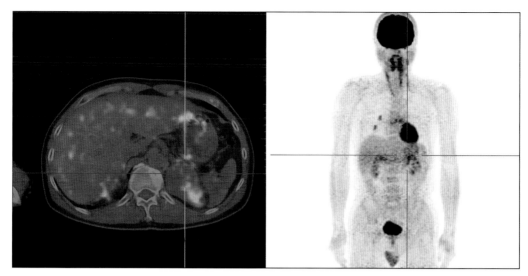

图 4-4-2　肾脏透明细胞癌伴坏死 ^{18}F-FDG PET/CT 图像

左肾上极不规则肿块影，大小约 5.0cm×4.9cm，密度不均匀，放射性分布不均匀轻度增高，SUVmax 约 2.8

【组织病理学】（左肾）透明细胞性肾细胞癌，伴部分区肿瘤性坏死，核级 3 级，肿块大小约为 4.5cm×3.5cm×2.5cm，未见明确脉管及神经侵犯。肾被膜、肾周脂肪、输尿管切缘、肾门血管切缘、肾盂、左肾上腺均未见癌累及。肾门周围淋巴结（0/2）未见癌转移。免疫组化结果：CK7（-），Vim（+），CD10（+），CD117（-），EMA（+），Ki-67（约 15 % +），E-Cad（-），RCC（-），HMB45（-），S-100（-），CK（+），MelanA（+）。

二、肾脏透明细胞癌伴囊变

患者男性，48 岁。

【简要病史】间歇性无痛肉眼血尿 7 个月。

【其他影像学检查】增强 CT：考虑右肾癌（图 4-4-3）。

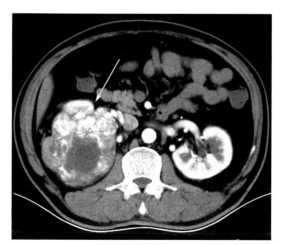

图 4-4-3　肾脏透明细胞癌伴囊变 CT 增强动脉期图像

右肾上段肿块，边缘毛糙，密度不均匀伴多发坏死区，呈不均匀明显强化

【PET/CT 图像分析】右肾上段不规则肿块，大小约 6.9cm×9.8cm×7.4cm，密度不均匀伴多发坏死区，放射性不均匀增高，SUVmax 约 4.8（图 4-4-4）。

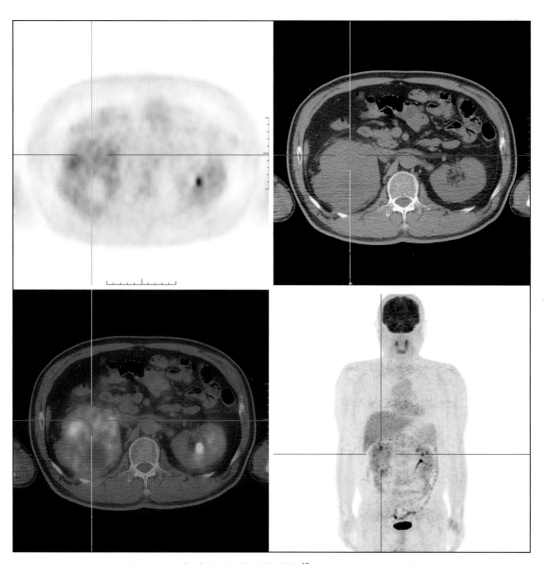

图 4-4-4　**肾脏透明细胞癌伴囊变** ^{18}F-FDG PET/CT 图像

右肾上段不规则肿块，大小约 6.9cm×9.8cm×7.4cm，密度不均匀伴多发坏死区，放射性不均匀增高，SUVmax 为 4.8

【**手术所见**】右肾肿瘤位于右肾中上极内侧，直径约 10cm×8cm，未突出肾脏表面，局限于肾脂肪囊内，肾门、下腔静脉旁未见淋巴结肿大。

【**组织病理学**】（右肾）透明细胞肾细胞癌伴囊性变，核级 2 级，癌肿大小 9cm×8cm×6.5cm，肾盂、输尿管、肾门血管切缘、肾被膜及肾周脂肪均未见癌累及。免疫组化结果：CD10（+），CD117（-），CK（+），CK7（-），EMA（+），P504s（+），PAX-8（-/+），RCC（+），Vim（+），E-cadherin（-）。

> **点评**
>
> 　　肾细胞癌是起源于肾脏的最常见原发性肿瘤，占肾脏肿瘤的 80%~85%。起源于肾盂的移行细胞癌大约占 8%，剩下的是其他罕见肿瘤。最常见的组织学类型是透明细胞癌（75%~85%）。乳头状肿瘤和嫌色细胞肿瘤分别占 10%~15% 和 5%~10%。对于肾脏透明细胞癌，CT 平扫表现为形态不规则的软组织肿块或结节，有时仅表现为肾实质局部膨隆，内部可出现囊变、出血、坏死、钙化等，尤其坏死常见。增强 CT 扫描对于诊断尤为重要，典型表现为：皮质期肿瘤明显强化，囊变及坏死区不强化，实质期肿瘤相对于肾实质为低密度影。PET/CT 的葡萄糖代谢程度与肾实质相比，可高、可低，也可相仿，而出现囊变或坏死区可以出现葡萄糖代谢减低区，PET/CT 主要应用于肿瘤分期及疗效评价。

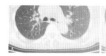

第5节 TFE3（易位）相关性肾细胞癌

患者女性，30岁。

【简要病史】左侧腰痛1个月。

【其他影像学检查】超声：左肾上极见一个混合性回声团块，大小8.0cm×10.7cm。肾脏CTA：左肾癌，由左肾动脉供血（图4-5-1）。

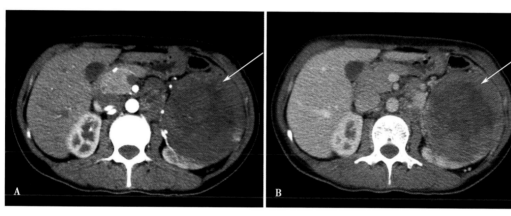

图4-5-1　TFE3（易位）相关性肾细胞癌CTA图像

A.动脉期；B.静脉期。左肾上段较大肿块，动脉期及静脉期均呈不均匀强化

【PET/CT图像分析】左肾中上段前份肿块，大小约9.6cm×8.8cm，密度不均匀，内见大片液化坏死区，散在少许略高密度钙化斑，放射性不均匀增高，SUVmax约7.7。腹膜后腹主动脉左旁多发淋巴结肿大，最大直径约2.4cm，放射性增高，SUVmax约5.6（图4-5-2）。

【手术所见】腹腔内腹膜降结肠粘连，肿瘤表面血管怒张，与肾周脂肪广泛粘连。左肾中上部肿瘤，约10.5cm×8.5cm，部分局限于肾包膜内。术中肾门见淋巴结肿大，腹主动脉旁淋巴结肿大。

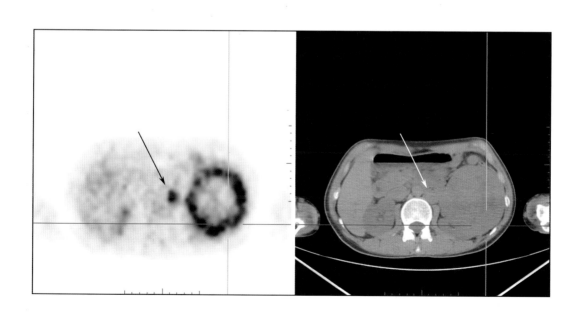

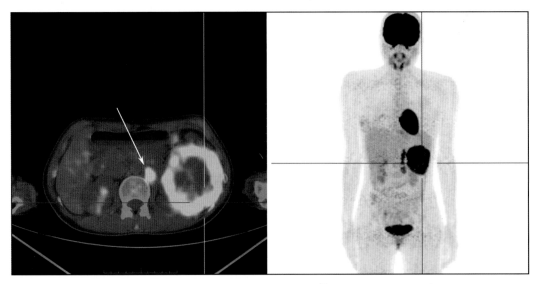

图 4-5-2 TFE3（易位）相关性肾细胞癌 ^{18}F-FDG PET/CT 图像

左肾中上段前份肿块，大小约 9.6cm×8.8cm，密度不均匀，内见大片液化坏死区，放射性不均匀增高，SUVmax 为 7.7（十字交叉）。腹膜后腹主动脉左旁淋巴结增大，直径约 2.4cm，放射性增高，SUV 最大值为 5.6（箭头）

【组织病理学】（左肾）TFE3（易位）相关性肾细胞癌伴出血坏死，可见肿瘤性坏死，癌肿大小 11cm×9.5cm×9cm，肾盂、输尿管、肾门血管切缘及肾被膜、肾周脂肪均未见肿瘤累及。肾门周围淋巴结（0/2）未见肿瘤转移。另送肾上腺局灶区皮质增生。腹主动脉旁淋巴结（2/21）见肿瘤转移。免疫组化结果：T、E：CD10（+），CK（-/+），CK7（-），EMA（-/+），E-cadherin（-），P504s（+），RCC（部分+），Vim（-/+），PAX-8（+），CD117（-/+），TFEB（-/+）。

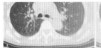

TFE3（易位）相关性肾细胞癌是由于染色体 Xp11.2 的不同的易位，均产生 TFE3 基因融合而成，为肾细胞癌的独立类型。

临床特点：主要见于儿童和年轻人，年长者少见。发现时多数已是进展期。影像学特点：尚无特异性影像学特征的报道。大体检查：肿瘤常呈黄褐色，常伴出血坏死。

组织形态学：此类肾细胞癌的特征性表现为由透明细胞构成的乳头状结构，同时又可见嗜酸性颗粒胞浆的瘤细胞组成的巢状结构。依染色体易位的不同，其镜下表现也有一定的差异。

免疫表型：定位于 TFE3 蛋白阳性，同时表达 CD10。

第 6 节 肾癌全身多发转移

患者男性，72 岁。

【简要病史】体检发现胸部骨病灶及双肺病灶。

【其他影像学检查】胸部 CT：右侧第 6 后肋及邻近椎体、附件骨质破坏，伴周围软组织肿块，考虑恶性肿瘤；两肺多发小结节，纵隔及两肺淋巴结肿大，考虑转移瘤。

【PET/CT 图像分析】右肾背侧巨大软组织肿块突出，边缘呈分叶状，与正常肾实质分界不清，内部见多发斑片状钙化影及小片状稍低密度影，肿块大小约 7.8cm×4.6cm×9.2cm，放射性不均匀轻度增高，SUVmax 约 4.2，稍低于周围肾实质。双肺多发结节，右侧胸膜结节，T5~T7 椎体及右侧附件、右侧第 5~7 后肋骨病灶（图 4-6-1）。

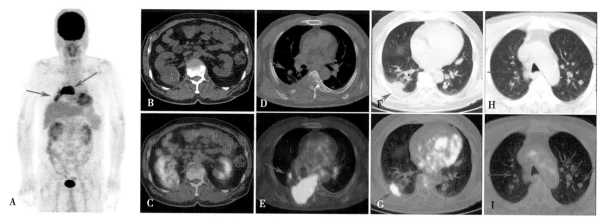

图 4-6-1 肾癌全身多发转移 ¹⁸F-FDG PET/CT 图像

A. MIP 图；B、C. 右肾背侧巨大软组织肿块，内部见多发斑片状钙化影及小片状稍低密度影，肿块大小约 7.8cm×4.6cm×9.2cm，放射性不均匀轻度增高，SUVmax 约 4.2（红色箭头）；D、E. 肋骨病灶及右肺结节（红色箭头）；F、G. 右侧胸膜结节（红色箭头）；H、I. 双肺多发结节（红色箭头）

【手术所见】右肾中下极可见巨大肿瘤，直径约 8cm，突出肾脏表面，局限于肾脂肪囊内，与肾周组织粘连明显。

【组织病理学】（右肾）透明细胞肾细胞癌，核级主要为 2 级，局部为 3 级，肿瘤大小 8.5cm×4.5cm×5cm，肾被膜、脂肪囊、肾盂、输尿管切缘、肾门血管切缘未见癌累及。肾上腺未见病变。（右肾门）淋巴结（0/9）未见癌转移。免疫组化结果：CK（+），Vim（+），CD10（+），CK7（-），EMA（+），CD34（血管+），Ki-67（5%+），CD117（-），E-Cad（+），TFE3（-）。

点评

寻找肿瘤的原发灶一直是 PET/CT 的优势，该患者出现了胸部骨病灶及双肺病灶，为寻找肿瘤原发灶选择了 PET/CT 检查，我们也为临床找到了原发病灶为肾癌。肾癌的转移途径有 3 种方式：①直接蔓延：随着肾癌的逐渐增大，可以突破肿瘤包膜向四周扩散，向外穿过肾脏被膜到肾周组织或侵入肾静脉延及下腔静脉。如侵犯肾盂，可出现血尿，还可以侵犯结肠、胰腺、肾上腺等周围组织。②血行转移：是肾癌最主要的转移途径，侵犯肾静脉，可向远处转移至肺（发生率 48.4%）、肝（12.9%）、骨骼（23.3%）等，对于骨转移，有文献报道肾癌死者尸检中，骨转移率为 40%，早期肾癌患者手术后，也仍有 20%~30% 发生转移。骨转移常发生于中轴骨（71% 为溶骨性，18% 为成骨性，11% 为混合性），常见部位有骨盆、肋骨、脊柱骨等。③淋巴转移：15%~30% 通过淋巴途径转移。

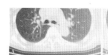

第 7 节 肾盂乳头状尿路上皮癌

患者男性，86 岁。

【简要病史】体检发现左肾盂占位。

【其他影像学检查】外院超声：左肾盂占位。

【**PET/CT 图像分析**】左肾盂不规则软组织肿块，大小约 3.6cm×2.7cm，累及左输尿管上段，放射性增高，SUVmax 约 16.3（图 4-7-1）。

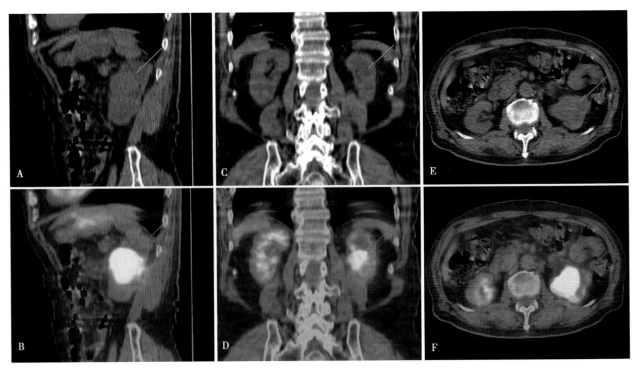

图 4-7-1 肾盂乳头状尿路上皮癌 ^{18}F-FDG PET/CT 图像
左肾盂不规则软组织肿块，大小约 3.6cm×2.7cm，累及左输尿管上段，放射性增高，SUVmax 为 16.3（红色箭头）

【**手术所见**】左肾中上极肾盂内见一大小为 6cm×3cm×3cm 的菜花型肿块，浸润性生长，累及部分输尿管起始段，范围约 2.5cm×0.8cm，输尿管起始段腔内可见一大小为 9cm×1cm×0.8cm 的瘤栓。

【**组织病理学**】（左肾 + 输尿管 + 部分膀胱 + 肾上腺切除标本）肾盂乳头状尿路上皮癌（以高级别为主，局部区域呈梭形细胞分化，伴局灶鳞化），肿瘤大小为 6cm×3cm×3cm，肿瘤累及输尿管。脂肪囊、输尿管膀胱切缘、肾门血管及左肾上腺均未见癌累及。免疫组化结果：CK（+），CK7（+），CK20（-），CK18（+），P63（+），P53（少量+），34βE12（+），Ki-67（+10%）。

💬 **点评**

　　肾盂癌是指起源于肾盂或肾盏上皮组织的尿路上皮恶性肿瘤。发病年龄多在 40 岁以上，男多于女，约 3∶1。常与接触外界致癌因素有关。早期症状为无痛性肉眼血尿，少数病人可出现腰部不适，有隐痛及胀痛感，晚期病人出现贫血及恶病质等。病理类型与膀胱肿瘤或输尿管肿瘤相同。肾盂癌 Baron 分 3 型：①Ⅰ型：肾盂内肿块型；②Ⅱ型：肿块浸润肾实质型；③Ⅲ型：肾盂壁增厚型。Ⅰ型肿块较小，CT 平扫为等或稍低密度，增强扫描多呈轻中度均匀强化，可伴有轻度肾积水，肾轮廓正常，肾窦脂肪清晰。Ⅱ型肿块较大，CT 平扫为等或稍低密度，肾实质受侵犯，周围肾窦脂肪显示，肾外形尚保持或稍外隆起，增强扫描肿块呈轻中度不均匀强化。Ⅲ型表现为肾盂壁不规则增厚或扁平状肿块，肿瘤沿着肾盂黏膜浸润至输尿管，可伴有明显肾积水，增强扫描肿块呈轻度强化。PET/CT 图像中葡萄糖代谢常较高，由于周围积聚尿样的干扰，一般延迟显像可以更好地显示病灶。Ⅲ型需要与肾盂的慢些炎症性病变进行鉴别，炎症性病变一般表现为管壁均匀的增厚，葡萄糖代谢程度一般为轻度增高，延迟显像更有利于鉴别。

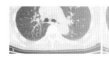

第8节 输尿管高级别浸润性尿路上皮癌

患者女性，57岁。

【简要病史】体检发现左肾积水1个月。

【其他影像学检查】超声：左肾积水。CTA：左侧输尿管上段约平L4水平占位，致左肾积水。

【PET/CT图像分析】平L4椎体水平左输尿管上段管壁见突向管腔的软组织结节，大小约1.3cm×0.8cm，放射性增高，SUVmax约5.1，结节上方输尿管及左肾盂扩张、积水（图4-8-1）。

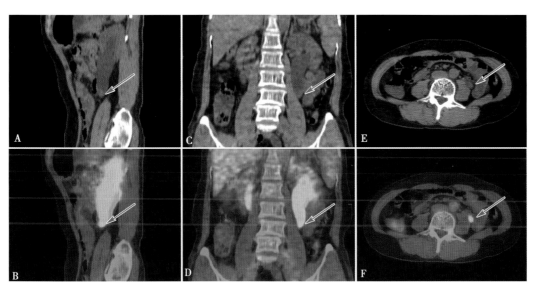

图4-8-1 输尿管高级别浸润性尿路上皮癌 ^{18}F-FDG PET/CT图像
左输尿管上段管壁见软组织结节影，大小约1.3cm×0.8cm，放射性增高，SUVmax约5.1

【手术所见】左输尿管上段占位，大小约1.5cm×1cm，病变段输尿管与周围有粘连，肿瘤近端肾盂扩张明显，肾盂及肿瘤远端输尿管未见肿瘤，膀胱内未见肿瘤。

【组织病理学】（左侧输尿管肿瘤）高级别浸润性尿路上皮癌，肿块大小1.4cm×1.2cm×1cm，浸润输尿管全层，可见脉管内癌栓。免疫组化结果：F：P63（+），Uropla-Ⅲ（+），GATA3（+），CK20（少量+），Ki-67（60%+）；A：CK20（-），Ki-67（20%+）。

 点评

　　输尿管癌是来源于输尿管被覆上皮的恶性肿瘤。病理类型与膀胱肿瘤相同。输尿管癌所处的部位管壁环状或偏心状增厚，呈密度或稍低密度，病变较小时密度较均匀，而病变大于5.0cm时，密度多不均匀，边缘不规则，可侵及壁外，葡萄糖代谢程度常比较高。需要与以下病变进行鉴别：①输尿管炎症：出现管壁较均匀的增厚或正常，管壁出现纤维化，可出现管壁外或间质内的的纤维化，葡萄糖代谢程度一般为轻度增高；②输尿管结石：密度较高，高于软组织及血凝块，结石周围输尿管管壁增厚（边缘征），管壁葡萄糖代谢为正常或轻度增高；③输尿管息肉：呈略低密度软组织结节，壁外光滑，增强不明显，葡萄糖代谢为正常或轻度增高。

第4章

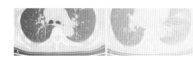

第9节 膀胱内血凝块

患者男性，34岁。

【简要病史】排小便困难1年余，加重伴血尿3天。

【实验室检查】尿液镜检：WBC 8~9/HP↑，RBC++++/HP↑，尿隐血+++，颜色：红色。肿瘤标记物未见异常。

【其他影像学检查】超声：膀胱内不均质团块，改变体位见其移动。CT平扫：膀胱内稍增高密度团块，考虑凝血可能。增强MRI：膀胱肿块影，血肿？

【PET/CT图像分析】膀胱内见一稍高密度肿块影，大小约6.3cm×5.2cm，密度较均匀，CT值约65HU，边缘分叶状，前缘紧贴膀胱壁，最大径线位于膀胱腔内，呈放射性缺损区，延迟显像（左侧卧位）示：肿块稍向左移动；膀胱壁未见明显增厚征象（图4-9-1）。

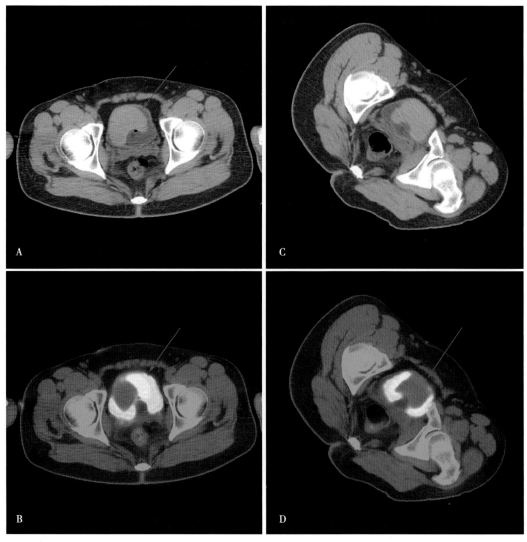

图4-9-1　膀胱内血凝块 ^{18}F-FDG PET/CT图像

A、B. 早期图像：膀胱内稍高密度肿块影，大小约6.3cm×5.2cm，密度较均匀，CT值约65HU，呈放射性缺损区；C、D. 延迟图像：膀胱内稍高密度肿块影，大小约6.8cm×5.2cm，密度较均匀，CT值约65HU，呈放射性缺损区

【手术所见】膀胱内可见大量黑褐色血块形成，部分已经机化，将血块冲净后观察膀胱各壁，三角区轻度充血，膀胱顶前壁见直径约 2.0cm×1.3cm 病变，呈苔藓样改变，表面出血，形状不规则。

【组织病理学】（经尿道膀胱病损切除）黏膜慢性炎，局灶上皮增生伴轻度异型，固有膜充血水肿伴多灶出血。免疫组化结果：CK7（+），CK20（少量+），P53（灶+），P63（+），Ki-67（少量+），CEA（灶+）。

 点评

　　膀胱内血凝块发生率比较低，一般由于肾小球外较大量的出血造成，此病例则是由于膀胱病灶造成的，最常见的原因为膀胱外伤，其次是膀胱肿瘤，以及其他造成膀胱出血的原因，比如本病例中的膀胱顶前壁的病灶（术后病理为黏膜慢性炎，局灶上皮增生伴轻度异型，固有膜充血水肿伴多灶出血）。膀胱内血凝块密度较高，CT 值为 55~94HU，并且可以随体位发生改变，而葡萄糖代谢表现为缺损区，故诊断较明确，但无论是增强 MRI 还是 PET/CT 对于膀胱顶前壁的病灶诊断出现漏诊，主要原因是尿液的葡萄糖代谢较高，并且局部的凝血块的干扰，都会遮掩膀胱壁的病灶。

 第 10 节　膀胱内翻性乳头状瘤

患者男性，73 岁。

【简要病史】血尿数月。

【其他影像学检查】超声：膀胱三角区 MT。增强 MRI：膀胱底部占位，考虑 MT 的征象（图 4-10-1）。

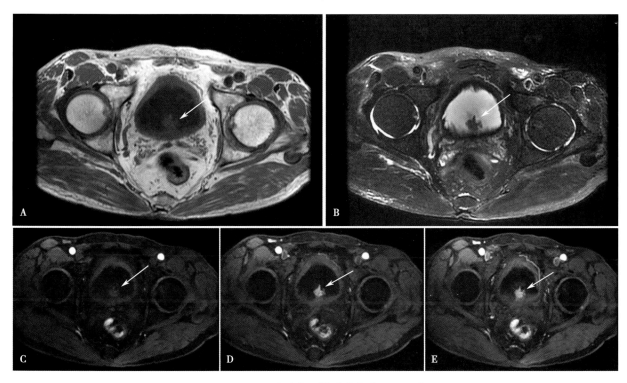

图 4-10-1　膀胱内翻性乳头状瘤 MRI 图像

A. T₁WI；B. T₂WI；C~E. MRI 增强。膀胱底部尿道后方不规则菜花状异常信号影，突入膀胱，大小约 1.8cm×1.6cm×0.8cm，T_1WI、T_2WI 呈等信号，增强扫描有强化

141

【PET/CT图像分析】膀胱三角区见不规则软组织密度影突向腔内，表面不光整，大小约2.2cm×1.2cm，放射性分布受周围尿液干扰显示欠清；延迟显像示膀胱病灶放射性分布未见明显异常（图4-10-2）。

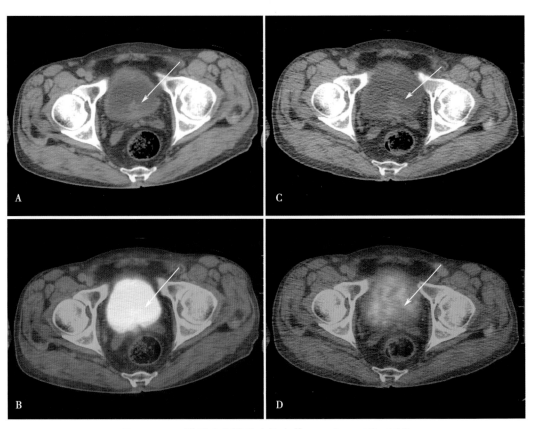

图4-10-2　膀胱内翻性乳头状瘤 ^{18}F-FDG PET/CT 图像

A、B. 早期图像：膀胱三角区见不规则软组织密度影突向腔内，表面不光整，大小约2.2cm×1.2cm，放射性分布受周围尿液干扰显示欠清；C、D. 延迟显像：膀胱病灶放射性分布未见明显异常

【手术所见】膀胱三角区见一大小带蒂肿物，其余膀胱各壁未见明显滤泡样肿物，双侧输尿管开口周围未见肿物。

【组织病理学】（膀胱）内翻性乳头状瘤，局灶组织伴挤压。

 点评

　　膀胱内翻性乳头状瘤是良性的肿瘤，起源于被覆黏膜，并长入间质，在尿路上皮肿瘤中的比例小于1%，通常在50多岁和60多岁的男性中被诊断。典型的表现是血尿或刺激症状，但这些肿瘤偶尔会引起梗阻症状。大多数内翻性乳头状瘤是孤立性的，大小会有变化，最大达8cm。大约70%发生在膀胱，通常在膀胱三角。内翻性乳头状瘤也可发生在输尿管、肾盂和尿道。它们在膀胱镜下无柄、有蒂，或在罕见情况下为具有光滑表面的息肉样病变。CT平扫肿瘤与膀胱壁密度相比多呈等密度或稍低密度，增强扫描呈中-高度均匀持续强化，很容易误诊为膀胱癌。

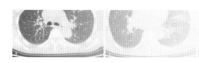

第 11 节　膀胱绒毛状腺瘤

患者女性，52 岁。

【简要病史】发现膀胱占位 7 个月余。

【其他影像学检查】超声：膀胱肿瘤。

【PET/CT 图像分析】膀胱前壁及顶壁肿块影，约 4.6cm×3.8cm×3.9cm，密度不均匀，边缘稍模糊，呈环状放射性增高，SUVmax 约 16.2，中央稍低密度区呈放射性稍减低区（图 4-11-1）。

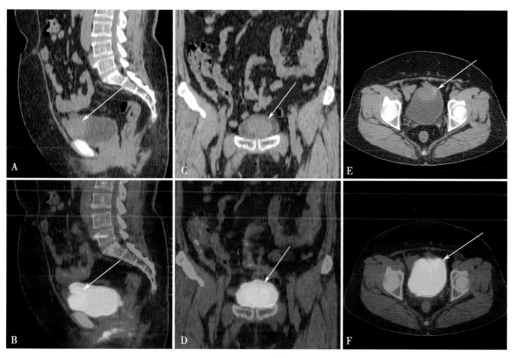

图 4-11-1　膀胱绒毛状腺瘤 ^{18}F-FDG PET/CT 图像

膀胱前壁及顶壁肿块影，大小约 4.6cm×3.8cm×3.9cm，密度不均匀，呈环状放射性增高，SUVmax 约 16.2，中央稍低密度区呈放射性稍减低区

【手术所见】膀胱顶壁正中可见菜花样占位，边缘清晰，质地软，直径约 3cm。占位处膀胱外侧浆膜层隆起，直径约 2.5cm。膨隆膀胱浆膜层与脐尿管延续。探查至膀胱上方 5cm 处脐尿管切断，断端光滑，断端处脐尿管内未见新生物。

【组织病理学】（膀胱）绒毛状腺瘤。

 点评

　　膀胱绒毛状腺瘤是一种发生于膀胱的腺性病变，在病变类型和形态上与肠道腺性病变相似。原发于泌尿道的绒毛状腺瘤极为少见，有许多零散的个案报道。其具有较高的恶变率，当瘤体长径 ≥ 2cm 时，恶变率高达 50%。其一般发生于膀胱顶壁及（或）前壁，超声表现为低回声团块，基底较宽，外形不规则，CDFI 其内见穿支样动脉血流。CT 平扫一般为膀胱壁软组织肿块影，CT 值 46~55HU；增强扫描后强化明显，CT 值 75~86HU。与膀胱癌鉴别较困难。

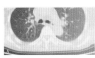

第12节 腺性膀胱炎伴肠化生

患者男性，49岁。

【简要病史】腺性膀胱炎术后复查。

【PET/CT图像分析】膀胱后壁稍增厚，内膜稍毛糙，放射性分布受尿液遮盖显示欠清（图4-12-1）。

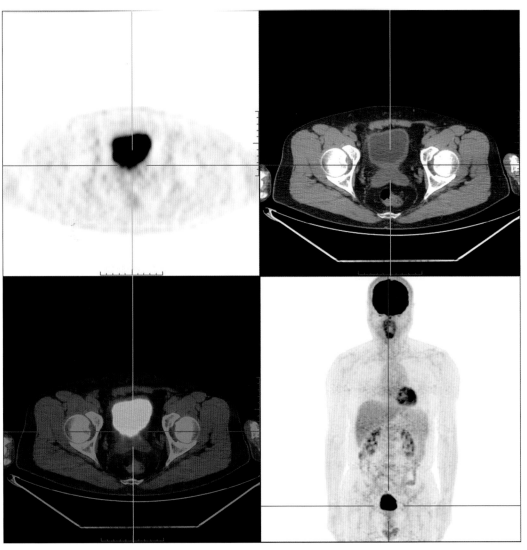

图4-12-1 腺性膀胱炎伴肠化生 ^{18}F-FDG PET/CT图像
膀胱后壁稍增厚，内膜稍毛糙，放射性分布受尿液遮盖显示欠清

【手术所见】膀胱三角区及后壁多枚地毯样改变，膀胱颈口滤泡样改变。

【组织病理学】腺性膀胱炎伴肠化生。

 点评

　　腺性膀胱炎是一种比较少见的非肿瘤性炎性病变，是一种上皮增生与化生同时存在的病变，其过程为上皮增生凹入成Brunn巢，其内出现裂隙，形成分支状、环状管腔，中心出现腺性化生形成腺体结构，与此时同时存在淋巴细胞和浆细胞的浸润，故称之为腺性膀胱炎。腺性膀胱炎的病因目前仍不清楚，可能与膀胱慢性炎症、结石、梗阻、神经源性膀胱、膀胱外翻等疾病有关。较易发生在膀胱三角区、膀胱颈部及输尿管口周围等位置。目前，大多数学者认为腺性膀胱炎就其本身而言是一种良性病变，但存在恶变可能，被视为一种癌前病变。临床上，腺性膀胱炎发展为腺癌最常见。腺性膀胱炎主要特征表现为草坪状或弥漫性的膀胱壁增厚，增强后呈轻度强化。与膀胱癌的鉴别点的如下：①病灶形态及内部结构：腺性膀胱炎一般病灶表面较光滑，内部密度均匀；膀胱癌病灶表面欠光整，密度欠均匀，可有液性坏死区及斑点状钙化灶。②侵犯及转移：膀胱癌可有盆腔淋巴结转移及膀胱肌层及外膜层的侵犯。腺性膀胱炎病灶位于黏膜下层，不侵犯肌层及外膜，所以膀胱外膜光滑且无盆腔淋巴结肿大。③增强扫描：膀胱癌增强后扫描膀胱肿瘤常有较明显的增强效应。而腺性膀胱炎由于病灶区是腺体组织，其增强效果并不明显。

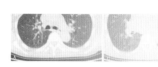

第13节　膀胱慢性炎

患者男性，54 岁。

【简要病史】血尿 2 次。

【其他影像学检查】CT：膀胱未见充盈，局部膀胱壁增厚，占位可能。

【PET/CT 图像分析】膀胱左壁及后下壁弥漫性不均匀稍增厚，左侧壁为著，呈放射性相对减低区，延迟显像病灶同前相仿，放射性分布仍呈相对减低区（图 4-13-1）。

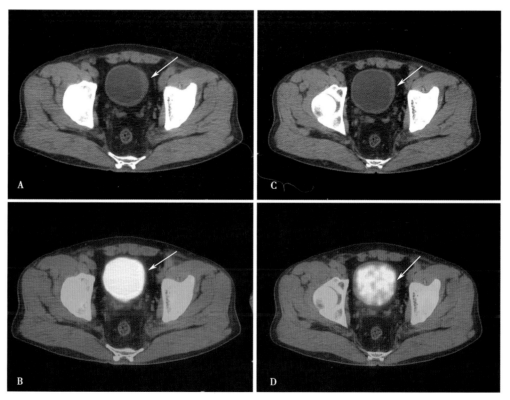

图 4-13-1　膀胱慢性炎 ^{18}F-FDG PET/CT 图像

A、B. 早期图像：膀胱左壁及后下壁弥漫性不均匀稍增厚，左侧壁为著，呈放射性相对减低区；C、D. 延迟图像：病灶同早期图像，放射性分布仍呈相对减低区

第 4 章

145

【手术所见】膀胱内三角区以及左右输尿管开口周围可见黏膜明显隆起，水草样，范围广，约2cm×2cm，周围膀胱黏膜充血明显。膀胱顶部以及前壁膀胱黏膜充血明显。

【组织病理学】（膀胱新生物）黏膜慢性炎，小区见衬覆上皮增生呈腺囊性膀胱炎样改变。

 点评

　　慢性膀胱炎主要由细菌感染所致，有尿频、尿急、尿痛等症状，但无高热，症状可持续数周或间歇性发作，使患者出现乏力、消瘦，出现腰腹部及膀胱会阴区不舒适或隐痛，有时会出现头昏、眩晕等神经衰弱症状。可分为腺性膀胱炎、间质性膀胱炎、滤泡性膀胱炎等。CT表现为：膀胱壁局限性或弥漫性增厚，黏膜层欠光整（为便于观察，需要膀胱充盈）。CT或PET/CT对于诊断局限性的慢性膀胱炎较困难，因为有时和早期膀胱癌或膀胱其他病变不好区分。而一般膀胱镜显示膀胱病灶更为清晰，可作出初步判断，但诊断最终还是以活检病理为金标准。

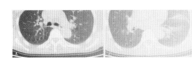

第14节　膀胱转移癌

患者男性，74岁。

【简要病史】胃癌根治术后4年，无痛性肉眼血尿1个月余。

【实验室检查】CA19-9 56.4U/ml↑，CA242 59.36U/ml↑，CA50 30.65U/ml↑，CEA、AFP、CA724、CA125均正常。

【其他影像学检查】增强CT：膀胱右后壁肿块，考虑膀胱癌。

【PET/CT图像分析】右侧壁及后下壁不均匀增厚，约5.6cm×4.0cm×3.8cm，放射性分布增高，SUVmax约12.9（图4-14-1）。

【手术所见】尿道通畅，膀胱颈未见明显抬高，膀胱右侧壁见肿瘤弥漫分布，充满整个右侧壁及后壁，基底宽。

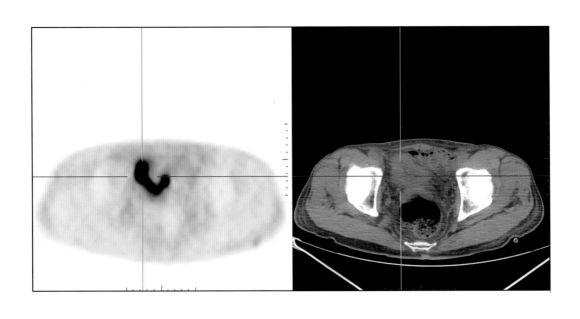

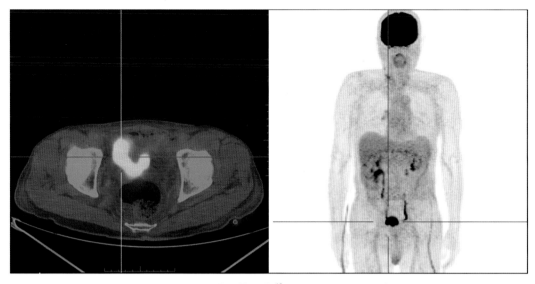

图 4-14-1　膀胱转移癌 ^{18}F-FDG PET/CT 图像

右侧壁及后下壁不均匀增厚，约 5.6cm×4.0cm×3.8cm，放射性分布增高，SUVmax 约 12.9

【组织病理学】（膀胱三角区及膀胱体右侧）中分化腺癌，结合病史及免疫组化结果，提示胃癌转移；免疫组化结果：CEA（＋），Ki-67（50%＋），CDX-2（＋），Villin（弱＋），CK7（＋），CK20（少量弱＋），P63（－），GATA3（－），Uropla-Ⅲ（＋），PSA（－）。

点评

　　膀胱转移癌发生率较低，有学者曾做过分析，女性多于男性。原发病灶主要来源于膀胱周围的邻近器官，男性应多考虑直肠癌、结肠癌，前列腺癌转移膀胱少见，受侵犯者屡见。女性膀胱转移癌中原发病灶主要是子宫附件的癌肿。也有报道胰腺癌、肺癌、黑色素瘤、乳腺癌、胃癌（同本病例）、默克细胞癌等转移至膀胱。本病例误诊的原因有：①由于膀胱转移癌发病率远低于膀胱原发癌，以泌尿系症状为主要临床表现者，易于忽视其继发性，是误诊的常见原因；②增强 CT 有一定的误导性；③未对胃癌病史重视。

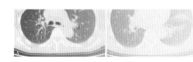

第15节　左腹股沟直疝

患者男性，69 岁。

【简要病史】无痛性肉眼血尿数月。

【其他影像学检查】CTU：膀胱左侧壁占位（图 4-15-1）。

【PET/CT 图像分析】膀胱左前方见条状软组织肿块伴中央低密度管道，与膀胱左前壁浆膜面相连，向下伸入左侧腹股沟管内，左腹股沟管增宽，最大断面约 3.7cm×3.5cm，上述病灶放射性分布未见明显异常；延迟显像病灶未见明显变化（图 4-15-2）。

【手术所见】未见明显膀胱内肿瘤，左侧腹股沟区腹壁下动脉内侧腹膜外脂肪经直疝三角外突，疝环大小 3cm×3cm。

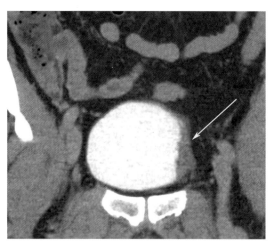

图 4-15-1 左腹股沟直疝 CTU
膀胱左侧壁见一充盈缺损区

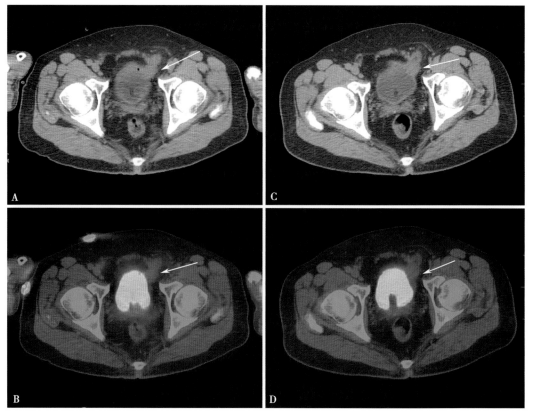

图 4-15-2 左腹股沟直疝 ¹⁸F-FDG PET/CT 图像

A、B. 早期图像：膀胱左前方见条状软组织肿块伴中央低密度管道，与膀胱左前壁浆膜面相连，向下伸入左侧腹股沟管内，左腹股沟管增宽，最大断面约 3.7cm×3.5cm，上述病灶放射性分布未见明显异常；C、D. 延迟图像：病灶同早期图像

 点评

  腹股沟直疝是疝囊经腹壁下动脉内侧，直接由腹股沟三角向前突出形成的疝。好发于年老体弱者，与直疝三角区的肌肉和筋膜发育不全、肌肉萎缩退化以及腹内压力升高等很多因素有关。腹股沟直疝约占腹股沟疝的 5%。其疝囊可以为膀胱壁的一部分（多为膀胱滑疝），该病例就是这种情况，

由于膀胱壁作为部分疝囊，我们在 CT 图像上显示为局部膀胱壁的增厚，很容易误认为占位，但我们仔细观察病灶的细微结构，并且发现葡萄糖代谢正常等信息，就可以作出良性病变的诊断。并且膀胱镜检查可以观察到膀胱内壁的情况，从而进一步排除膀胱癌的诊断。

第16节 膀胱尿路上皮重度异型增生

患者男性，35 岁。

【简要病史】体检发现膀胱肿物 1 个月余。

【其他影像学检查】超声：膀胱结节。

【PET/CT 图像分析】早期显像：膀胱充盈差。延迟显像：膀胱充盈佳，左侧壁见小结节影突向腔内，形状欠规则，边缘模糊，直径约 1.0cm，放射性略增高，SUVmax 约 1.5（图 4-16-1）。

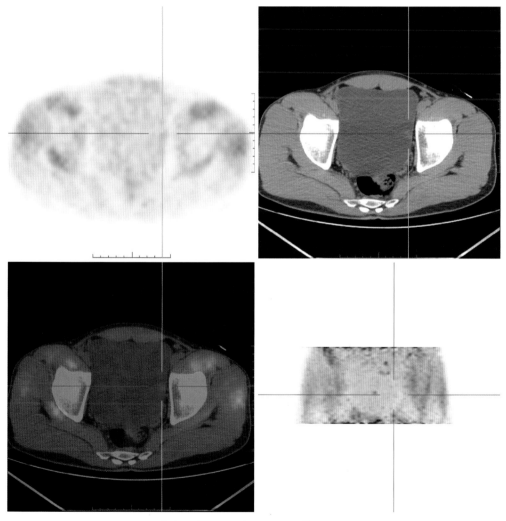

图 4-16-1 膀胱尿路上皮重度异型增生 ^{18}F-FDG PET/CT 图像

左侧壁见小结节影突向腔内，形状欠规则，边缘模糊，直径约 1.0cm，放射性略增高，SUVmax 约 1.5

【手术所见】尿道通畅，膀胱肿瘤位于左侧壁中份，直径约 1.0cm。

第 4 章

【组织病理学】（膀胱肿瘤）尿路上皮重度异型增生，伴内翻性生长，注意随访。免疫组化：p63（+），Uroplaki（伞细胞+），P53（+），CD44（+），CK7（+），CK5/6（基底细胞+），Ki-67（<5％+），CK20（-），SMA（-）。

 点评

　　膀胱尿路上皮异型增生：当尿路上皮细胞的非典型异型增生性改变不符合原位癌标准时，诊断为异型增生（低级别尿路上皮内瘤变）。异型增生分轻度异型增生和重度异形增生。异型增生区域常与较高级别的膀胱肿瘤有关，浸润性膀胱癌患者中，异型增生的发病率接近100%。无原位癌或浸润性膀胱癌的原发（新发）异型增生主要见于中年男性，其表现为膀胱刺激症状伴或不伴血尿。异型增生病变显示不同程度的细胞极性丧失，伴细胞核拥挤和细胞学异型性。这些细胞可能有轻度增大的细胞核、不明显的核仁以及极少的核分裂。异型增生病变中的尿路上皮厚度通常是正常的，但也可能增厚或变薄。对于异型增生PET/CT表现，可以表现为局部黏膜的完全正常或局部黏膜增厚或结节样的改变（本例），如果膀胱充盈不够，很容易出现漏诊的情况；而葡萄糖代谢往往正常。膀胱尿路上皮异型增生为癌前病变，预后好。

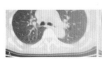 **第17节　膀胱低级别或高级别乳头状尿路上皮癌**

一、膀胱低级别乳头状尿路上皮癌

患者男性，68岁。

【简要病史】 反复无痛性肉眼血尿12天。

【实验室检查】 CA724 300U/ml↑，AFP、CA19-9（-）。

【其他影像学检查】 CTU：膀胱左后壁肿块（图4-17-1）。

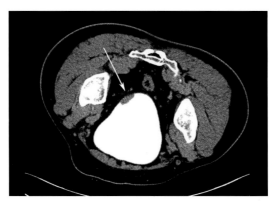

图4-17-1　膀胱低级别乳头状尿路上皮癌CTU
膀胱左后壁充盈缺损区

　　【PET/CT图像分析】 膀胱左后壁见结节影突起，约2.1cm×1.8cm，边缘不光整，放射性受尿液遮盖显示不清，延迟显像见膀胱左后壁结节显示清晰，放射性增高，SUVmax为14.0，结节内下缘与左输尿管下端相邻（图4-17-2）。

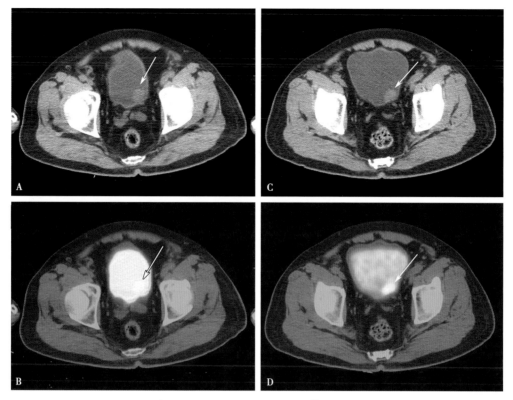

图 4-17-2　膀胱低级别乳头状尿路上皮癌 ^{18}F-FDG PET/CT 图像

A、B. 早期图像：膀胱左后壁见结节影，约 2.1cm×1.8cm，放射性受尿液遮盖显示不清；C、D. 延迟图像：膀胱左后壁结节显示清晰，放射性增高，SUVmax 为 14.0，结节内下缘与左输尿管下端相邻

【手术所见】前尿道明显狭窄，前列腺两侧叶及中叶增生，膀胱左壁见一直径约 2.5cm 菜花样肿瘤，基底广。

【组织病理学】（膀胱肿瘤）低级别乳头状尿路上皮癌。免疫组化结果：A：CK7（+），CK20（+），P63（+），P40（+），P53（部分+），Ki-67（约 10%+）；B：CK7（+），CK20（+），P63（+），P40（+），P53（+++），Ki-67（约 30%+）。

二、膀胱高级别乳头状尿路上皮癌

患者女性，62 岁。

【简要病史】无痛性肉眼血尿数月。

【其他影像学检查】超声：膀胱内实性低回声团块。CTU：膀胱癌，双侧输尿管下端开口受累（图 4-17-3）。

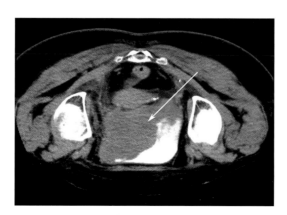

图 4-17-3　膀胱高级别乳头状尿路上皮癌 CTU

膀胱内见一约 10.8cm×7.4cm 肿块影，与膀胱左、后壁分界不清，双侧输尿管下端开口受累

【PET/CT 图像分析】膀胱左侧壁见一较大软组织肿块影，边缘分叶状，向膀胱左后方浸润，邻近脂肪间隙模糊，左输尿管下端受累，其上方积水扩张，肿块大小约 8.8cm×6.7cm×5.9cm，放射性分布增高，SUVmax 约 17.1，延迟显像 SUVmax 约 19.6（图 4-17-4）。

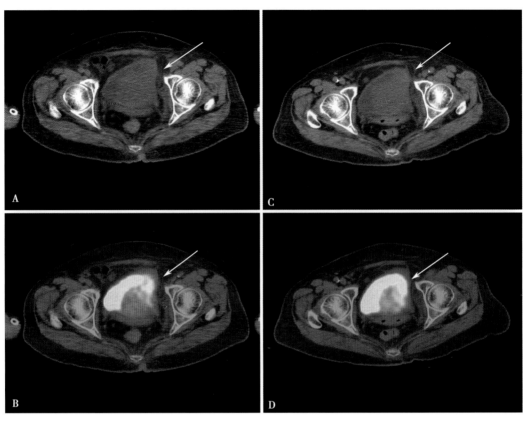

图 4-17-4　膀胱高级别乳头状尿路上皮癌 ^{18}F-FDG PET/CT 图像

A、B. 早期图像：膀胱左侧壁软组织肿块影，大小约 8.8cm×6.7cm×5.9cm，放射性分布增高，SUVmax 约 17.1；C、D. 延迟图像：膀胱肿块 SUVmax 约 19.6

【手术所见】尿道通畅，膀胱颈口抬高。膀胱左侧壁及前壁见一直径约 9cm 大小菜花样肿瘤，基底较宽，周边见多个泡状隆起，累及左输尿管开口。

【组织病理学】（膀胱新生物）高级别尿路上皮癌，浸润固有层。免疫组化结果：CK（＋），CK20（＋），Ki-67（30%＋），GATA3（＋）。

 点评

　　膀胱癌是指发生在膀胱黏膜上的恶性肿瘤，是泌尿系统最常见的恶性肿瘤。膀胱癌可发生于任何年龄，甚至于儿童。膀胱癌的病理类型包括膀胱尿路上皮癌、膀胱鳞状细胞癌、膀胱腺癌，其他罕见的还有膀胱透明细胞癌、膀胱小细胞癌、膀胱类癌。其中最常见的是膀胱尿路上皮癌，占膀胱癌患者总数的 90% 以上，通常所说的膀胱癌就是指膀胱尿路上皮癌，既往被称为膀胱移行细胞癌。常见的发病原因有：长期接触芳香族类似物、吸烟、体内色氨酸代谢异常、膀胱黏膜的长期刺激（如慢性感染）、药物（非那西汀类）及寄生虫等。主要临床表现为全程无痛性的肉眼血尿。CT 表现：平扫可见膀胱壁突向腔内的软组织密度肿块影，肿块大小不等、呈结节状、菜花状、分叶状或不规则形，基底部多较宽，部分可见点状或弧形钙化，膀胱壁局限性增厚僵硬，病变常发生于膀胱三角或两侧壁。增强扫描：早期肿块可以有均一强化，延迟扫描造影剂充盈膀胱时可见充盈缺损影。

PET/CT 图像中葡萄糖代谢常较高，一般膀胱充盈的延迟显像可以更好地显示病灶。需要与下列病变进行鉴别：①膀胱内阴性结石和血凝块：更换体位可有病变位置的改变，特别是膀胱癌合并血凝块时需要多次更换体位检查；②腺性膀胱炎：病灶表面较光滑，可有囊肿及蛋壳样钙化，膀胱外膜光滑，盆腔无肿大淋巴结，增强扫描与正常膀胱壁强化一致；③前列腺癌突入膀胱：前列腺增大，密度不均匀，多呈菜花状突入膀胱底部，双侧精囊角消失，可见精囊增大。

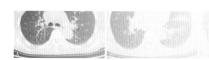

第 18 节　前列腺腺癌

患者男性，64 岁。

【简要病史】PSA 持续性升高 1 个月余。

【实验室检查】PSA 9.38ng/ml ↑，其余肿瘤标记物均未见异常。

【其他影像学检查】超声：前列腺稍增大。

【PET/CT 图像分析】前列腺稍增大，放射性分布不均匀轻度增高，SUVmax 约 3.2，延迟显像示放射性分布不均匀轻度增高，双侧份为著，SUVmax 约 3.4，未见明显局灶性肿块征象（图 4-18-1）。

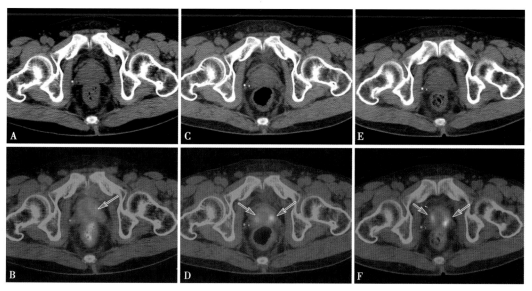

图 4-18-1　前列腺腺癌 ^{18}F-FDG PET/CT 图像

A、B. ^{18}F-FDG 早期图像：前列腺稍增大，放射性分布不均匀轻度增高，SUVmax 约 3.2；C、D. ^{18}F-FDG
延迟图像：前列腺稍增大，放射性分布不均匀轻度增高，双侧份为著，SUVmax 约 3.4；E、F. ^{18}F-胆碱图像：
前列腺稍增大，放射性分布不均匀轻度增高，双侧份为著，SUVmax 约 4.2

【手术所见】双侧髂血管及闭孔未及肿大淋巴结，前列腺大小约 5cm×4cm×3cm，前列腺与周围组织粘连明显，双侧精囊边界清楚。右侧肠管粘连于右侧腹壁。

【组织病理学】前列腺腺癌（GLEASON 评分 4+3=7），肿瘤多灶性，累及前列腺左右两叶，以右叶为主。免疫组化结果：Ki-67（3%＋），P63（－），P504S（＋），AR（＋），PAP（＋），PSA（＋），CK5/6（－），S（神经＋）。

点评

　　前列腺癌是指发生在前列腺的上皮性恶性肿瘤，病理类型包括腺癌（腺泡腺癌）、导管腺癌、尿路上皮癌、鳞状细胞癌、腺鳞癌。其中前列腺腺癌占 95% 以上，因此，通常所说的前列腺癌就是指前列腺腺癌。前列腺癌的发生与遗传因素有关。前列腺癌早期常无症状，随着肿瘤的增大，引起的症状可概括为两大类：压迫症状和转移症状。前列腺癌的恶性程度可通过组织学分级进行评估，最常用的是 Gleason 评分系统，依据前列腺癌组织中主要结构区和次要结构区的评分之和将前列腺癌的恶性程度划分为 2~10 分，分化最好的是 1+1=2 分，最差的是 5+5=10 分。CT 及 ^{18}F-FDG PET/CT 诊断前列腺癌的价值低于 MRI，主要用于前列腺癌分期、疗效评价等方面。随着放射性药物的发展，^{11}C（^{18}F）胆碱对于前列腺癌诊断价值大大提高。而近年来 ^{68}Ga-PSMA PET/CT 在前列腺癌诊断的敏感性、特异性、阳性预测值及阴性预测值方面均高于传统检查。

（刘长存　赵晋华）

生殖系统

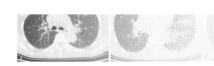

第1节 卵 巢 癌

一、卵巢浆液性癌

患者女性，62岁。

【简要病史】绝经15年，体检B超发现右侧盆腔占位。

【实验室检查】CA125 184.80U/ml ↑，CA153 16.9U/ml ↑，CYFRA21-1 5.59ng/ml ↑，NSE 16.79ng/ml ↑，CA724 7.89U/ml ↑。

【其他影像学检查】盆部MRI增强：盆腔偏右份见囊实性肿块影，大小约6.2cm×5.6cm×6.4cm，形态不规则，实性成分T_1WI呈稍低信号，T_2WI抑脂呈稍高信号，DWI呈高信号，增强后中等强化；囊性成分呈长T_1、长T_2信号，见分隔，未见强化（图5-1-1）。

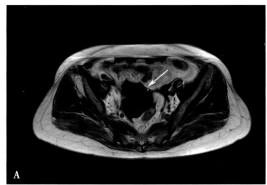
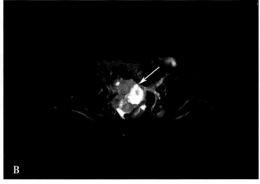

图 5-1-1　盆部 MRI 增强

盆腔偏右份见囊实性肿块影（箭头），形态不规则，实性成分T_1WI呈稍低信号，T_2WI抑脂呈稍高信号；囊性成分呈长T_1、长T_2信号，内见分隔，未见明显强化。A. T_1加权像；B. T_2加权像

【PET/CT图像分析】子宫后壁与右附件区肿块及子宫直肠陷窝结节相连，分界不清，子宫体其余部分密度及放射性分布未见明显异常。右附件区囊实性肿块，大小约5.9cm×5.6cm，肿块实性部分放射性增高，SUVmax为11.3，囊性部分呈放射性相对减低区，肿块内前方与子宫后壁分界不清。盆底左侧腹膜呈条片状增厚，放射性不均匀增高，SUVmax为5.4（图5-1-2）。

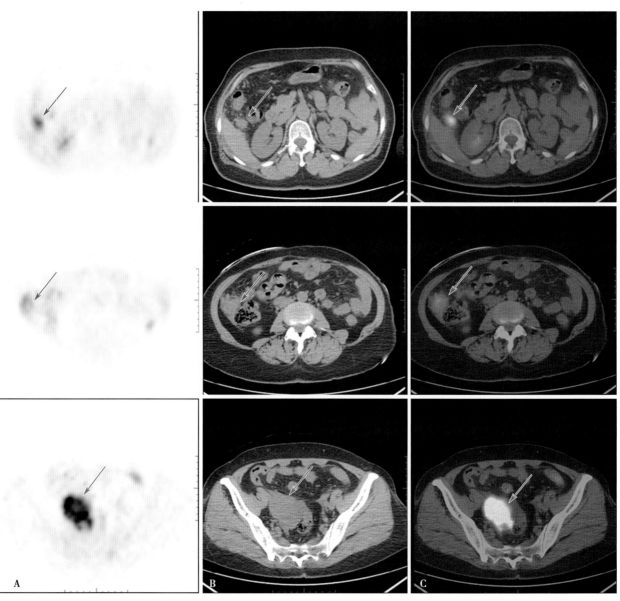

图 5-1-2 **卵巢浆液性癌 ⁱ⁸F-FDG PET/CT 显像**

右附件区囊实性肿块（红色箭头），实性部分放射性增高，SUVmax 为 11.3，囊性部分呈放射性相对减低区。右中腹区大网膜多发肿块（蓝色箭头），放射性增高，SUVmax 为 8.4。A. PET 图像；B. CT 图像；C. PET/CT 融合图像

【手术所见】右侧附件肿块 7cm×7cm×6cm，菜花样，与盆底及侧腹膜粘连。大网膜呈饼状，范围约 20cm×22cm×3cm。盆底直肠前壁片状种植灶，范围约 5cm×5cm×2cm。

【组织病理学】右卵巢高级别浆液性癌，脉管腔内查见癌栓。免疫组化结果：WT1（+），P53（+），ER（+），PR（局灶+），PAX-8（+），CK20（-），CK7（+），Ki-67（部分区 50%+），Villin（-），P16（-），CA125（-），CD10（-），CEA（-），Vim（-）。

点评

浆液性癌是卵巢恶性肿瘤中最常见的组织类型，为异源性，存在二元发生模式，分为低级别与高级别浆液性癌。高级别浆液性腺癌在卵巢浆液性腺癌中约占90%，往往确诊时已盆腔广泛扩散，合并多脏器受累。腹盆腔CT是最常用的检查方法，可以观察病灶内的微小脂肪、钙化及腹腔内病灶。恶性卵巢癌在CT上常表现为肿块，直径大于4cm，肿瘤壁厚度或囊腔分隔厚度可大于3mm，可伴有壁结节，增强扫描结节及实性部分有强化。MRI的动态增强曲线有利于鉴别卵巢良恶性肿瘤，恶性肿瘤一般呈速升 – 缓降型，峰值信号高于良性，达峰时间更早。卵巢浆液性癌的原发病灶和转移灶在 ^{18}F-FDG PET/CT 上均可表现为高代谢病灶，研究显示卵巢癌病灶的平均SUV最大值明显高于卵巢良性肿瘤的平均SUV最大值。该病例右侧卵巢癌病灶实性部分的 ^{18}F-FDG 摄取明显增高，符合卵巢癌的表现。 ^{18}F-FDG PET/CT 检查有助于探测卵巢癌的原发病灶及盆腔外、全身转移病灶。

二、卵巢癌新辅助化疗疗效评估

患者女性，65岁。

【简要病史】活动后气促2天。

【实验室检查】乳酸脱氢酶473U/L↑，CEA5.99ng/ml↑，CA19–9 66.91U/ml↑，CA153 50.83U/ml↑，CA125>5000U/ml↑，CYFRA21–1 7.5ng/ml↑，NSE 38.12ng/ml↑，C反应蛋白60.4mg/L↑。胸腔积液涂片中查见多量核深染异型细胞，倾向腺癌。

【其他影像学检查】下腹部CT增强：大网膜增厚伴多发结节影，双侧附件区见囊实性团块影，右侧较大，直径约4.7cm，与子宫分界不清。较多腹水。考虑恶性病变可能大（图5-1-3）。

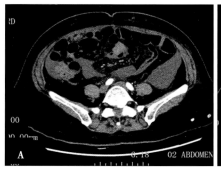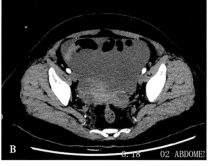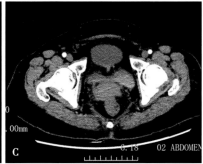

图 5-1-3 **盆部增强 CT**

大网膜增厚伴多发结节影，双侧附件区见囊实性团块影，右侧较大，与子宫分界不清。A. 大网膜层面 CT 图像；B. 右附件层面 CT 图像；C. 左附件层面 CT 图像

【PET/CT 图像分析】大网膜多发絮片状增厚，以中腹区较弥漫，放射性不均匀增高，SUVmax 为5.5；肠系膜弥漫性水肿增厚，放射性分布未见异常。肝周及盆腔少量积液。右侧附件区见不规则软组织肿块影，大小约4.4cm×3.2cm，密度不均匀，放射性分布不均匀增高，SUVmax 为7.1；左侧附件区结节影，以囊性密度为主，大小约2.6cm×2.4cm，边缘见结节状放射性分布增高区，SUVmax 为5.3。双附件病灶经子宫底部相连，子宫底部及子宫直肠陷窝腹膜呈不规则片状增厚，后缘与直肠前壁分界不清，放射性分布增高，SUVmax 为8.9。

第
5
章

【治疗与随访】患者经新辅助化疗 3 个疗程后，复查 ^{18}F-FDG PET/CT，后行卵巢癌根治手术。

【PET/CT 图像分析】双侧附件区见不规则囊实性肿块影，较大者位于右侧，大小约 3.2cm×3.3cm，实性部分放射性轻度增高，SUVmax 为 3.0。与前次 PET/CT 显像比较：双侧卵巢病灶较前缩小且放射性减低，大网膜病灶较前明显减少且放射性减低，子宫底部及子宫直肠陷窝腹膜病灶、右侧胸膜病灶基本消失；肝周及盆腔少量积液较前明显吸收。提示卵巢癌新辅助化疗有效（图 5-1-4）。

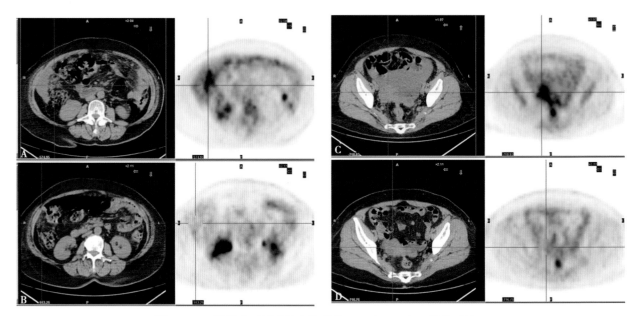

图 5-1-4　卵巢癌新辅助化疗前后 ^{18}F-FDG PET/CT 显像对比

治疗前 PET/CT 示大网膜多发絮片状增厚，放射性不均匀增高，SUVmax 为 5.5；右侧附件区肿块，密度不均匀，SUVmax 为 7.1。治疗后 PET/CT 示卵巢病灶较前缩小并放射性减低，大网膜病灶较前明显减少且放射性减低，盆腔积液较前明显吸收。A. 治疗前腹部 CT 及 PET 图像；B. 治疗后腹部 CT 及 PET 图像；C. 治疗前盆部 CT 及 PET 图像；D. 治疗后盆部 CT 及 PET 图像

【手术所见】子宫萎缩，子宫后壁与直肠前壁紧密粘连，右侧卵巢增大约 5cm，左侧卵巢约 3cm，大网膜可见种植结节，肝曲近肠管处大网膜呈饼状，肠系膜可见较多粟粒样种植结节。盆腹腔黄色液体。

【组织病理学】双侧卵巢高级别上皮性癌，免疫组化提示浆液性癌，肿瘤累及右侧输卵管。宫颈、宫体、双侧宫旁、左侧输卵管未见癌累及。大网膜、肠系膜种植灶、直肠前壁种植灶、右侧结肠沟腹膜种植灶均见浸润性种植。免疫组化结果：Ki-67（20%+），ER（60%+），PR（-），CK7（+），P53（+/-），WT1（+），PAX-8（+），CK20（-）。

 点评

上皮性卵巢癌（epithelial ovarian cancer，EOC）是妇科恶性肿瘤中最常见的死亡原因，是女性癌症第 5 大死亡原因。约 75% 的女性在诊断时即为Ⅲ期（病变扩散至腹腔各处或累及淋巴结）或Ⅳ期（病变扩散至更远处部位）。在根治性手术治疗前进行新辅助化疗，目的是减少围术期并发症的发病率和病死率，增加减瘤手术时完全切除肿瘤的可能，目前关于新辅助化疗是否适合用于 EOC 尚未统一认识，需要明确最可能从新辅助化疗中获益的患者亚组。

^{18}F-FDG PET/CT 可以用于判断卵巢癌患者新辅助化疗的疗效，有研究者对晚期卵巢癌患者化疗

前及新辅助化疗 3~6 个疗程后分别进行 PET/CT 检查，化疗后 SUV 最大值恢复正常的患者具有更好的预后，化疗 1 个疗程后 SUV 值下降超过 20%，3 个疗程化疗后 SUV 值下降超过 50% 被作为治疗有效的判断标准。本例患者经过 3 个疗程新辅助化疗后，双侧卵巢病灶、大网膜病灶及盆腔腹膜病灶的放射性摄取明显下降或基本消失，考虑治疗有效。

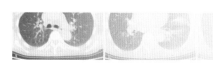

第 2 节 卵巢畸胎瘤

一、单侧卵巢畸胎瘤

患者女性，57 岁。

【简要病史】发热 1 个月，发现盆腔包块 5 天。

【实验室检查】NSE17.45ng/ml ↑，CA125 254.5U/L ↑，CEA 9.08ng/ml ↑，CA724 12.25U/ml ↑。

【其他影像学检查】阴道超声：盆腔巨大囊实性占位。盆部 MRI 增强：下腹正中及盆腔偏右见肿块，大小约 7.2cm×9.2cm×9.5cm，边界清楚，信号不均，内见脂肪信号，右侧壁、前壁及病灶中央见低信号结节，增强后右侧壁、前壁结节明显强化（图 5-2-1）。

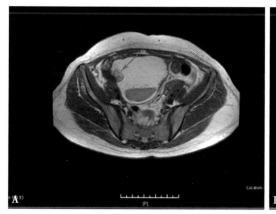
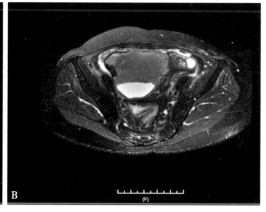

图 5-2-1 盆部 MRI 增强

下腹正中及盆腔偏右见肿块，边界清楚，信号不均，内见脂肪信号，右侧壁、前壁及病灶中央见低信号结节，增强后右侧壁及前壁结节明显强化。A. T₁ 加权像；B. T₂ 加权像

【PET/CT 图像分析】盆腔内右前份见大小约 10.1cm×8.9cm 混杂密度肿块，以脂肪密度为主，内见局部液性密度及钙化灶，放射性分布呈缺损区（图 5-2-2）。大网膜、肠系膜及腹膜多发絮状或条片状增厚灶，放射性增高，SUVmax 为 11.1（图 5-2-3）。

【手术所见】腹腔内少量淡血性腹水，大网膜与肠管、左侧附件粘连致密，分界不清，质地僵硬，呈饼状固定于腹壁，分解粘连后见子宫中位，大小正常，表面光滑，右附件与小肠、结肠粘连位于盆腔右侧，右侧输卵管增粗僵硬，右侧卵巢增大，内见直径约 12cm 囊肿，囊腔内含黄绿色油脂、毛发、头皮等。

【组织病理学】（右侧卵巢）囊性畸胎瘤，囊壁广泛变性坏死，未见明确的未成熟部分，并见异物肉芽肿形成。免疫组化结果：AE1/AE3（+），CK7（灶+），Ki-67（+），KP-1（组织细胞+），ER（－），PR（－），SMA（+），DES（+）。（部分大网膜）纤维脂肪组织伴血管扩张充血。抗酸染色（－）。

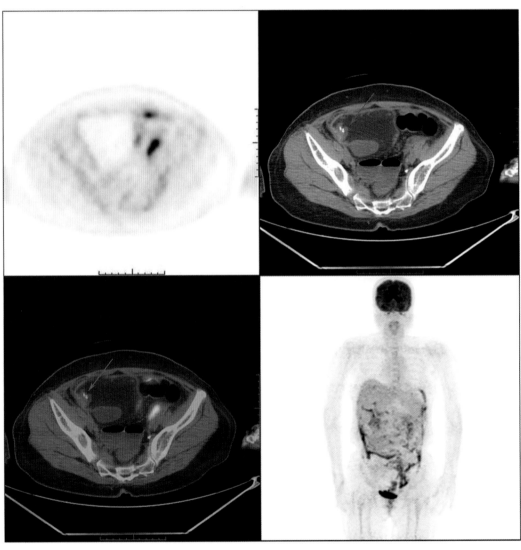

图 5-2-2 右卵巢畸胎瘤 ^{18}F-FDG PET/CT 显像（盆部层面）

盆腔右前份见混杂密度肿块，以脂肪密度为主，内见局部液性密度及钙化灶，放射性分布呈缺损区

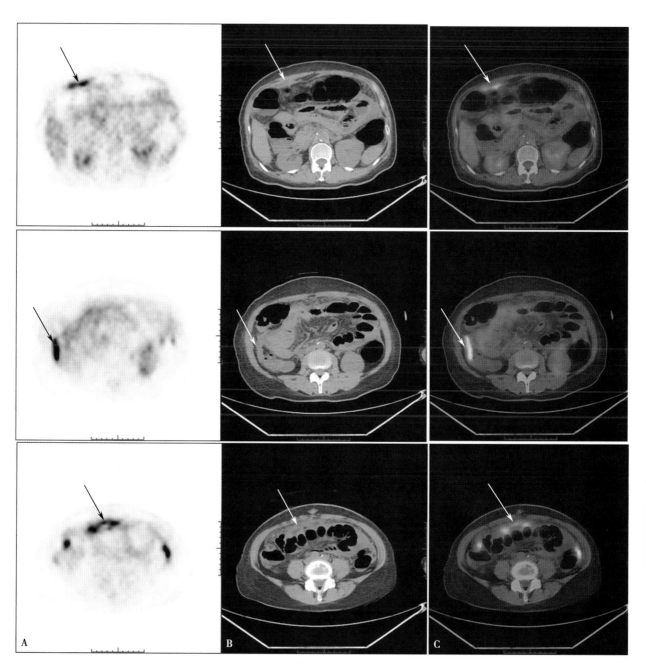

图 5-2-3 右卵巢畸胎瘤 ^{18}F-FDG PET/CT 显像（腹部层面）

大网膜、肠系膜及腹膜多发絮状或条片状稍增厚灶，放射性增高，SUVmax 为 11.1。A. PET 图像；B. CT 图像；C. PET/CT 融合图像

> 🧠 **点评**
>
> 畸胎瘤是生殖细胞肿瘤中最常见的类型，是指向体细胞型细胞群（通常包括来源于外胚层、内胚层和中胚层的细胞群）分化的肿瘤，该细胞群可以是成体发育或胚胎发育的。畸胎瘤分为 4 类：成熟型（良性）、未成熟型（恶性）以及单胚层或高度特异性畸胎瘤。大多数畸胎瘤为囊性，肉眼外观特征为多囊包块，包含头发、牙齿和（或）皮肤混合了脂质、黏稠且常散发恶臭的物质。
>
> ^{18}F-FDG PET/CT 在鉴别卵巢良性畸胎瘤和恶性畸胎瘤方面具有较高的诊断准确性。良性畸胎瘤一般摄取 ^{18}F-FDG 较低，恶性畸胎瘤摄取 ^{18}F-FDG 较高。有研究显示，以 SUV 最大值 3.6 为 Cut-off

第 5 章

值时，^{18}F-FDG PET/CT 鉴别良恶性畸胎瘤的敏感性为 100%，特异性为 81%，阳性预测值为 80%，阴性预测值为 100%，诊断准确性为 89%。然而，当成熟型畸胎瘤中有大量中枢神经系统组织时，肿瘤可以表现为 ^{18}F-FDG 高摄取。恶性畸胎瘤可以出现淋巴结及卵巢外器官的转移，当 PET/CT 显示胸部、腹部等多处 ^{18}F-FDG 摄取增高时，需要考虑恶性畸胎瘤的转移。本例患者为成熟型畸胎瘤，在 ^{18}F-FDG PET/CT 显像上为放射性缺损区，符合良性畸胎瘤的表现。MRI 可以清晰显示畸胎瘤中的脂肪成分，在畸胎瘤的诊断中具有较高的价值，因此 PET/MRI 在诊断卵巢畸胎瘤方面的价值可能优于 PET/CT。

畸胎瘤破裂可导致脂类物质流入腹腔，随后发生肉芽肿性反应（化学性腹膜炎）导致腹膜致密粘连。本例患者 PET/CT 显像提示大网膜、肠系膜及腹膜多发絮状或条片状稍增厚，^{18}F-FDG 摄取增高。术中见大网膜与肠管、左侧附件粘连致密，考虑 ^{18}F-FDG 增高的原因为大网膜炎性反应，术后病理结果符合炎症表现。

二、双侧卵巢囊性畸胎瘤

患者女性，32 岁。

【简要病史】月经间期阴道少量出血，持续 3~4 天。

【实验室检查】血清 CA125 340.20U/ml ↑。

【其他影像学检查】阴道超声示左卵巢畸胎瘤可能，右卵巢内混合块，紧贴右卵巢旁混合块。MRI 示左、右侧附件区分别见约 4.9cm×4.0cm、2.8cm×2.8cm 囊实性占位，边缘较清楚，部分囊壁不均匀结节样增厚和囊内见壁结节，囊内呈 T_1WI 低信号，T_2WI 不均匀高信号，左侧病变内见分层现象，增强后囊壁及结节强化。右侧附件区另见约 2.7cm 类圆形占位，边缘清楚，内见片状脂肪信号，增强后病灶内条片样强化影（图 5-2-4）。

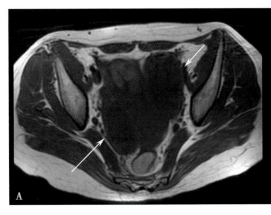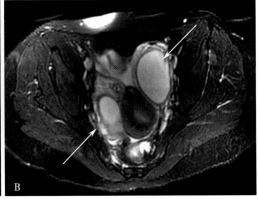

图 5-2-4 盆腔 MRI

双侧附件区囊实性占位，边缘较清楚，部分囊壁不均匀结节样增厚和囊内见壁结节，囊内呈 T_1WI 低信号，T_2WI 不均匀高信号。A. T_1 加权像；B. T_2 加权像

【PET/CT 图像分析】左侧附件区见一囊实性肿块影，大小约 6.3cm×4.8cm，壁稍厚，囊壁呈环状放射性分布不均匀增高，SUVmax 约 13.7；右附件区见一囊实性肿块影，大小约 5.8cm×3.7cm，壁稍厚，其内密度稍欠均匀，囊壁放射性分布不均匀增高，SUVmax 约 9.6；右附件区肿块下方另见一混杂密度肿块影，大小约 3.9cm×3.3cm，内以液性密度为主，下份见结节状成熟脂肪组织及点状钙化，放射性分布相对减低（图 5-2-5）。

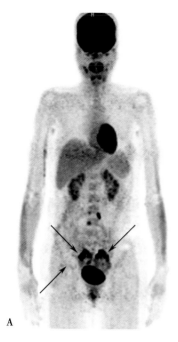
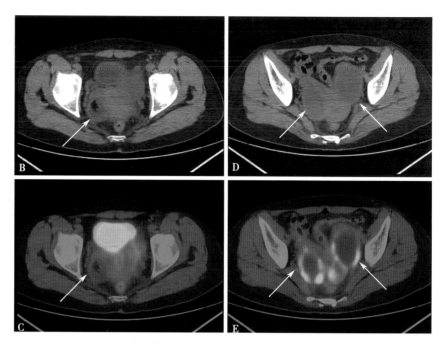

图 5-2-5 双侧卵巢囊性畸胎瘤 ^{18}F-FDG PET/CT 显像

左侧附件区见一囊实性肿块影，壁稍厚，囊壁呈环状放射性分布不均匀增高，SUVmax 约 13.7；右附件区见一囊实性肿块影，壁稍厚，其内密度稍欠均匀，囊壁放射性分布不均匀增高，SUVmax 约 9.6；右附件区肿块下方另见一混杂密度肿块影，以液性密度为主，下份见结节状成熟脂肪组织及点状钙化，放射性分布相对减低。A. MIP 图；B、D. CT 图；C、E. PET/CT 融合图

【手术所见】盆腔内少量腹水约 20ml，右侧卵巢大小 3~4cm 与右侧盆壁及右侧输卵管致密粘连固定，子宫后位与道格拉斯窝呈膜状粘连，左侧卵巢见 2~3cm 坏死组织，剥离坏死组织后仅见极少量卵巢皮质残留。

【组织病理学】左侧囊性成熟性畸胎瘤，右侧未成熟畸胎瘤（1 级，低级别）。

 点评

　　卵巢畸胎瘤为卵巢最常见的良性肿瘤，高发年龄为 20~40 岁，手术为主要治疗方式。根据组织学特点，可分为成熟性畸胎瘤和未成熟性畸胎瘤。成熟性畸胎瘤占所有卵巢肿瘤的 10% ~20%，占卵巢生殖细胞肿瘤的 85% ~97%，恶变率为 1% ~2%，最常见的恶变组织学表现为鳞状上皮细胞转变成鳞状细胞癌。^{18}F-FDG PET/CT 检查中成熟性畸胎瘤通常无放射性摄取，但该病例中左侧卵巢囊性病灶呈环状放射性不均匀增高，右侧附件区另一病灶见成熟脂肪组织及点状钙化伴放射性减低，不符合一般畸胎瘤 ^{18}F-FDG PET/CT 显像的常见表现，且肿瘤指标 CA125 升高，容易误诊为卵巢恶性肿瘤。

第 3 节　卵巢淋巴瘤

患者女性，45 岁。

【简要病史】绝经 1 年，乏力、食欲缺乏、下腹胀痛 4 个月。

【实验室检查】乳酸脱氢酶 1662.0U/L ↑；CA125 240.60U/ml ↑，NSE 62.58ng/ml ↑。

【其他影像学检查】阴道超声示盆腔见巨大低回声肿块，大小15.6cm×9.4cm×14.2cm，内部及周边均见血流分布，血流阻力指数0.43，搏动指数0.60。盆腔内少量积液，无回声。

【PET/CT图像分析】盆腔内见巨大肿块，密度不均，上缘达L4/5椎间隙水平，下部约平膀胱，大小约16.0cm×11.0cm×18.5cm，放射性分布增高，SUVmax为22.3，肿块中央见片状低密度区，呈放射性减低区；肿块与子宫上缘分界不清。肿块左旁见多发软组织密度结节，最大约2.3cm×1.6cm，放射性增高，SUVmax为12.3（图5-3-1）。右肺门淋巴结放射性轻度增高，SUVmax为1.7；前纵隔胸骨后软组织密度肿块，大小约2.3cm×0.9cm，放射性分布增高，SUVmax为11.8；前纵隔血管前及气管右

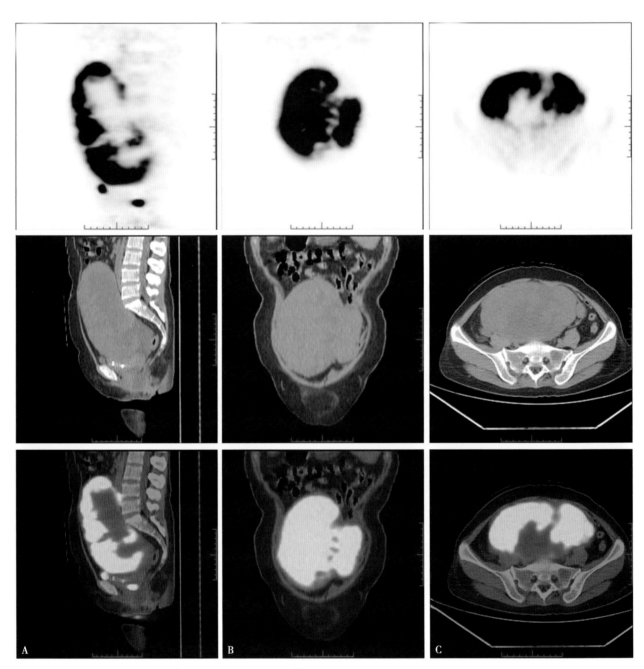

图5-3-1 卵巢淋巴瘤 ^{18}F-FDG PET/CT 显像（盆部层面）

盆腔内见巨大肿块，密度不均，放射性分布增高，SUVmax为22.3，肿块中央见片状低密度区，呈放射性减低区；肿块与子宫上缘分界不清。肿块左旁见多发软组织密度结节，放射性增高，SUVmax为12.3。A.矢状位；B.冠状位；C.横断位

前多发淋巴结影，最大直径约 8mm，放射性增高，SUVmax 为 5.6。胃体大弯黏膜欠规整、局部似有隆起，放射性分布增高，SUVmax 为 3.0。肝胃韧带、肠系膜及腹主动脉周围多发肿大淋巴结影，较大者约 2.0cm×2.4cm，放射性分布增高，SUVmax 为 15.4（图 5-3-2）。

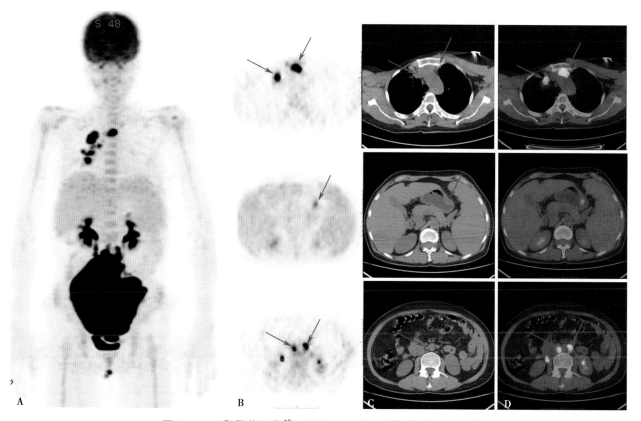

图 5-3-2　**卵巢淋巴瘤 ^{18}F-FDG PET/CT 显像（胸腹部层面）**

右肺门淋巴结放射性轻度增高，SUVmax 为 1.7；前纵隔胸骨后软组织密度肿块，放射性分布增高，SUVmax 为 11.8；前纵隔血管前及气管右前另见多发淋巴结影，放射性增高，SUVmax 为 5.6。胃体大弯黏膜欠规整、局部似有隆起，放射性分布增高，SUVmax 为 3.0。肝胃韧带、肠系膜及腹主动脉周围多发肿大淋巴结影，放射性分布增高，SUVmax 为 15.4。
A. MIP 图像；B. PET 图像；C. CT 图像；D. PET/CT 融合图像

【手术所见】右卵巢肿瘤约 15cm，表面尚光滑，破口处约 0.5cm，肿瘤与乙状结肠致密粘连浸润。

【组织病理学】（右卵巢）弥漫性大 B 细胞恶性淋巴瘤（倾向非生发中心细胞样亚型）。免疫组化结果：CD20（+），CD3（−），CD5（−），CD23（−），CD43（−），Ki-67（70%+），CD99（−），TDT（−），MPO（−），CyclinD-1（−），CD10（−），CD138（−），CD38（−），CD56（−），CD79α（+），Bcl-2（少数+），Bcl-6（弱+），Mum-1（30%+）。（部分肠管切除标本肠壁）弥漫性大 B 细胞恶性淋巴瘤（倾向非生发中心细胞样亚型）。

胃镜取胃体大弯隆起性病灶病理检查：固有膜有弥漫性圆形细胞浸润，免疫组化显示 B 细胞型伴高增殖指数，弥漫性大 B 细胞淋巴瘤（非生发中心细胞样亚型）可能大。

【治疗及随访】患者术后行 4 个疗程 R-CHOP 化疗，为评估疗效再次行 PET/CT 检查。

【PET/CT 图像分析】与治疗前 PET/CT 相比，盆腔巨大肿块已切除，胃壁局部增厚区消失，肝胃韧带淋巴结放射性分布恢复正常，腹膜后淋巴结较前增大，盆部肠系膜淋巴结为新增病灶；右肺上叶一枚肿块较前增大并放射性增高，SUV 最大值为 24.1，余结节及实变影较前部分吸收；纵隔内淋巴结恢复正常；左肱骨病灶放射性分布恢复正常；右前胸壁皮下病变放射性分布较前增高。综合考虑病情进展，Deauville 评分为 5 分（图 5-3-3）。

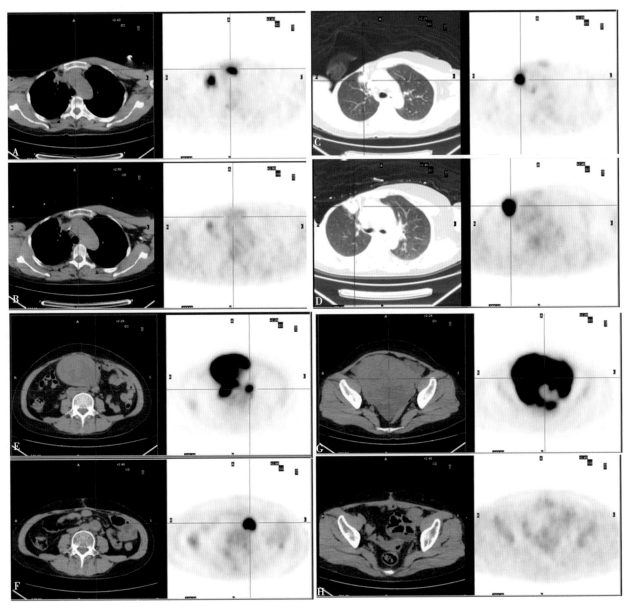

图 5-3-3 卵巢淋巴瘤化疗前后 ^{18}F-FDG PET/CT 显像对比

右肺上叶前段肿块，边缘分叶状、毛糙，放射性分布增高，SUVmax 为 24.1；腹主动脉旁、左髂血管旁及盆部肠系膜多发肿大淋巴结影，放射性分布增高，SUVmax 为 21.0。与治疗前 PET/CT 相比：右肺上叶肿块较前增大并放射性增高，腹膜后淋巴结较前增大，盆腔巨大肿块已切除，纵隔内淋巴结放射性摄取恢复正常。A.治疗前纵隔层面 CT 及 PET 图；B.治疗后纵隔层面 CT 及 PET 图；C.治疗前肺部肿块 CT 及 PET 图；D.治疗后肺部肿块 CT 及 PET 图；E.治疗前腹部 CT 及 PET 图；F.治疗后腹部 CT 及 PET 图；G.治疗前盆部 CT 及 PET 图；H.治疗后盆部 CT 及 PET 图

点评

　　弥漫性大 B 细胞淋巴瘤（diffuse large B cell lymphoma，DLBCL）是非霍奇金淋巴瘤（non-Hodgkin lymphoma，NHL）最常见的组织学亚型，约占 NHL 患者的 30%。卵巢是 DLBCL 不常见的受累部位，临床症状常表现为有疼痛的腹部或盆腔肿块。卵巢淋巴瘤常发生于绝经期前，好发年龄为 30~40 岁，绝大多数为 NHL。卵巢 DLBCL 的预后差，2 年和 5 年生存率约为 40%。临床表现无特异性，可伴或不伴腹部肿块、腹胀、阴道出血、闭经、月经不规则等症状，腹水是最常见的表现。绝大多数卵巢淋巴瘤为双侧病灶。CT 表现为相对均匀密度的肿块，圆形、轮廓清晰或呈分叶状，没有明显坏死、出血及钙化，相对乏血供。MRI 表现为实性肿块，T_1WI 低信号，T_2WI 等或稍高信号，增强后轻到中度强化，部分呈环形强化。DLBCL 是典型的 ^{18}F-FDG 高亲和性淋巴瘤，PET/CT 上病灶表现为 ^{18}F-FDG 高摄取。PET/CT 对全面评价 DLBCL 肿瘤负荷情况以及发现全身隐匿性病灶有重要意义，PET/CT 在探测结外病变方面的敏感性和特异性明显高于增强 CT，被 NCCN 指南推荐用于DLBCL 治疗前的分期。

　　本病例 ^{18}F-FDG PET/CT 除发现盆腔肿块之外，更为重要的是探测到盆腔以外的病灶，包括前纵隔肿块及胸腹部多发肿大淋巴结，为临床评估全身病灶负荷以及准确分期提供了重要依据。与盆腔 CT 和 MRI 比较，这是 ^{18}F-FDG PET/CT 全身显像独特的优势。^{18}F-FDG PET/CT 在 DLBCL 疗效评估方面具有重要价值，NCCN 指南推荐使用 Deauville 5 分量表对淋巴瘤患者的 PET/CT 图像进行分析。这一评价方法在一定程度上减低了因诊断医师主观判断带来的错误阳性值。1~3 分判定为阴性的 PET 结果，4~5 分判定为阳性的 PET 结果。5 分代表疾病进展。本例患者第二次 PET/CT 显像发现了新增的盆部肠系膜淋巴结病灶，右肺上叶一枚肿块较前增大并放射性增高，右前胸壁皮下病变放射性分布较前增高，因此综合判定为病情进展，Deauville 评分为 5 分。

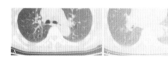

第 4 节　卵巢囊腺瘤

患者女性，46 岁。

【简要病史】发现盆腔占位 2 周。

【其他影像学检查】盆部 CT 增强：子宫右前方实性肿块，大小约 4.6cm×5.0cm，动脉期 CT 值约 70HU，静脉期 CT 值约 94HU，边界清晰；左侧附件区囊性肿块，大小约 5.6cm×3.8cm，囊壁明显强化。盆部 MRI 增强：子宫右前壁见软组织肿块突出于宫体表面，大小 3.8cm×3.7cm，T_1WI 呈等信号，T_2WI 呈稍低信号，增强后见均匀强化。子宫左后方囊状信号影，见分隔，大小约 5.4cm×3.6cm，T_1WI 呈稍低信号，T_2WI 呈稍高信号，增强后未见明显强化。盆腔少量腹水。

【PET/CT 图像分析】子宫体积偏大，宫腔放射性轻度增高，SUV 最大值为 2.6；子宫右前方见稍高密度肿块影，大小约 3.7cm×4.1cm，边界欠清，与子宫右前壁相连，放射性分布与子宫实质一致。子宫左后方见约 3.6cm×5.3cm 囊性肿块，囊壁放射性略增高，SUVmax 为 1.2，肿块中央部分呈放射性缺损区（图 5-4-1）。

【手术所见】子宫前位，正常大小，前壁见浆膜下肌瘤直径 4cm，左侧卵巢囊肿表面光滑，直径 5cm。

【组织病理学】（左卵巢）浆液性囊腺瘤，子宫平滑肌瘤。

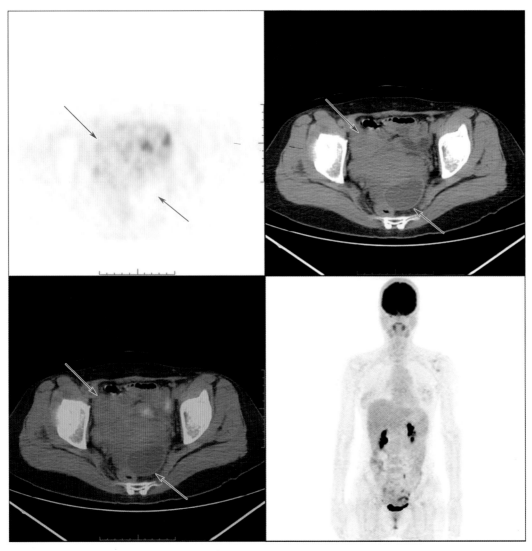

图 5-4-1 **卵巢囊腺瘤 ^{18}F-FDG PET/CT 显像**

子宫右前方见稍高密度肿块影（红色箭头），边界欠清，与子宫右前壁相连，放射性分布与子宫实质一致。
子宫左后方见囊性肿块（蓝色箭头），囊壁放射性略增高，SUVmax 为 1.2，肿块中央部分呈放射性缺损区

点评

　　卵巢囊腺瘤是来源于上皮的肿瘤，分为浆液性囊腺瘤和黏液性囊腺瘤，其中浆液性囊腺瘤是最常见的良性卵巢肿瘤，表现为薄壁、单房或多房，直径可从 5cm 到大于 20cm。浆液性囊腺瘤在 CT 上表现为囊性占位，囊壁光整清晰，囊壁和分隔厚薄不均，但厚度一般不超过 3mm，囊壁和分隔可出现钙化。浆液性囊腺瘤在 MRI 上表现为 T_1WI 低信号，T_2WI 高信号。在 ^{18}F-FDG PET/CT 上浆液性囊腺瘤的囊性部分通常表现为代谢减低区，囊壁可呈代谢正常或轻度增高。有研究显示，卵巢良性肿瘤的平均 SUV 最大值为 2.48，显著低于卵巢恶性肿瘤。

　　子宫平滑肌瘤是最常见的子宫良性肿瘤，在生育期妇女中的发病率为 20%~40%。研究显示，子宫平滑肌瘤在 ^{18}F-FDG PET/CT 显像上 SUV 最大值范围为 4~31，大约有 10% 的子宫平滑肌瘤可以表现为 ^{18}F-FDG 高摄取（SUVmax ≥ 6）。本例患者的子宫平滑肌瘤放射性摄取与子宫实质放射性摄取一致。

　　MRI 在盆腔具有良好的空间分辨率和软组织对比度，因此在妇科肿瘤的诊断方面具有突出的优势，PET/MRI 可以结合 PET 和 MRI 二者的长处，在妇科肿瘤的应用方面具有巨大潜力。

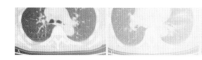

第5节 卵黄囊瘤

患者女性，27岁。

【简要病史】体检超声发现左卵巢占位。

【实验室检查】血清 AFP 3000ng/ml ↑；血清 CA125 35.40U/ml ↑；血清 NSE 36.09ng/ml ↑。

【其他影像学检查】阴道超声提示左卵巢内见弱回声区，大小 2.4cm×2.5cm×2.1cm，形态规则，边界清晰，囊壁血流不明显；宫体右侧见中等回声区，大小 7.3cm×5.3cm×6.5cm，形态规则，边界清晰，边缘血流呈星点状。MRI示：右侧附件区可见类圆形囊实性异常信号影，T_1WI 等信号及低信号，T_2WI 高信号及稍高信号，信号不均，大小约 6.8cm×5.4cm×6.6cm，增强后边缘及实性成分明显环状强化。左卵巢可见囊性灶，直径 1.9cm，增强后未明显强化。

【PET/CT 图像分析】子宫形态稍欠规则，子宫右前方见囊实性肿块影，大小约 8.5cm×5.6cm×6.4cm，边界尚光整，后缘与子宫前壁分界欠清，肿块密度不均匀，大部分呈囊性密度，实性部分（囊壁为主）放射性不均匀增高，SUVmax 约 8.6；子宫左后方见左附件形态不规则，上份呈稍低密度影，直径约 2.0cm，放射性小条状稍增高，SUVmax 约 2.9，下份见混杂稍高密度结节，边缘呈环状高密度，放射性环状略增高，SUVmax 约 1.8，中央呈放射性缺损区。盆腔少量积液。盆腔及腹股沟未见明显肿大淋巴结（图 5-5-1）。

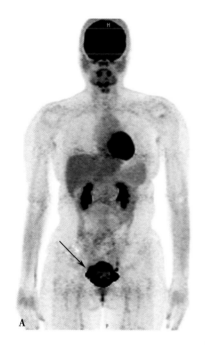

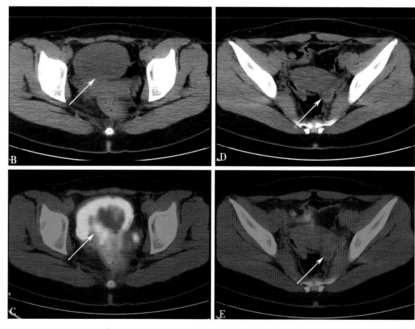

图 5-5-1 卵黄囊瘤 ^{18}F-FDG PET/CT 显像

子宫形态稍欠规则，子宫右前方见囊实性肿块影，边界尚光整，后缘与子宫前壁分界欠清，肿块密度不均匀，大部分呈囊性密度，实性部分（囊壁为主）放射性不均匀增高，SUVmax 约 8.6；子宫左后方见左附件形态不规则，上份呈稍低密度影，放射性稍增高，SUVmax 约 2.9，下份见混杂稍高密度结节，边缘呈环状高密度，放射性环状略增高，SUVmax 约 1.8，中央呈放射性缺损区。A. MIP 图像；B、D. CT 图像；C、E. PET/CT 融合图像

【手术所见】子宫前位，形态规则，右侧附件实质性肿块直径 7cm，包膜完整，活动度好，左侧卵巢见囊肿直径 3cm，内含巧克力样囊液，盆腔淡黄腹水 100ml，肠管表面、系膜、肝脾表面光滑，网膜未见异常，盆腔淋巴结未见明显肿大。

【组织病理学】右侧卵黄囊瘤；左侧卵巢内膜样囊肿。免疫组化结果：CK（+），CK7（-），Vim（灶+），AFP（+），CEA（小灶+），CD30（-），α-inhibin（个别阳性），OCT3/4（-），EMA（小灶+），

WT1（小灶浆＋），Ki-67（约80％＋），PLAP（－），特殊染色结果：PAS（＋）。

点评

卵黄囊瘤又称内胚窦瘤，是一种发生于胚外内胚层卵黄囊、恶性程度极高的肿瘤，80％发生于生殖腺内，10％~20％发生于生殖腺外。^{18}F-FDG PET/CT显像中PET可见局部病灶代谢异常增高，CT可见病灶以囊实性肿物居多，实性部分CT增强后明显强化，当合并肿瘤指标AFP显著升高时，可以高度提示该诊断。该病例中^{18}F-FDG PET/CT在发现右侧附件区内胚窦瘤的同时还发现左侧附件区囊性病灶，两处病灶在PET/CT的表现不一，容易引起误诊，故需要鉴别诊断。

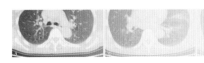

第6节 卵巢转移性癌

患者女性，44岁。

【简要病史】下腹胀痛8小时。

【实验室检查】WBC $11.33×10^9$/L↑，Hb 104.0g/L，CA50>154.00U/ml↑，CA242>220.00U/ml↑，CA19-9>2021.0U/ml↑，CA724 41.48U/ml↑，CEA 191.42ng/ml↑，CYFRA21-1 8.62ng/ml↑，SCC 25.40ng/ml↑，CA125 71.80U/ml↑

【其他影像学检查】CT示腹水（血性不能除外），腹膜广泛增厚，下腹部可疑囊样灶，直径约48mm，聚集肠管。阴道超声：双侧附件实性为主占位（卵巢来源可能），盆腹腔积液，子宫多发小肌瘤。

【PET/CT图像分析】胃窦大弯侧壁局部增厚，大小约3.5cm×3.2cm×2.2cm，黏膜面凹陷，放射性增高，SUVmax为6.8。中上腹区大网膜多发结节，最大约2.5cm×1.8cm，放射性增高，SUVmax为3.1；肠系膜弥漫云絮状稍增厚，盆底腹膜稍增厚，放射性不均匀略增高，SUVmax约2.3；肝门区、胰周、腹主动脉及下腔静脉旁多发淋巴结肿大，最大直径约1.1cm，放射性轻度增高，SUVmax为2.8。腹腔少量积液。子宫左前上、右前上方各见一囊实性肿块，左侧较大，约7.9cm×6.1cm，密度不均匀，局部伴高密度影，右侧肿块囊内可见液面分层，肿块实性区放射性不均匀增高，左侧肿块为著，SUVmax为9.6（图5-6-1）。

【手术所见】盆腔内游离积液约800ml，浅黄色。子宫增大，如孕7周大小，双侧卵巢囊实性肿块，大小约10cm×10cm×8cm，表面光滑。左侧卵巢可见一破裂口，见黄色内容物流出。胃大弯与大网膜粘连成饼状，触及5cm×5cm×4cm质硬块。距离回盲端20cm处结肠肠管内可触及大小约2cm×2cm×2cm的质硬块，距离约10cm处肠管内触及大小约2cm×1cm×2cm的质硬肿块。术中考虑卵巢恶性肿瘤（胃癌转移可能），行子宫全切＋双附件切除＋大网膜活检术。

【组织病理学】（右）卵巢恶性肿瘤，考虑低分化腺癌伴鳞样分化。肿块大小为11cm×8cm×4.5cm。左右宫旁组织未见肿瘤累及。另送大网膜结节为淋巴结转移性癌。免疫组化结果：CK20（腺＋），MUC-5AC（腺＋），PAX-8（－），P63（部分＋），P40（部分＋）。

（左）卵巢恶性肿瘤，考虑低分化腺癌伴鳞样分化，肿块大小为8.5cm×8cm×4cm。免疫组化结果：CK7（＋），CK20（腺＋），MUC-5AC（腺＋），CDX2（部分＋），CA125（灶＋），PAX-8（－），WT1（－），ER（－），P63（部分＋），P40（部分＋），Ki-67（60％＋）。

【胃镜病理】（窦体交界后壁）低分化癌，腺癌为主。

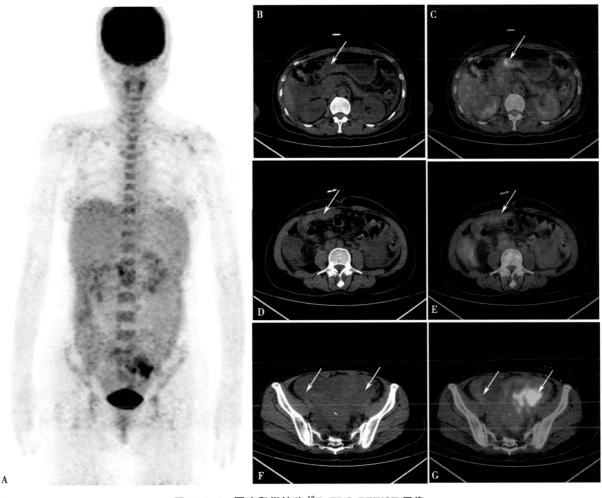

图 5-6-1　**胃癌卵巢转移 ¹⁸F-FDG PET/CT 显像**

胃窦大弯侧壁局部增厚，黏膜面凹陷，放射性增高，SUVmax 约 6.8。中上腹区大网膜多发结节，放射性增高，SUVmax 约 3.1；肠系膜弥漫云絮状稍增厚，盆底腹膜稍增厚，放射性不均匀略增高，SUVmax 约 2.3；子宫左前上、右前上方各见一囊实性肿块，密度不均匀，局部伴高密度影，肿块实性区放射性不均匀增高，SUVmax 约 9.6。A. MIP 图像；B、D、F. CT 图像；C、E、G. PET/CT 融合图像

点评

　　转移性卵巢癌（metastatic ovarian tumor，MOT）占所有卵巢恶性肿瘤的 6%～30%。其原发肿瘤最常见的来源部位为消化道。胃癌卵巢转移的发病年龄大多在绝经前，可能是由于生殖期卵巢血运丰富，排卵时卵巢表面定期破裂，为肿瘤的血行转移及种植提供有利条件。临床表现与原发性卵巢恶性肿瘤相似，可出现腹部包块、腹胀、腹痛、周围脏器压迫等症状。转移性卵巢癌的预后比卵巢原发性恶性肿瘤更差。胃癌的转移与其分化程度相关，恶性程度愈高，转移至卵巢的概率越大。原发肿瘤病史有助于诊断 MOT，然而一些患者是由于卵巢肿块的症状就诊，因此诊断存在一定困难。MOT 的影像学检查（CT及 MRI）结果没有明显的特异性，与原发性卵巢肿瘤类似。胃癌转移通常累及双侧卵巢，可表现为分叶状、实性肿块，偶尔为囊性。研究显示，胃癌原发病灶与卵巢转移灶的 ¹⁸F-FDG 摄取有明显的相关性。本例患者以腹胀发病，临床最初诊断为卵巢癌，全身 PET/CT 检查除了发现双侧卵巢病灶之外，还显示了胃窦部病灶、大网膜、肠系膜、腹膜多发病灶及肝门区、腹膜后多发淋巴结肿大。患者经胃镜检查确诊为胃癌，双侧卵巢提示为转移灶，术后该患者按胃癌进行化疗。当 ¹⁸F-FDG PET/CT 同时显示卵巢、胃或结肠的放射性摄取增高灶时，应该首先考虑卵巢转移性肿瘤而不是原发性卵巢癌。

第5章

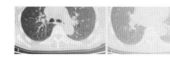

第7节 卵巢结核

患者女性，42岁。

【简要病史】下腹部疼痛2个月。

【实验室检查】CA125 81.13U/ml↑，血清γ谷氨酰基转移酶92.2U/L↑，结核感染T细胞（ESAT-6抗原）60↑，T-SPOT阳性。

【PET/CT图像分析】双附件结构欠清，局部条块状影，放射性增高，SUVmax约10.6，较大者约3.5cm×1.6cm，左附件区见一直径约3.0cm囊性密度影，呈放射性分布缺损区。大网膜、肠系膜多发絮状增厚，放射性略增高，SUVmax约1.1；肠系膜、腹主动脉及下腔静脉旁多发大小不等淋巴结影，较大者约3.5cm×2.4cm，内见液化坏死区，放射性分布不均匀增高，SUVmax约9.5（图5-7-1）。

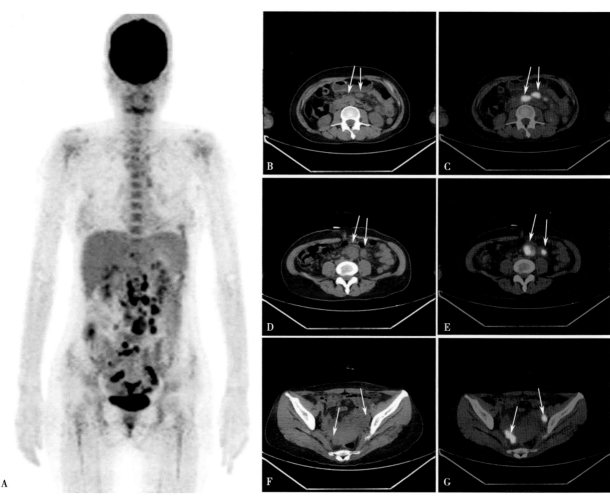

图5-7-1 卵巢结核 ¹⁸F-FDG PET/CT 显像
双附件结构欠清，局部条块状影，放射性增高，SUVmax约10.6。肠系膜、腹主动脉及下腔静脉旁多发大小不等淋巴结影，内见液化坏死区，放射性分布不均匀增高，SUVmax约9.5。A. MIP图像；B、D、F. CT图像；C、E、G. PET/CT融合图像

【手术所见】腹腔内密布米白色粟粒样小结节，范围包括广泛腹膜、大网膜、小肠表面、肝脏表面，腹腔内少量淡黄色腹水。

【组织病理学】（腹壁结节）慢性肉芽肿性炎。免疫组化结果：CD68（+），CK（–），Vim（+），S-100（–），WT1（–），CK5/6（–），D2-40（弱+），Calretinin（–）。

 点评

　　女性生殖道结核是最常见的肺外结核之一，仅次于淋巴结受累。女性生殖道结核以血行传播为主（肺结核），其次为直接蔓延（腹膜结核）。结核可以累及输卵管、子宫内膜及卵巢，但子宫肌层通常不受累。临床症状常较隐匿，无典型的结核中毒症状，常见症状如腹痛、腹胀、不孕、月经紊乱等。常被误诊为肿瘤而行腹腔手术。卵巢结核可伴有CA125升高，因为CA125是苗勒氏上皮来源的糖蛋白，正常情况贮存于细胞内，当组织受炎症或肿瘤等因素刺激后，细胞合成CA125增加；当细胞连接和细胞基膜被破坏后，CA125入血增多。

　　卵巢结核在CT上可表现为囊性或囊实性混合密度肿块。表现为囊性的卵巢结核，需要与卵巢囊肿、卵巢囊腺瘤鉴别。卵巢囊肿大部分呈圆形，边界清晰，直径一般小于5cm，囊壁较薄，光滑，增强可稍有强化。卵巢囊腺瘤呈薄壁囊性肿块，直径较大，常超过10cm。典型浆液性囊腺瘤表现为单房囊性肿块，典型黏液性囊腺瘤为多房囊性肿块，囊壁和间隔较薄，可同时见稍高密度的黏液成分和低密度的浆液成分。囊性卵巢结核的壁较厚，强化明显，液性密度均匀无分隔，病程较长的囊壁可见钙化。表现为囊实性的卵巢结核与卵巢囊腺癌较难鉴别，均可表现为囊实性肿块，实性部分强化，囊腔不强化，囊壁厚且不规则。囊腺癌的囊性部分较大，常见壁结节。卵巢结核的实性部分较大，为数个结核脓肿融合而成，壁结节不常见，病灶密度较高且伴钙化。结核病灶引起的巨噬细胞吞噬作用及其继发形成的肉芽肿会导致^{18}F-FDG摄取增加，因此在PET/CT上，卵巢结核病灶可表现为放射性摄取增高区。本例患者的卵巢病灶及淋巴结病灶均表现为^{18}F-FDG摄取增高区，符合结核病灶的表现。

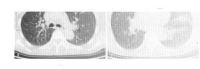

第8节　子宫癌肉瘤

患者女性，81岁。

【简要病史】绝经后阴道排液2个月。

【实验室检查】CEA 6.90ng/ml↑，NSE 39.51ng/ml↑。

【其他影像学检查】阴道超声提示子宫内膜增厚，呈团块状，大小约5.3cm×3.3cm×5.2cm。盆部MRI增强：子宫腔内见范围约6.1cm×5.3cm×6cm的肿块，T_2WI以稍高信号为主，夹杂有低信号，T_1WI呈混杂信号，增强后呈不均匀轻度强化。

【PET/CT图像分析】子宫宫腔内肿块，大小约5.5cm×5.3cm，密度不均匀，放射性不均匀增高，SUVmax为11.0，子宫肌层明显变薄。盆腔及腹股沟未见明显肿大淋巴结（图5-8-1）。

【手术所见】子宫前位，明显增大如孕3个月，表面尚光滑，双侧附件萎缩未见明显病灶。盆腔局部肠管粘连，肠管系膜、肝脾表面光滑，少量腹水。切除子宫后剖视见宫腔内直径5cm质韧肿块。

【组织病理学】子宫癌肉瘤，含横纹肌肉瘤成分（恶性中胚叶混合瘤），肿瘤浸润浅肌层约0.2cm（<1/3肌层）；脉管及神经未见明显侵犯，阴道切缘、子宫下段及双侧宫旁均未见肿瘤累及。免疫组化结果：Ki-67（60%+），CK（上皮+），Vim（+），CEA（–），Desmin（少数+），SMA（少数+），Caldesmon（极少散在+），Myogenin（部分+），MyoD1（少数+），S-100（极少+）。

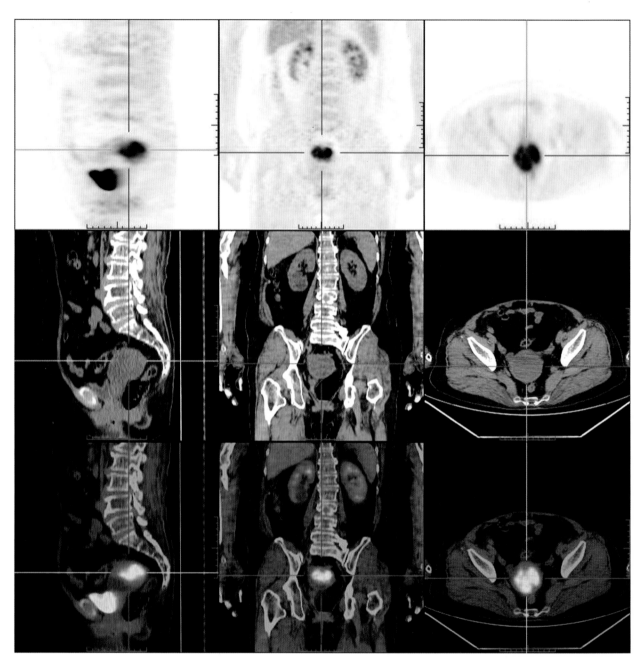

图 5-8-1　**子宫癌肉瘤 ^{18}F-FDG PET/CT 显像**

子宫宫腔内肿块，密度不均匀，放射性不均匀增高，SUVmax 为 11.0，子宫肌层明显变薄

🧠 **点评**

　　子宫癌肉瘤在子宫恶性肿瘤中占比不足 5%，以癌性（上皮组织来源）和肉瘤性（结缔组织来源）两种成分为特征。由于癌肉瘤在流行病学、危险因素及临床行为上与子宫内膜癌具有相似性，因此也被认为是子宫内膜腺癌的一种高危变异型。临床症状常表现为腹痛、阴道出血及迅速增大的子宫，根据临床表现不能区分癌肉瘤与子宫内膜癌或子宫肉瘤。在 CT 图像上，子宫癌肉瘤可以表现为边界不清的混杂密度肿块。在 MRI 检查中，子宫癌肉瘤表现为较大的息肉样肿块，增强扫描后肿块可呈长时间的强化。病灶在 T$_2$ 加权像上的信号常高于子宫肌层。在 ^{18}F-FDG PET/CT 上，子宫癌肉瘤病灶通常

表现为放射性摄取增高，有研究显示子宫癌肉瘤病灶的平均 SUV 最大值为 10 ± 5.5。^{18}F–FDG PET/CT 与 MRI 在探测子宫癌肉瘤原发灶的价值相当；在探测淋巴结转移方面，^{18}F–FDG PET/CT 尚不能取代 MRI 或淋巴结清扫术；但是在探测子宫外转移病灶方面，^{18}F–FDG PET/CT 具有明显的优势。

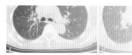

第9节　子宫平滑肌肉瘤

患者女性，47 岁。

【**简要病史**】子宫阔韧带肌瘤切除术后复查，阴道超声示盆腔多发性中低回声包块。

【**实验室检查**】血清 CA125 40.05U/ml ↑，其余肿瘤标志物正常。

【**其他影像学检查**】MRI 示盆腔多发肿块，T_1WI 呈等信号，T_2WI 呈稍高信号，DWI 上呈高信号，增强后有均匀明显强化，边缘清楚。宫体后壁 T_2WI 较低信号肿块，增强后较均匀强化，直径约 2.2cm。膀胱及附件未见异常（图 5-9-1）。

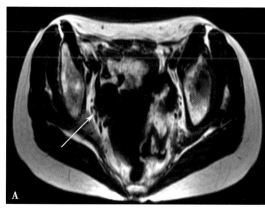
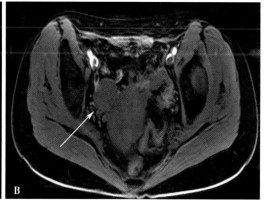

图 5-9-1　盆腔 MRI 增强

盆腔多发肿块，T_1WI 上呈等信号，T_2WI 上呈稍高信号，边缘清楚。A. T_1 加权像；B. T_2 加权像

【**PET/CT 图像分析**】双侧附件显示欠清，子宫上方及双侧旁见多发软组织密度结节及肿块影，部分边界欠清，较大者约 4.4cm×3.3cm，放射性不均匀增高，SUVmax 约 2.9。左中下腹区肠系膜肿块，大小约 3.5cm×2.7cm，密度欠均匀，与邻近肠管相邻，肠道未见明显梗阻征象，肿块放射性略增高，SUVmax 约 2.6（图 5-9-2）。

【**手术所见**】子宫表面可见 3 个肿块，最大约 3cm，子宫膀胱腹膜反折处可见 1 个直径约 1.5cm 大小肿块，左侧盆壁可见 2 个肿块，最大约 4cm，结肠及肠系膜表面可见 3 个肿块，最大 0.5cm。盆腹腔可见少量腹水，量约 50ml。

【**组织病理学**】

1. **子宫全切标本**　平滑肌源性肿瘤，细胞丰富，异型明显，可见小灶凝固性坏死及大量黏液变性，核分裂象 5~10/10HPF（计数 50 个 HPF），并见病理性核分裂象，符合平滑肌肉瘤。

2. **盆腔肿块**　平滑肌肉瘤。免疫组化结果：SMA（+），DES（+），Dog–1（–），Vim（+），Ki–67（70% +），CK（–），Myoglobi（–），CD34（–）。

3. **结肠及肠系膜肿块**　平滑肌肉瘤，考虑为子宫平滑肌肉瘤转移。

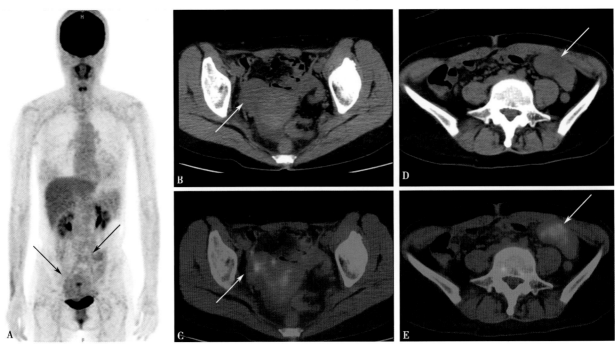

图 5-9-2　**子宫平滑肌肉瘤** ^{18}F-FDG PET/CT 显像

双侧附件显示欠清，子宫上方及双侧旁见多发软组织密度结节及肿块影，部分边界欠清，放射性不均匀增高，SUVmax
约 2.9。左中下腹区肠系膜肿块，密度欠均匀，与邻近肠管相邻，肠道未见明显梗阻征象，肿块放射性略增高，
SUVmax 约 2.6。A. MIP 图像；B、D. CT 图像；C、E. PET/CT 融合图像

 点评

　　平滑肌肉瘤是最常见的子宫肉瘤，大部分发生于 40 岁以上女性，56% 的患者通常会伴有异常阴
道出血，54% 的患者可触摸到盆腔肿块，22% 的患者盆腔有疼痛感。平滑肌肉瘤是侵袭性非常强的
肿瘤，可原发于子宫平滑肌纤维或血管壁平滑肌，也可继发于子宫平滑肌瘤，约 2/3 来源于子宫平
滑肌瘤恶变，继发性子宫平滑肌肉瘤预后相对较好。由于缺乏特异性临床表现、影像学表现及敏感
的肿瘤标志物，因此术前常被误诊。^{18}F-FDG PET/CT 对子宫肌层浸润、宫颈受累及盆腔淋巴结转移
有较高诊断价值，多用于远处转移的诊断及临床分期，也被认为是盆腔外复发的有效监测方法，是
仅次于活检、用于术前诊断子宫平滑肌肉瘤最有前景的检查工具。该病例中 ^{18}F-FDG PET/CT 不仅发
现子宫平滑肌肉瘤及盆部转移病灶，同时还发现腹部转移病灶，相比其他影像学检查手段，具有巨
大的优势。

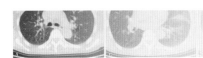 **第 10 节　子宫内膜癌**

　　患者女性，52 岁。

　　【简要病史】绝经后阴道少量出血。

　　【其他影像学检查】MRI 示子宫前壁黏膜明显增厚，局部形成大小约 2.7cm×1.6cm 肿块样改变，
T$_1$WI 呈稍低信号，T$_2$WI 呈中等信号，DWI 呈稍高信号，增强后轻度不均匀强化，局部结合带消失（图
5-10-1）。

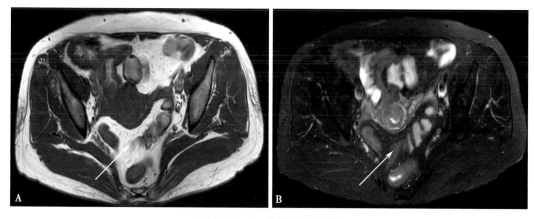

图 5-10-1　盆腔 MRI 增强

子宫前壁黏膜明显增厚，局部形成肿块样改变，T_1WI 呈稍低信号，T_2WI 呈中等信号。A. T_1 加权像；B. T_2 加权像

【PET/CT 图像分析】子宫腔增宽，内膜增厚，放射性增高，SUVmax 为 9.6，双侧附件区放射性分布未见异常（图 5-10-2）。

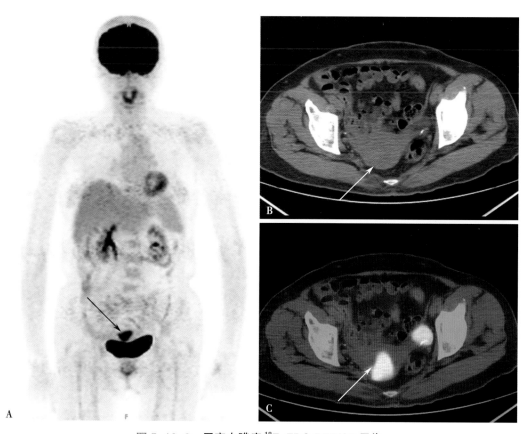

图 5-10-2　子宫内膜癌 ^{18}F–FDG PET/CT 显像

子宫腔增宽，内膜增厚，放射性增高，SUVmax 为 9.6；双侧附件区放射性分布未见异常。A. MIP 图像；B. CT 图像；C. PET/CT 融合图像

【手术所见】子宫略萎缩，表面光滑，左侧肠管壁与盆壁粘连致密，双侧附件未见异常肿块，腹膜后淋巴结未及肿大。肝脾表面光滑，肠管壁、大网膜未见转移结节。

【组织病理学】子宫内膜样腺癌。免疫组化结果：CK（+），Vim（+），ER（+），PR（+），CD10（间质+），P53（少数+），CK7（+），Ki–67（<20% +），MLH1（+），MSH2（+），PMS2（+），MSH6（+），PTEN（–）。

点评

　　子宫内膜癌发病率居女性恶性肿瘤第4位，约占全部恶性肿瘤的7%，患者绝大多数为绝经后妇女，仅5%的患者发病年龄小于40岁。其中年轻患者通常为激素依赖型，肿瘤分化较好，预后较好，5年生存率可达93%。子宫内膜癌最主要的病理类型为子宫内膜样腺癌，标准手术方案为全面腹腔探查＋全子宫双卵巢输卵管切除术＋盆腔及腹主动脉旁淋巴结清扫术。^{18}F-FDG PET/CT 检查可有效预测宫颈间质受侵、以淋巴结转移为主的子宫外受侵以及双侧附件的隐匿性转移，但Ⅰa期的子宫内膜癌病灶多无明显的^{18}F-FDG 摄取，因此需要注意鉴别。

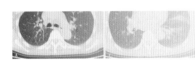

第11节　宫颈癌

一、宫颈鳞状细胞癌

　　患者女性，51岁。

　　【简要病史】停经半年，阴道出血伴下腹痛1周。

　　【其他影像学检查】B超示子宫下段及宫颈处见低回声区，形态不规则，内见较丰富血流信号。MRI示宫颈增厚呈肿块样改变，范围约5.0cm×4.0cm，向上侵及子宫下段，向下侵及阴道上段1/3，宫颈后唇溃破，向后形成约2.5cm×1.5cm范围异常强化病灶，与直肠分界尚清。膀胱、附件未见异常。双侧髂血管旁多发淋巴结影（图5-11-1）。

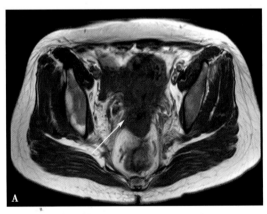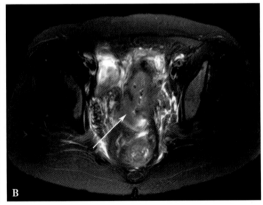

图5-11-1　盆部MRI增强
宫颈增厚呈肿块样改变，向上侵及子宫下段，向下侵及阴道上段1/3，宫颈后唇溃破，与直肠分界尚清。
A.T$_1$加权像；B.T$_2$加权像

　　【PET/CT图像分析】子宫形态不规则，宫颈见不规则软组织肿块影，大小约5.4cm×5.0cm，内见不规则坏死腔，边界模糊，累及子宫体中下段及阴道中上段，穹隆结构不清，放射性不均匀增高，SUVmax约14.3；双侧附件结构稍模糊，未见明显肿块征象，呈结节状或小片状放射性增高区，右侧为著，SUVmax约6.1，范围大小约1.9cm×1.2cm。双侧髂外、左髂内血管旁见数枚稍大淋巴结，较大者约0.7cm，放射性轻度增高，SUVmax约2.6（图5-11-2）。

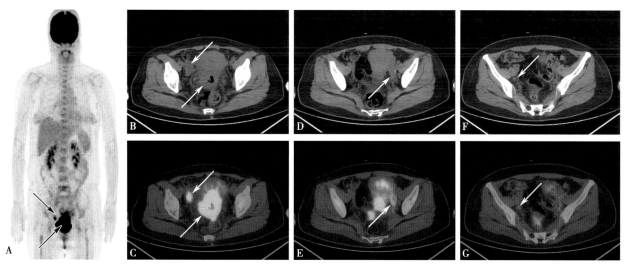

图 5-11-2　宫颈癌 ^{18}F-FDG PET/CT 显像

子宫形态不规则，宫颈见不规则软组织肿块影，内见不规则坏死腔，边界模糊，累及子宫体中下段及阴道中上段，穹隆结构不清，放射性不均匀增高，SUVmax 约 14.3；双侧附件结构稍模糊，未见明显肿块征象，呈结节状或小片状放射性增高区，SUVmax 约 6.1。双侧髂外、左髂内血管旁见数枚稍大淋巴结，较大者约 0.7cm，放射性轻度增高，SUVmax 约 2.6。A. MIP 图像；B、D、F. CT 图像；C、E、G. PET/CT 融合图像

【手术所见】宫颈呈完全肿瘤形态，累及阴道穹隆，宫腔形态欠规则。

【组织病理学】角化型宫颈鳞状细胞癌。

点评

宫颈癌是一种严重威胁女性身体健康的疾病，在全球女性恶性肿瘤中发病率居第 3 位，病死率居第 4 位。分期较早的宫颈癌（Ⅰ～Ⅱa 期）可通过手术及放化疗获得较好的预后，而晚期宫颈癌主要进行放化疗，预后较差。在宫颈癌治疗后随访中及时发现残余、复发及转移灶，并采取相应的治疗措施，对于改善患者生活质量，延长生存期具有重要意义。^{18}F-FDG PET/CT 能够进行全身病灶探查以及鉴别肿瘤复发等优势，已广泛应用于宫颈癌的诊断、分期、治疗疗效评估、预后、残余复发灶及转移灶诊断等方面。该病例中 ^{18}F-FDG PET/CT 显像不仅评估了宫颈癌局部累及的范围，同时还发现远处淋巴结的转移病灶，为患者进一步的综合治疗提供影像学依据，充分体现了 ^{18}F-FDG PET/CT 的显像优势。

二、宫颈上皮内瘤变

患者女性，68 岁。

【简要病史】绝经后阴道少量出血 1 年。

【其他影像学检查】MRI 示宫颈壁不规则增厚，病变长约 2.0cm，宫颈最厚处约 2.1cm，T_1WI 稍低信号，T_2WI 稍高信号，DWI 信号无明显增高，增强扫描明显不均匀强化（图 5-11-3）。

【PET/CT 图像分析】宫颈部放射性不均匀轻度增高，呈散在斑片状，SUVmax 约 3.9，延迟显像示宫颈口小片状放射性轻度增高区，SUVmax 约 3.6，局部未见明确肿块征象；子宫体部密度及放射性分布未见异常。双侧附件区放射性分布未见明显异常（图 5-11-4）。

【手术所见】子宫大小正常，双侧附件外观正常，宫颈中度糜烂。

【组织病理学】高级别鳞状上皮病变（HSIL/CIN Ⅲ）。免疫组化结果：P16（−），P53（−），CK7（＋），Ki−67（−）。

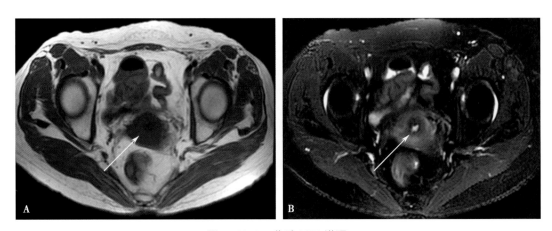

图 5-11-3　盆腔 MRI 增强

宫颈壁不规则增厚，T_1WI 稍低信号，T_2WI 稍高信号。A. T_1 加权像；B. T_2 加权像

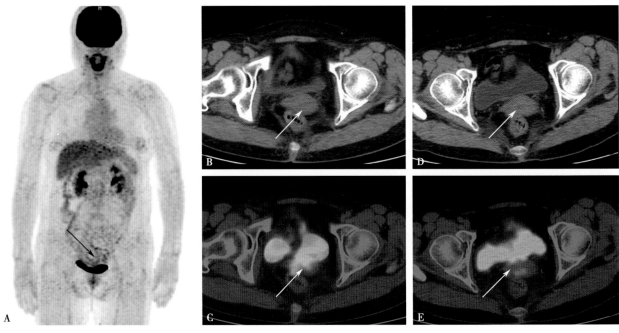

图 5-11-4　宫颈上皮内瘤变 ^{18}F−FDG PET/CT 显像

宫颈部放射性不均匀轻度增高，呈散在斑片状，SUVmax 约 3.9，延迟显像示宫颈口小片状放射性轻度增高区，SUVmax 约 3.6，局部未见明确肿块征象；子宫体部密度及放射性分布未见异常。双侧附件区放射性分布未见明显异常。A. 全身 MIP 图像；B、D. CT 图像；C. PET/CT 融合图像（早期相）；E. PET/CT 融合图像（延迟相）

点评

　　宫颈上皮内瘤变（cervical intraepithelial neoplasia，CIN）是一组与宫颈浸润癌密切相关的癌前期病变的统称，是妇科常见疾病，高发年龄为30~34岁。CIN发展为宫颈癌持续时间相对较长，所以早期检查和发现CIN有利于降低宫颈癌的发生率。既往诊断CIN主要通过妇科检查、阴道镜、宫颈脱落细胞及活检，但均不易发现宫颈管内或宫颈肌层内的病变，而^{18}F-FDG PET/CT检查可有助于早期CIN的诊断，在评估腹膜后及盆腔淋巴结转移病灶具有巨大应用价值。

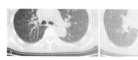
第12节　阴道鳞状细胞癌

　　患者女性，43岁。

　　【简要病史】体检发现阴道赘生物。

　　【实验室检查】血清CEA 6.23ng/ml↑；血清CA125 37.90U/ml↑；血清鳞癌相关抗原SCC 12.10ng/ml↑；其余肿瘤标志物正常。

　　【其他影像学检查】MRI示阴道穹隆偏右份见异常信号占位灶，T_1WI等信号，T_2WI稍高信号，DWI较高信号，信号均匀，增强扫描后明显均匀强化，大小约2.5cm×2.9cm，境界较清楚，周围未见明显浸润改变（图5-12-1）。

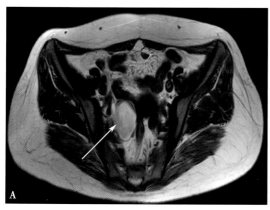
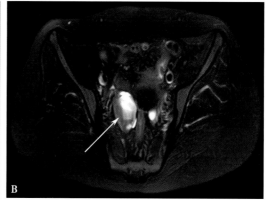

图 5-12-1　**盆部 MRI 增强**

阴道穹隆偏右份异常信号占位灶，T_1WI等信号，T_2WI稍高信号，境界较清楚，周围未见明显浸润改变。A.
T_1加权像；B.T_2加权像、

　　【PET/CT图像分析】阴道右侧穹隆部稍低密度肿块影，大小约3.5cm×2.0cm，放射性分布增高，SUVmax约15.6，宫颈向左推挤（图5-12-2）。

　　【手术所见】阴道右侧壁见一菜花状肿物，直径2.5cm，阴道前后穹隆均变浅。子宫前位，增大如孕8周，见子宫腺肌病，子宫后壁与肠管广泛致密粘连，双侧卵巢与子宫后壁致密粘连，杜氏窝完全封闭，双侧输卵管未见明显异常，盆腹腔腹膜光滑。

　　【组织病理学】阴道鳞状细胞癌。免疫组化结果：P16（+），P53（散在+），P63（+），Ki-67（80%+），HPV（-），CK（+），CK5/6（+），CK7（-）。

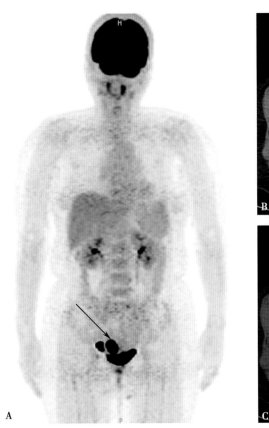
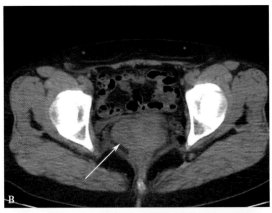
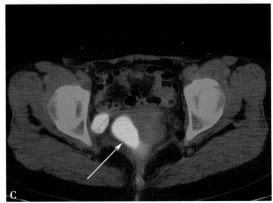

图 5-12-2 阴道鳞状细胞癌 ^{18}F-FDG PET/CT 显像

阴道右侧穹隆部稍低密度肿块影，放射性分布增高，SUVmax 约 15.6，宫颈向左推挤。A. MIP 图像；B. CT 图像；C. PET/CT 融合图像

点评

　　原发性阴道癌较为少见，占女性生殖系统肿瘤的 1%~2%，以鳞癌为主。阴道癌发病原因不明，一般认为与长期黏膜刺激或损伤有关，最常见部位以阴道后壁及其上 1/3 为多见。早期病变为黏膜潮红，表面粗糙，触及易出血，之后可呈结节状、结节溃疡状、菜花状或乳头状，易出血，在发展过程中可向周围组织蔓延，但侵犯直肠和膀胱少见，血行转移也少见，主要为淋巴转移。^{18}F-FDG PET/CT 显像可早期诊断阴道癌，影像上主要表现为局部病灶代谢显著升高，但 PET/CT 显像最大的价值在于评价有无邻近器官的侵犯以及淋巴结转移，可直接影响患者的进一步治疗。

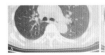

第 13 节　原发性阴道黑色素瘤

　　患者女性，61 岁。

　　【简要病史】同房后阴道疼痛伴出血 2 个月。

　　【PET/CT 图像分析】阴道下段右侧壁软组织稍增厚，范围约 2.6cm×1.6cm，放射性分布增高，SUVmax 为 9.7（图 5-13-1）。

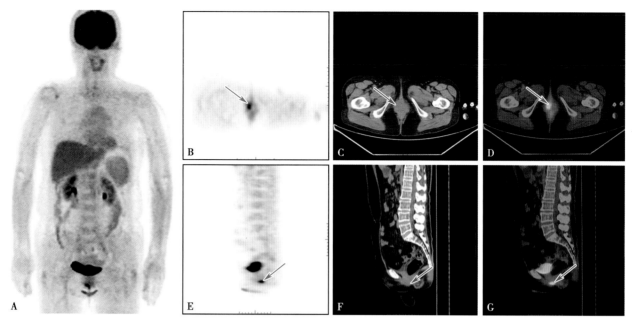

图 5-13-1　原发性阴道黑色素瘤 ^{18}F-FDG PET/CT 显像

阴道下段右侧壁软组织稍增厚，放射性分布增高，SUVmax 约 9.7。A. 全身 MIP 图像；B. 横断位 PET 图像；C. 横断位 CT 图像；D. 横断位 PET/CT 融合图像；E. 矢状位 PET 图像；F. 矢状位 CT 图像；G. 矢状位 PET/CT 融合图像

【手术所见】阴道黏膜下 1/3 可见数枚散在的稍隆起棕褐色病灶，质硬，较大者直径约 0.5cm。子宫、双附件未见明显异常。盆腔腹膜光滑，后腹膜淋巴结无肿大。

【组织病理学】（阴道黏膜）恶性黑色素瘤，浸润表皮下组织，最大浸润深度 0.5cm。免疫组化结果：S100（+），SOX10（+），MelanA（+），HMB45（部分+），VIM（+），P40（-），P63（-），CK5/6（-），CK（-），CD56（-），Ki-67（10%+）。左髂总、髂内、闭孔淋巴结（0/6）、左髂外内侧群淋巴结（0/1）、右髂总、髂外、髂内、闭孔淋巴结（0/8）、右髂总淋巴结（0/1）未见肿瘤转移。

点评

　　恶性黑色素瘤为生长在皮肤黏膜，起源于胚胎神经嵴的弥散神经内分泌细胞的恶性肿瘤。原发于阴道黏膜的恶性黑色素瘤极为罕见，约占阴道恶性肿瘤的 5%。但恶性程度非常高，预后比起源于皮肤的黑色素瘤更差。起病初期无明显症状，发现时常为晚期，首发症状常为阴道不规则流血、异常排液或阴道内触及肿块，病灶坏死合并感染或晚期常伴有疼痛、排尿不畅等。阴道黑色素瘤的病灶多位于阴道前壁下 1/3 段，可单发或多发。检查时可见局部肿块表面呈黑色，大小不一，呈斑点状、乳头状、结节状或溃疡，部分因含黑色素极少或无色素沉着而呈其他颜色，易与其他肿瘤混淆。病灶生长迅速，可局部浸润至阴道口、宫颈、尿道、膀胱、宫旁韧带、直肠等，也可通过淋巴转移至腹股沟和盆腔淋巴结，部分可通过血行转移至肺、肝、脑等器官。阴道黏膜恶性黑色素瘤的预后与肿瘤浸润深度、病灶大小、淋巴结转移及远处转移有关。原发性阴道恶性黑色素瘤的 ^{18}F-FDG PET/CT 显像鲜有报道，本例患者的原发病灶部位 ^{18}F-FDG 摄取明显升高。^{18}F-FDG PET/CT 对恶性黑色素瘤的淋巴结转移 N 分期和远处转移 M 分期的判断具有较高的敏感性和特异性，可以通过准确分期来指导临床治疗，也可用于疗效和预后的评价。

第5章

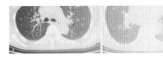

第14节 盆腔梭形细胞肉瘤

患者女性，48 岁。

【简要病史】下腹痛伴肛门坠胀感 2 个月。

【实验室检查】Hb 104.0g/L↓，血清 CA125 37.00U/ml↑。

【其他影像学检查】阴道超声：子宫上方混合回声包块（囊实性可能）。下腹部 CT 平扫：盆腔前份正中见大小约 8.7cm×5.1cm 混杂密度肿块，内见不规则片状高密度影，CT 值 17~72HU。盆腔内少量腹水。盆腔 MRI 增强：盆腔偏右份见大小约 8.9cm×6.0cm 肿块影，其内信号不均，T_1WI 边界及分隔稍高信号、内部低信号，内伴少许高信号影；T_2WI 边界及分隔高信号、内部低信号；DWI 边界及分隔信号增高，增强后强化。右侧附件未见确切显示（图 5-14-1）。

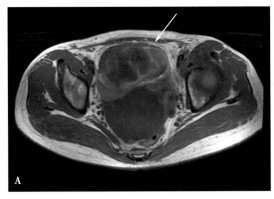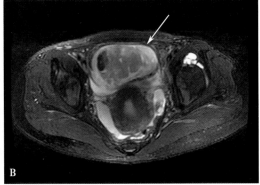

图 5-14-1 盆腔 MRI 增强

盆腔偏右份见肿块影，其内信号不均，T_1WI 边界及分隔稍高信号、内部低信号，内伴少许高信号影；T_2WI 边界及分隔高信号、内部低信号。A. T_1 加权像；B. T_2 加权像

【PET/CT 图像分析】子宫右后方囊实性肿块，大小约 6.3cm×4.4cm，密度不均匀，放射性摄取不均匀，肿块中央实质成分及肿块右后方边缘放射性增高，SUVmax 为 3.8。盆部腹膜、肠系膜多发增厚，中上腹区大网膜少许小片状增厚，放射性轻度增高，SUVmax 为 2.2（图 5-14-2）。

【手术所见】大网膜表面见多个肿瘤包块，直径为 4~6cm，与大网膜包裹粘连于腹前壁及肠系膜，肿块内见大量血块及烂鱼肉样组织。右侧髂窝腹膜表面见直径约 1cm 肿块。

【组织病理学】（盆腔肿瘤）高度恶性梭形细胞肉瘤。（腹壁结节、部分大网膜）见肿瘤累及。免疫组化结果：SMA（-），DES（+），CD34（血管+），S-100（-），CK（-），EMA（-），Ki-67（70%），P53（-），CD99（+），CD117（灶+），CD10（部分+），Dog-1（-），Bcl-2（+），SOX10（-），Calretinin（-），Calponin（-），CK7（-），H-Caldesmon（-），MyoD1（-），Vim（+），Myogenin（-），CD31（-）。

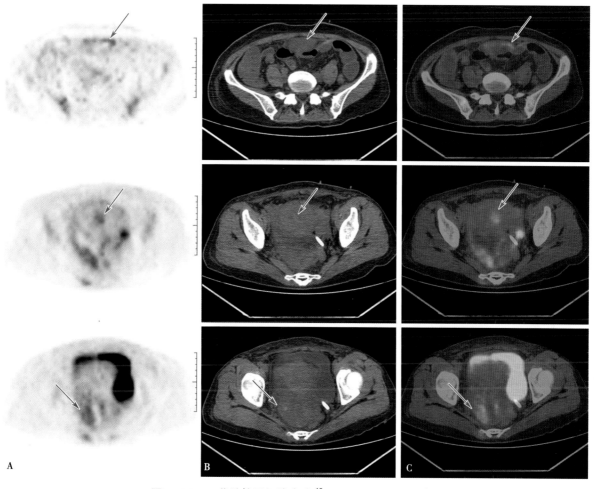

图 5-14-2 盆腔梭形细胞肉瘤 ^{18}F-FDG PET/CT 显像

子宫右后方囊实性肿块，密度不均匀，放射性摄取不均匀，肿块中央实质成分及肿块右后方边缘放射性增高，SUVmax 为 3.8。盆部腹膜、肠系膜及中上腹区大网膜多发片状增厚，放射性轻度增高，SUVmax 为 2.2。A. PET 图像；B. CT 图像；C. PET/CT 融合图像

点评

梭形细胞肿瘤是指肿瘤细胞形态主要由梭形细胞构成的良恶性程度不一的多种肿瘤性疾病，可发生在任何器官及组织。肉瘤在超声检查中常表现为高回声肿块，混杂有无液体的低回声带或中心液性低回声区。CT 多表现为边缘不清、密度不均匀的肿块，伴有出血或坏死，肿块可以有多种多样的强化形式。在组织学上，肉瘤的特征是由梭形细胞及各种基质组成，依靠免疫组化和电镜可将肉瘤与其他肿瘤区分开来。在 ^{18}F-FDG PET/CT 上，恶性梭形细胞肿瘤通常表现为放射性摄取增高区，本例患者的盆腔肿块表现为 ^{18}F-FDG 摄取不均匀增高，腹壁结节及大网膜病灶显示 ^{18}F-FDG 摄取增高，与术后病理结果一致。

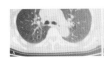

第15节 阴茎鳞状细胞癌

患者男性，42岁。

【简要病史】发现阴茎肿物4个月。

【其他影像学检查】MRI示阴茎背侧约3cm×4cm肿块，T$_1$WI和T$_2$WI上呈稍高信号，DWI上呈高信号，增强后明显不均匀强化（图5-15-1）。

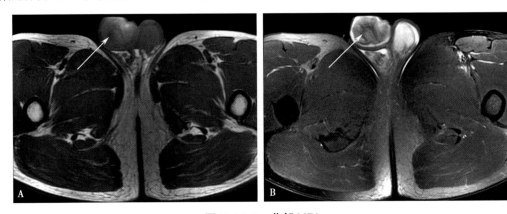

图5-15-1 盆部MRI

阴茎背侧肿块，T$_1$WI和T$_2$WI上均呈稍高信号。A. MRI T$_1$加权像；B. MRI T$_2$加权像

【PET/CT图像分析】阴茎前端肿块，环绕龟头生长，大小约2.8cm×2.4cm，放射性增高，SUVmax为15.9。盆腔及腹股沟未见明显肿大淋巴结（图5-15-2）。

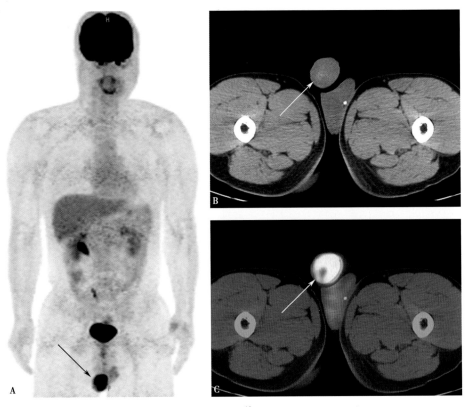

图5-15-2 阴茎鳞状细胞癌 ^{18}F-FDG PET/CT 显像

阴茎前端肿块，环绕龟头生长，放射性增高，SUVmax为15.9。盆腔及腹股沟未见明显肿大淋巴结。A. MIP图像；B. CT图像；C. PET/CT融合图像

【手术所见】龟头、阴茎黏膜及皮肤见不规则分叶状菜花样肿块，大小约 2cm×3cm，质地不硬，较脆，触之易出血。

【组织病理学】中分化鳞状细胞癌。免疫组化结果：CK7（－），P63（＋），P40（＋），P53（－），P16（部分弱＋），GATA3（局灶＋），CK5/6（＋），Ki-67（约 70%＋）。

点评

　　阴茎癌通常发病于较年长男性，发病率随年龄稳步增长。大部分阴茎癌发生于阴茎头、冠状沟或包皮，最常见的体征为无痛性包块或溃疡，其他体征包括皮疹、出血或龟头炎。30%~60%的病例在诊断时存在腹股沟淋巴结肿大，尽管这些病例中约半数经证实为淋巴结恶性浸润，其余病例的淋巴结肿大很可能是炎症反应。在病程达到晚期之前，远处转移性病变较少见。阴茎癌的诊断主要依靠病变部位的活检，影像学检查主要用于评估远处转移灶。阴茎癌患者伴有盆腔淋巴结转移、腹股沟淋巴结转移以及远处转移的预后较差，容易出现术后复发。¹⁸F-FDG PET/CT 在探测阴茎癌盆腔淋巴结转移以及远处转移方面具有很高的准确性，可以用作阴茎癌患者术前分期的可靠手段。

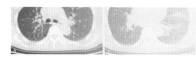

第 16 节　原发睾丸淋巴瘤

患者男性，64 岁。

【简要病史】发现右侧睾丸硬块 20 天。

【实验室检查】血清 CA724 11.65IU/ml↑，其余肿瘤标志物正常。

【其他影像学检查】MRI 示右侧睾丸内大小约 1.6cm×2.1cm 椭圆形结节影，T_1WI 等信号，T_2WI 稍低信号（低于睾丸），DWI 较高信号，与睾丸类似，增强后均匀强化（图 5-16-1）。

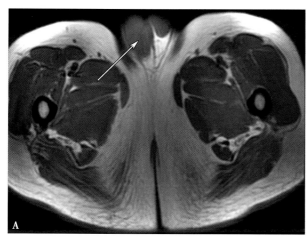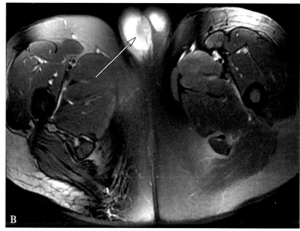

图 5-16-1　盆部 MRI

右侧睾丸见椭圆形结节影，T_1WI 等信号，T_2WI 稍低信号（低于睾丸）。A. MRI T_1 加权像；B. MRI T_2 加权像

【PET/CT 图像分析】右侧睾丸中份内侧稍高密度结节影，直径约 1.9cm，边界欠清，放射性分布增高，SUVmax 为 14.3，左侧睾丸未见异常征象（图 5-16-2）。

第 5 章

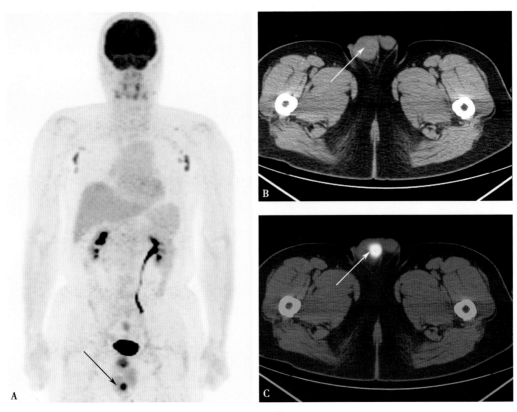

图 5-16-2　原发睾丸淋巴瘤 ^{18}F-FDG PET/CT 显像

右侧睾丸中份内侧稍高密度结节影，边界欠清，放射性分布增高，SUVmax 为 14.3，左侧睾丸未见异常征象。A. MIP 图像；B. CT 图像；C. PET/CT 融合图像

【手术所见】右侧腹股沟区未见肿大淋巴结，右侧精索无明显增粗。右侧睾丸内见多个直径约 1cm 的实性肿块，质地硬，右侧睾丸鞘膜完整。

【组织病理学】（右侧睾丸）非霍奇金 B 细胞淋巴瘤，弥漫性大 B 细胞型淋巴瘤。免疫组化结果：LCA（＋），CD79α（＋），CD20（＋），CD3（－），CD5（－），Bcl-2（＋），Bcl-6（＋），CD10（－），Ki-67（60％＋），Mum-1（部分＋），CD30（－），EMA（－/＋），PAX-5（＋），PLAP（－），OCT3/4（－/＋）。

点评

　　睾丸淋巴瘤是 60 岁以上老年男性最常见的恶性睾丸肿瘤，约占全部淋巴瘤的 1％，DLBCL 是最常见的亚型，中位诊断年龄在 60~69 岁。睾丸淋巴瘤在 MRI 上表现为 T_1WI 等信号，T_2WI 低信号，DWI 序列高信号，增强后明显强化，少部分不强化或轻度强化；CT 表现为边缘清晰、密度均匀的实性肿块，增强后中度强化。^{18}F-FDG PET/CT 上表现为睾丸对称性或非对称性增大，^{18}F-FDG 代谢明显增高。此外，由于 ^{18}F-FDG PET/CT 为全身显像，可以探测出睾丸以外的淋巴结病灶，从而提高诊断的准确性。

第5章

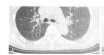

第17节 睾丸精原细胞瘤伴多发转移

患者男性，35岁。

【简要病史】左睾丸肿瘤根治切除术后6个月。

【PET/CT 图像分析】左锁骨上见大小约 1.8cm×0.7cm 淋巴结，放射性轻度增高，SUVmax 为 2.8。左上纵隔血管旁见直径约 1.0cm 淋巴结，放射性轻度增高，SUVmax 为 2.1。肝左内叶、右叶前下段、后下段散在数枚稍低密度结节影，边界模糊，较大者直径约 0.8cm，放射性分布未见明显异常。中上腹区腹主动脉及下腔静脉旁、肠系膜根部多发淋巴结，边缘模糊，最大直径约 0.9cm，放射性轻度增高，SUVmax 为 3.7。左睾丸术后缺如（图 5-17-1）。

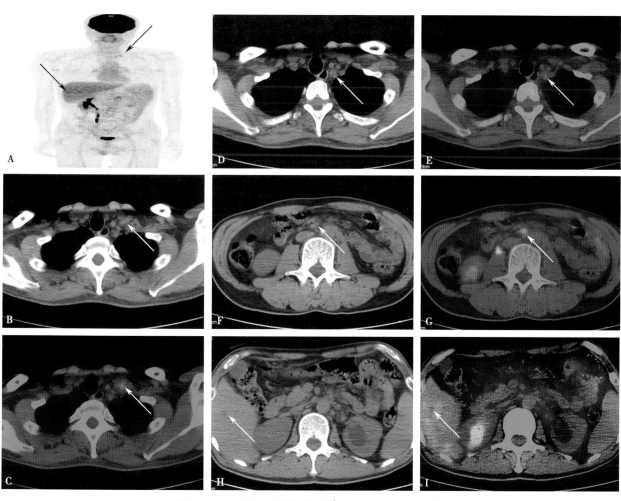

图 5-17-1 睾丸精原细胞瘤 ^{18}F-FDG PET/CT 显像

左锁骨上淋巴结，放射性轻度增高，SUVmax 为 2.8。左上纵隔血管旁淋巴结，放射性轻度增高，SUVmax 为 2.1。肝脏大小、形态未见明显异常，左内叶、右叶前下段、后下段散在数枚稍低密度结节影，边界模糊，放射性分布未见明显异常。中上腹区腹主动脉及下腔静脉旁、肠系膜根部多发淋巴结，边缘模糊，放射性轻度增高，SUVmax 为 3.7。A. MIP 图像；B. 锁骨上淋巴结 CT 图像；C. 锁骨上淋巴结 PET/CT 融合图像；D. 上纵隔淋巴结 CT 图像；E. 上纵隔淋巴结 PET/CT 融合图像；F. 腹主动脉旁淋巴结 CT 图像；G. 腹主动脉旁淋巴结 PET/CT 融合图像；H. 肝内结节 CT 图像；I. 肝内结节 PET/CT 融合图像

【组织病理学】左侧睾丸精原细胞瘤，7.2cm×5.5cm×4cm，精索断端及附睾未见肿瘤累及。免疫组化结果：PLAP（+），CD117（+），α-inhibin（−），AFP（−），CD30（−），Ki-67（+50%），CAM5.2（−），CK19（−），CK8（−），Vim（−）。

 点评

　　精原细胞瘤是最常见的睾丸恶性肿瘤，占睾丸肿瘤的30%~40%，好发年龄为35~45岁，发生于睾丸外的精原细胞瘤占所有精原细胞瘤的2%~5%，主要见于前列腺、纵隔、后腹膜、骶尾部、中枢神经系统、肺、胸腺和外耳道等部位。临床最常见的症状为睾丸无痛性增大，可出现鞘膜积液，β-HCG及AFP水平多正常，1%~3%的精原细胞瘤患者首发症状是肿瘤转移，最常见为腹膜后转移。该病例手术时虽未发现局部相邻组织受肿瘤累及，但 ^{18}F-FDG PET/CT 成功发现了全身多处淋巴结转移灶以及肝脏转移灶，充分体现出 ^{18}F-FDG PET/CT 在寻找肿瘤全身转移病灶中的巨大价值，为患者后续综合治疗方案提供了影像学依据。

（邢 岩 吕 靖）

第5章

骨与软组织

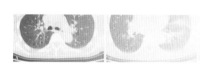

第1节 上颌窦骨肉瘤

患者女性，63岁。

【简要病史】发现右侧颧骨区突出2个月余。

【PET/CT图像分析】右上颌窦内软组织肿块，大小约4.9cm×3.5cm，密度不均匀，内见多发斑片状骨质密度影，肿块向外浸润至右颞窝及右颊部皮下，右上颌窦各壁均可见骨质破坏，肿块放射性分布增高，SUVmax约10.1，考虑恶性病变（图6-1-1）。

【组织病理学】（右上颌窦穿刺活检）骨肉瘤。

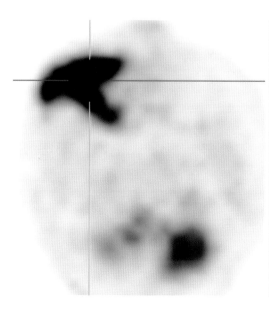
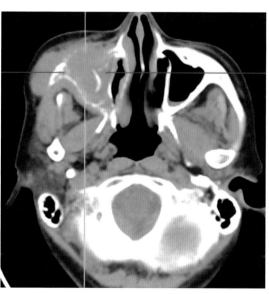

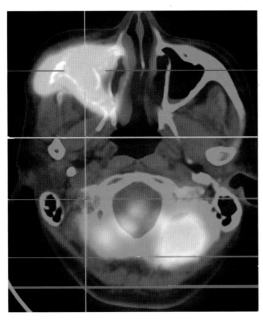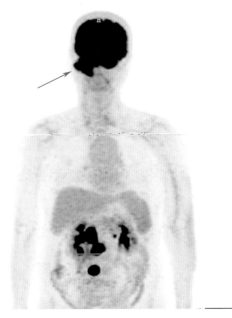

图 6-1-1 右上颌窦骨肉瘤

右上颌窦内软组织肿块，大小约 4.9cm×3.5cm，密度不均匀，内见多发斑片状骨质密度影，肿块向外浸润至右颞窝及右颊部皮下，右上颌窦各壁均可见骨质破坏，肿块 SUVmax 约 10.1

点评

　　骨肉瘤（osteosarcoma）也叫成骨肉瘤，是最常见的骨原发性恶性肿瘤。其肿瘤组织特征为恶性肿瘤细胞产生类骨质或不成熟的骨。骨肉瘤发病年龄呈双峰分布，分别出现于青春期早期（13~16岁）和65岁以上，约占儿童期所有恶性肿瘤的3%。儿童骨肉瘤的最常见部位是长骨干骺端，尤其是股骨远端、胫骨近端和肱骨近端，成人骨肉瘤更常出现在中轴部位。颌部骨肉瘤是一种独特类型，往往发生于年龄较大的患者，呈惰性病程。影像上根据肿瘤成骨与溶骨成分多寡而分为成骨型、溶骨型、混合型3种类型，PET/CT 能观察肿瘤 FDG 代谢稍增高到显著增高。

　　本例患者为老年女性，年龄接近骨肉瘤发病的第二高峰，右上颌窦内软组织肿块有成骨表现，窦壁可见骨质破坏，肿块 FDG 代谢增高，比较符合骨肉瘤典型表现。需要鉴别的是上颌窦癌、转移瘤、淋巴瘤、真菌性上颌窦炎等，从发病年龄、症状、体征来说没有明显鉴别意义，重要鉴别点仍是肿瘤的成骨表现。上颌窦癌没有成骨表现；少数成骨型转移瘤难以鉴别，但此不是好发部位，且单发转移瘤相对少见；淋巴瘤多以溶骨为主，常有全身其他部位病灶；真菌性上颌窦炎常成窦腔内斑块状钙化，窦壁常无破坏。

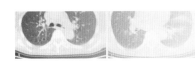

第2节　胸壁软骨肉瘤

　　患者男性，50岁。

　　【简要病史】胸痛、发现左胸膜肿块3年余。3年前因左胸壁痛就诊，检查发现"胸膜肿块"。行左胸壁肿块手术切除，术后1年余觉术区周围肿块增大伴双肩疼痛。

【PET/CT 图像分析】

1. **术前PET/CT图像** 左侧胸壁第5/6肋间胸膜处肿块，大小约3.9cm×2.5cm，内可见多发颗粒状、斑片样钙化灶，肿块内缘"D"形凸向肺野，边缘较光整，外缘稍凸向肋间，与肋间肌分界不清，左第5肋下缘部分骨质吸收，肿块放射性分布不均匀轻度增高，SUVmax 约2.5，建议手术治疗（图6-2-1）。

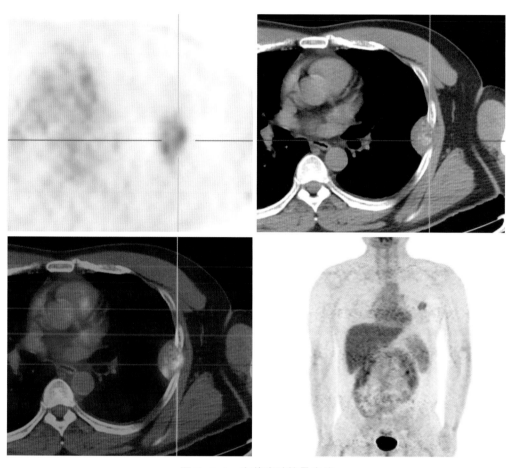

图 6-2-1 **左前胸壁软骨肉瘤**

左侧胸壁第5/6肋间胸膜处肿块，大小约3.9cm×2.5cm，内可见多发颗粒状、斑片状钙化，肿块内缘"D"形凸向肺野，边缘较光整，外缘稍凸向肋间，与肋间肌分界不清，左第5肋下缘部分骨质吸收，肿块 SUVmax 约2.5

2. **术后1年PET/CT图像** 左前胸壁第5、6肋间软组织肿块，大小约2.7cm×3.1cm，SUVmax 约3.0；T4 左侧椎弓根及邻近左第4后肋骨质破坏伴软组织肿块，左肩胛骨上缘、左第2肋腋段、右髂骨近髋臼骨质破坏，放射性分布轻度增高，SUVmax 约2.9；左髂骨翼见骨质增生，放射性分布略增高，SUVmax 约2.0；前述病灶均为新增病灶，考虑为多发转移灶（图6-2-2）。

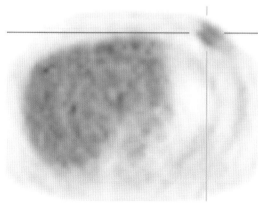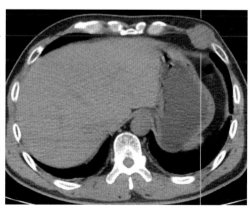

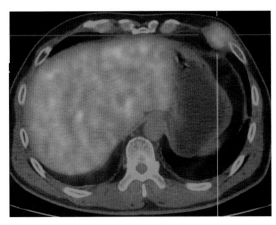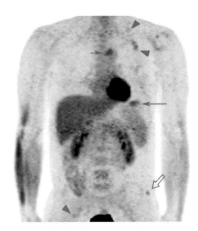

图 6-2-2　左前胸壁软骨肉瘤术后多发转移

左前胸壁第 5、6 肋间软组织肿块，大小约 2.7cm×3.1cm，SUVmax 约 3.0（断层图，MIP 图长箭头➡️）；T4 左侧椎弓根及邻近左第 4 后肋骨质破坏伴软组织肿块（MIP 图短箭头➡️），左肩胛骨上缘、左第 2 肋腋段、右髂骨近髋臼（MIP 图箭头▶️）处骨质破坏，SUVmax 约 2.9；左髂骨翼（MIP 图空心箭头⇨）见骨质增生，SUVmax 约 2.0；前述病灶均为新增病灶。

【手术所见】全麻下行胸腔镜左胸壁肿瘤切除 + 第 6 肋骨部分切除术。

【组织病理学】间叶性软骨肉瘤，肿瘤侵犯骨骼肌。

点评

　　软骨肉瘤（chondrosarcoma）是第 3 大常见的原发性骨恶性肿瘤，排在骨髓瘤和骨肉瘤之后，占原发性恶性骨肿瘤的 20%~27%。根据肿瘤发生部位，可分为中央型、周围型、骨膜型及骨外型。骨膜软骨肉瘤发生率少于 1%，发生在骨表面，最常累及 20~39 岁成人，男性略多于女性，常累及长骨干骺端。间叶性软骨肉瘤是高度恶性肿瘤，特征为分化的软骨混合了实性高度细胞化区域，该区域主要由未分化的小圆细胞组成，诊断时平均年龄为 25~30 岁。间叶性软骨肉瘤大多为骨外原发瘤，脑脊膜是最常见的受累部位之一，骨病灶常累及中轴骨，易于局部和远处复发，预后差，10 年生存率为 10%~54%。

　　本例患者处于软骨肉瘤高发年龄，肿瘤内出现颗粒样钙化，可提示成软骨性肿瘤，且可见胸壁软组织受累趋势，应考虑到恶性肿瘤可能，但由于肿瘤发生于骨外，且定位于胸膜，需要与错构瘤、孤立性纤维瘤等进行鉴别。错构瘤常发生于肺外带，边缘光整，内见爆米花样钙化灶，或部分内见脂肪成分，一般不累及胸膜；胸膜孤立性纤维瘤一般体积较大，7%~26% 可伴有少量颗粒状钙化斑，且钙化常发生于较大肿瘤。本例为骨膜型间叶性软骨肉瘤，属高度恶性肿瘤，预后差，术后 1 年即发生全身多发转移。

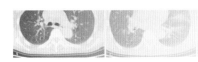

第 3 节　骨巨细胞瘤

患者女性，53 岁。

【简要病史】左髋胀痛半年余，呈持续性胀痛，可正常行走及上下楼梯等，双下肢活动明显受限，主被动活动时疼痛加重，屈曲时疼痛减轻。

【其他影像检查】MRI 提示骶骨左缘及髂骨翼囊实性肿块。

【PET/CT 图像分析】 左髂骨及骶骨左侧块见骨质破坏区及肿块形成，大小约 8.9cm×7.3cm×9.8cm，肿块前份少许小骨片影残留，左髂骨翼部分骨皮质外膨、不连续，邻近臀大肌、臀中肌、臀小肌、髂腰肌受累，边界模糊，放射性不均匀增高，SUVmax 约 9.2，考虑恶性肿瘤，骨巨细胞瘤（图 6-3-1）?

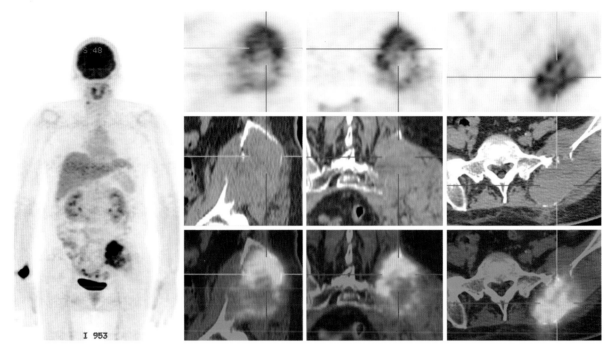

图 6-3-1 **左髂骨及骶骨左侧块骨巨细胞瘤**

左髂骨及骶骨左侧块膨胀性骨质破坏区及肿块形成，大小约 8.9cm×7.3cm×9.8cm，肿块前份少许小骨片影残留，左髂骨翼部分骨皮质外膨、不连续，邻近臀大肌、臀中肌、臀小肌、髂腰肌受累，肿块 SUVmax 约 9.2

【手术所见】 穿刺活检证实后行全麻下左骨盆肿瘤切除术。

【组织病理学】 骨盆穿刺活检术病理示：富于巨细胞的肿瘤，提示骨巨细胞瘤。免疫组化结果：CK（－），EMA（－），P63（＋），P53（弱＋），Ki-67（约30%＋），Vim（＋），Kp-1（＋），SMA（＋）。

点评

　　骨巨细胞瘤（giant cell tumor of bone，GCTB）是一种交界性骨肿瘤，好发于青壮年，发病率较低，在我国 GCTB 约占所有原发性骨肿瘤的 20%。发病高峰期为 20~40 岁。常累及长骨骨骺，股骨远端或胫骨近端约占一半，老年患者好发于骨盆。影像学上表现为骨端偏心膨胀性溶骨区，内见多发皂泡状骨性分隔，但随着肿瘤级别的增高而分隔减少，并向外侵犯，有时累及关节，通常无基质钙化及反应性骨膜新生骨形成。PET/CT 扫描显示病灶 FDG 摄取增高，有助于观察周边侵犯及远处转移情况。

　　本例为老年女性，该年龄范围 GCTB 好发于骨盆，左髂骨翼膨胀性骨质破坏内见少许残存骨嵴，密度不均，FDG 摄取不均匀，符合 GCTB 的不均质改变。需与溶骨性转移瘤（尤其是来自肾细胞癌或甲状腺癌的膨胀性多血供性转移灶）、原发性骨肿瘤、动脉瘤样骨囊肿等鉴别。PET/CT 的全身性评价有助于排除转移瘤；溶骨型骨肉瘤，一般年龄偏低，破坏区仍可少许成骨表现，且肿块突破皮质后易侵犯周边形成肿块，易出现骨膜反应；单发性浆细胞瘤，一般无膨胀表现，瘤内少有骨嵴，但有时鉴别困难；骨囊肿从密度及 FDG 摄取容易鉴别；动脉瘤样骨囊肿内囊性区呈放射性缺损区，内常见液液平面可在 MRI 或 CT 上显示。

第**6**章

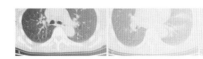

第4节　颈椎脊索瘤

患者男性，71岁。

【简要病史】头痛、颈椎痛2周余，颈部不能活动，休息及口服止痛药物后无明显改善。

【其他影像检查】颈椎CT平扫示C2椎体骨质破坏；颈椎MRI增强扫描示C2椎体骨质破坏伴软组织肿块，呈长T_1不均匀长T_2信号，椎体骨质破坏区可见强化，椎前隆起组织可见不均匀强化区（图6-4-1）。

【PET/CT图像分析】C2椎体及左附件不规则骨质破坏，内见斑点状残存骨质影，椎体前方见低密度影向前突起，口咽后壁向前明显隆起，病灶大小约4.6cm×3.0cm，边缘模糊，放射性不均匀轻度增高，以骨质破坏区为著，SUVmax为3.8，椎前低密度影放射性相对偏低，SUVmax约2.7，考虑恶性肿瘤可能（图6-4-2）。

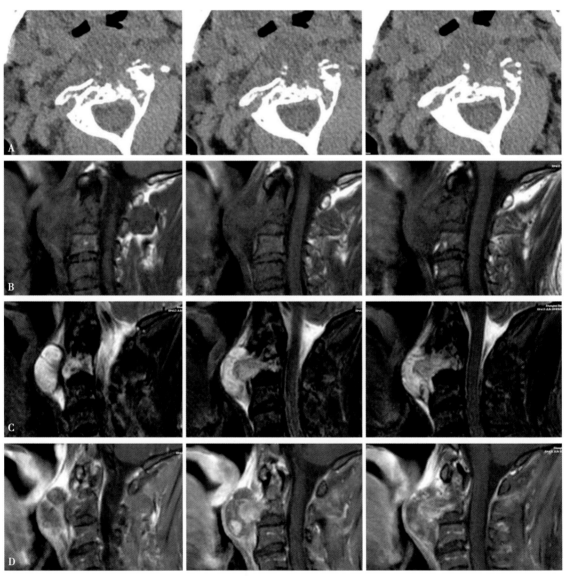

图6-4-1　C2脊索瘤CT平扫、MRI平扫及增强扫描

A. CT横断位：C2椎体及左附件不规则骨质破坏，内见斑点状残存骨质影，椎体前方见低密度影向前突起，口咽后壁向前明显隆起；B. T_1WI矢状位：肿块呈不均匀稍低信号；C. T_2WI矢状位：肿块呈不均匀高信号；D. T_1WI增强矢状位：肿块呈不均匀轻中度强化

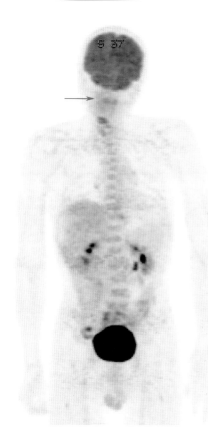
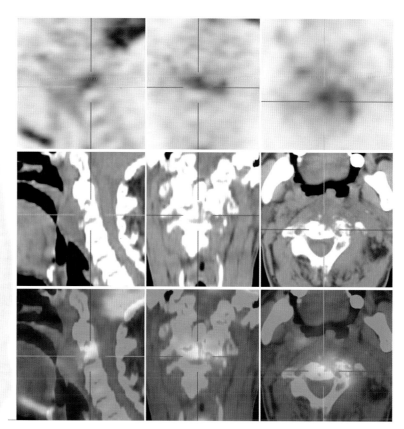

图 6-4-2　C2 脊索瘤 PET/CT 显像

C2 椎体及左附件不规则骨质破坏，内见斑点状残存骨质影，椎体前方见低密度影向前突起，口咽后壁向前明显隆起，病灶大小约 4.6cm×3.0cm，边缘模糊，放射性不均匀轻度增高，以骨质破坏区为著，SUVmax 为 3.8，椎前低密度影放射性相对偏低，SUVmax 约 2.7

【手术所见】术中可见 C2 肿瘤质软，色黑，界限清楚，包膜完整。

【组织病理学】枢椎肿瘤：灰白、灰红组织一块，大小 3.6cm×3.2cm×1.9cm，部分区含骨质。切面灰白、灰红，质软。诊断：脊索瘤。免疫组化结果：CK（＋），Vim（－），Ki-67（约 3%＋），S-100（＋），HBME-1（＋），CEA（－），EMA（＋），E-cadherin（灶＋），CK7（－），CK20（－）。

点评

　　脊索瘤是一种罕见的、生长缓慢的局部侵袭性低度恶性骨肿瘤，起源于胚胎残余的脊索组织，通常发生于中轴骨，以颅底蝶枕区和骶骨区最为常见，在成人中骶尾区占 50%，颅底占 35%，脊柱的其他部位占 15%。多见于 40~50 岁患者，小于 20 岁者少见，颈椎脊索瘤发病年龄主要在 50~70 岁。病理上脊索瘤分为 3 种亚型：①经典型脊索瘤：是最常见的类型，特点是缺少软骨或其他间充质成分；②软骨型脊索瘤：同时具有脊索瘤和软骨瘤特征，好发于颅底蝶枕区，占所有脊索瘤的 5%~15%，在颅底脊索瘤中比例可达 33%；③间质型脊索瘤：为去分化或肉瘤转化类型，含普通成分及肉瘤成分，发生于 2%~8% 的脊索瘤，此型预后差。

　　本例为老年男性，C2 椎体及左附件骨质破坏，内见少许残存骨嵴，椎体前方见低密度肿块影，MRI 呈不均匀长 T_1、长 T_2 信号，增强后呈轻中度强化，FDG 摄取轻度增高，较符合脊索瘤典型表现。鉴别诊断包括转移瘤、单发性浆细胞瘤、骨巨细胞瘤、软骨肉瘤、椎体结核；转移瘤在 PET/CT 上多有原发肿瘤；单发性浆细胞瘤病灶大多局限于骨内；骨巨细胞瘤常膨胀性改变较明显，肿瘤组织密度高于脊索瘤；软骨肉瘤发病率更低，但与软骨样脊索瘤鉴别困难；脊柱结核发病率高，易累及椎间盘并形成流注脓肿，FDG 代谢更高。

第 6 章

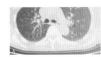

第5节　横纹肌肉瘤

患者男性，37岁。

【简要病史】背痛3个月余，加重伴双下肢麻木1天。

【其他影像检查】MRI示胸椎多发病变。

【PET/CT图像分析】第4胸椎体及左侧椎弓根可见不均匀骨质破坏，破坏区不规则骨质影，T3~T5椎管左侧条状软组织影填充，挤压硬脊膜囊，椎旁未见明显软组织肿块，T4骨破坏区及椎管内软组织影放射性轻度增高，SUVmax约3.7，结合MRI考虑椎体多发血管瘤可能性大，其中T4为侵袭性（图6-5-1）。

【手术所见】外院行胸椎手术。

【组织病理学】横纹肌肉瘤。

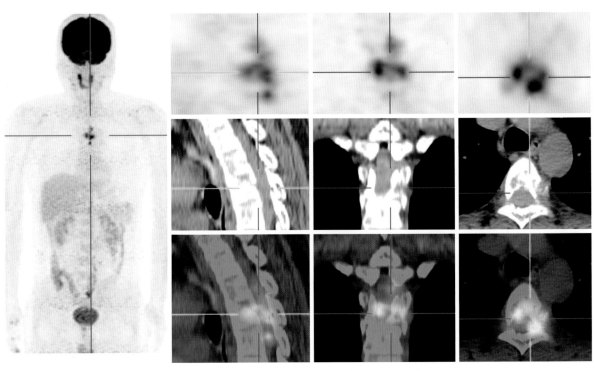

图 6-5-1　胸椎横纹肌肉瘤

第4胸椎体及左侧椎弓根可见不均匀骨质破坏，T3~T5椎管左侧条状软组织影填充，挤压硬脊膜囊，椎旁未见明显软组织肿块，T4骨破坏区及椎管内软组织影放射性轻度增高，SUVmax约3.7

 点评

　　横纹肌肉瘤（rhabdomyosarcoma）是起源于横纹肌细胞或向横纹肌细胞分化的间叶细胞的一种恶性肿瘤，是儿童软组织肉瘤中最常见的一种，发病率次于恶性纤维组织细胞瘤和脂肪肉瘤，居软组织肉瘤的第3位。成人少发，男性多于女性。骨横纹肌肉瘤是来源于骨内原始间叶细胞衍化所形成的恶性骨肿瘤，占原发骨肿瘤的0.08%，占恶性骨肿瘤的0.17%，多位于四肢管状骨，发生于椎体少见。好发于青壮年，年龄大于软组织内横纹肌肉瘤。病理上有胚胎型横纹肌肉瘤（约占50%，多见于10岁以下儿童）、腺泡状横纹肌肉瘤（多见于10~25岁青少年）、多形性横纹肌肉瘤（多见于成人）3种。该肿瘤恶性度高、预后差，尤以多形性横纹肌肉瘤为著。骨横纹肌肉瘤临床症状及影像表现无特异性，确诊需病理，病理确诊前影像检查常误诊为骨肉瘤、转移瘤、纤维肉瘤、侵袭性血管瘤等。

本例为青壮年男性，因在外院手术，具体横纹肌肉瘤分型不详，但预后差，术后生存不到半年。本例 MRI 及 PET/CT 仅见胸椎多发骨质破坏，伴少许软组织肿块突入椎管，未见其他有意义的征象，对骨横纹肌肉瘤原发灶的定性诊断帮助不大，常误诊为其他恶性或侵袭性肿瘤，PET/CT 的意义在于明确全身病灶分布，发现其他部位有意义的征象，或排除其他器官恶性肿瘤的骨转移。

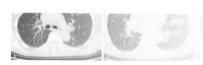

第6节 多发性骨髓瘤

患者女性，57 岁。

【简要病史】胸痛、胸闷 2 个月余。

【实验室检查】IgA κ 轻链（血）12.4g/L，κ 轻链（尿）243.0mg/L，球蛋白 50.1g/L ↑，乳酸脱氢酶 252.0U/L ↑。

【其他影像检查】胸部 CT 平扫提示右侧多发肋骨陈旧性骨折、胸廓诸骨密度不均。腹部 CT 平扫提示腰椎及骨盆诸骨密度不均匀减低。

【PET/CT 影像分析】全身骨骼见弥漫多发骨质破坏区，放射性增高，以双肱骨、脊柱、骨盆、双股骨为著，SUVmax 约 10.7，考虑多发性骨髓瘤（图 6-6-1）。

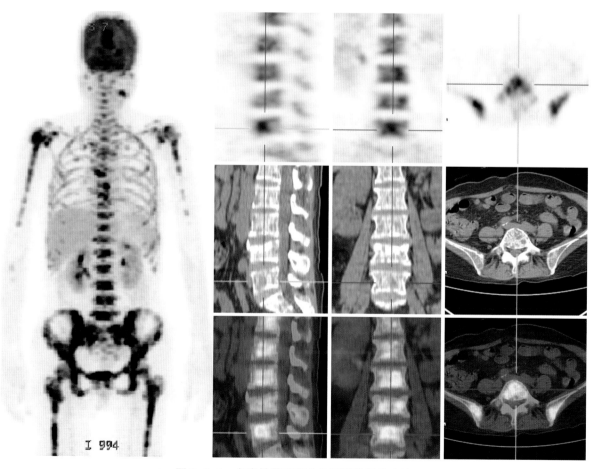

图 6-6-1　多发性骨髓瘤全身骨骼弥漫性病灶

全身骨骼见弥漫多发骨质破坏区，放射性增高，以双肱骨、脊柱、骨盆、双股骨为著，SUVmax 约 10.7

第6章

【手术所见】骨髓穿刺活检。

【组织病理学】多发性骨髓瘤（IgA κ 轻链型）。

 点评

多发性骨髓瘤（multiple myeloma，MM）以浆细胞肿瘤性增殖，并产生单克隆免疫球蛋白为特征。浆细胞在骨髓内增殖，常导致广泛溶骨性骨质破坏、骨质疏松和（或）病理性骨折。约占血液系统恶性肿瘤的10%，诊断MM时的中位年龄为66岁，50岁以下患者仅占10%，40岁以下患者仅占2%。约7%的MM患者诊断时可见髓外浆细胞瘤（extramedullary plasmacytoma，EP），另有6%的患者会在后续病程中发生EP。影像学检查包括CT平扫、PET/CT、MRI。MRI是检测骨受累情况最敏感的方式，而PET/CT能对全身骨病灶进行评估，并对髓外受累的检测敏感性更高。80%的MM可见有穿凿样溶骨性病变、弥漫性骨质疏松或骨折，最常受累部位包括造血活跃的区域，如椎体、颅骨、胸廓、骨盆及近端肱骨和股骨，极少出现骨硬化性病变。临床确诊MM检查包括：骨髓穿刺和活检、影像学检查、全血细胞计数和分类计数、生化筛查等。

本例为老年女性，CT图像可见全身弥漫性骨质破坏，PET图像可见骨FDG摄取普遍增高，PET MIP显示了病灶的全身直观分布，影像表现典型，且PET/CT未发现其他器官肿瘤性病变，排除了转移瘤，更利于确立MM诊断。在日常工作中也常遇到CT未见明显骨质破坏的MM病例，PET/CT的FDG代谢能够弥补CT的不足，并在治疗随访中观察SUV的变化从而敏感提示治疗效果。

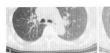 第7节　骨组织细胞肉瘤

患者男性，54岁。

【简要病史】3周前摔伤致右股骨骨折。

【其他影像所见】外院X线检查发现右股骨病理性骨折（股骨下段），考虑骨肉瘤可能。

【PET/CT影像分析】右股骨下段骨质破坏并巨大软组织肿块浸润背侧肌肉组织，肿块大小约9.7cm×7.4cm×11.1cm，骨破坏区内多发斑片及颗粒状骨质残存影，肿块中部见低密度液化坏死区，呈不规则环状放射性分布增高，SUVmax约20.2，考虑骨原发性恶性肿瘤（图6-7-1）。

【手术所见】右股骨下段肿瘤活检。

【组织病理学】组织细胞肉瘤。

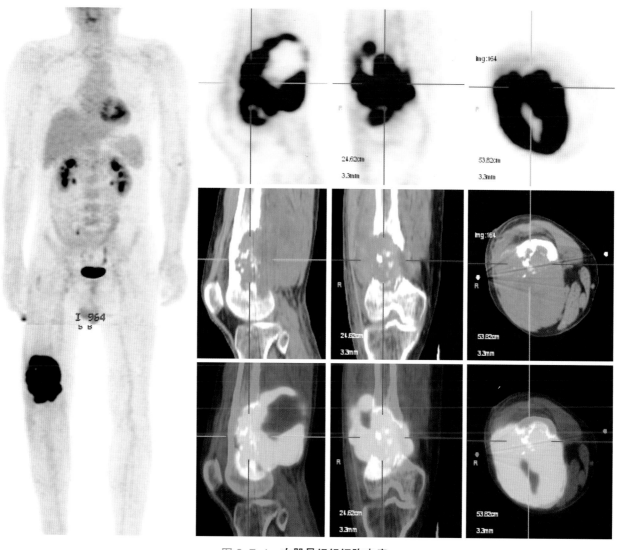

图 6-7-1　右股骨组织细胞肉瘤

右股骨下段骨质破坏并巨大软组织肿块，浸润背侧肌肉组织，肿块大小约 9.7cm×7.4cm×11.1cm，骨破坏区内多发斑片及颗粒状骨质残存影，肿块内见低密度液化坏死区，呈不规则环状放射性分布增高，SUVmax 约 20.2

点评

　　组织细胞肉瘤（histiocytic sarcoma，HS）是一种原因不明且罕见的非朗格汉斯组织细胞病，起源于单核 / 巨噬细胞系统，并不是真正意义上的肉瘤，通常表现单灶性或多灶性结外肿瘤。HS 可以独立发病也可伴发于其他血液肿瘤，如滤泡淋巴瘤（follicular lymphoma，FL）、脊髓发育不良或急性淋巴细胞白血病（acute lymphoblastic leukemia，ALL）。肿瘤最常累及肠道、皮肤和软组织，还可累及骨、淋巴结、皮肤、肝脏、脾、肺和中枢神经系统。病理显示病灶组织细胞弥漫性生长浸润以及正常组织结构消失。肿瘤累及骨在影像表现上无特异性，表现为骨质破坏及局部肿块，可类似于其他多种肿瘤病变。

　　本例为中老年男性，肿块占据并破坏右股骨下段，浸润邻近肌肉，骨破坏区内见多发不规则斑片及颗粒状骨质残存，肿块内见液化坏死区，肿瘤组织摄取 FDG 显著增高。影像需要鉴别的病变主要包括软骨肉瘤、骨巨细胞瘤、浆细胞瘤、转移瘤、软组织肉瘤侵犯骨骼等。该病灶内残存颗粒状骨质可误为软骨钙化而误判；骨巨细胞瘤、浆细胞瘤、转移瘤等均可能在其骨病灶内残存骨质，但

第6章

骨巨细胞常残存皂泡状骨性分隔，浆细胞瘤、转移瘤常以多发病灶为主，有时簇状病灶间可残存相对正常的小骨块；软组织肿瘤侵犯骨骼时，肿瘤主体位于骨外，骨质侵蚀常较完全，与之不同。

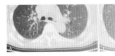

第8节 前列腺癌溶骨型转移

患者男性，79岁。

【简要病史】排尿困难、胸痛2~3个月。

【实验室检查】PSA>148ng/ml ↑。血M蛋白（－）。

【PET/CT影像分析】前列腺增大，向前上挤压膀胱，放射性不均匀增高，以左侧份为著，累及左侧精囊腺基底部，SUVmax约5.8；左髂血管旁及盆底右侧多发淋巴结增大，较大者直径约1.2cm，SUVmax约7.5，考虑前列腺癌伴左精囊腺浸润及淋巴结转移（图6-8-1）。

全身骨骼弥漫多发放射性分布增高区，SUVmax约13.9，相应部位髓腔密度略增高，双侧肋骨、骶骨、左髂骨髓腔可见骨质破坏，考虑前列腺癌多发骨转移（图6-8-2）。

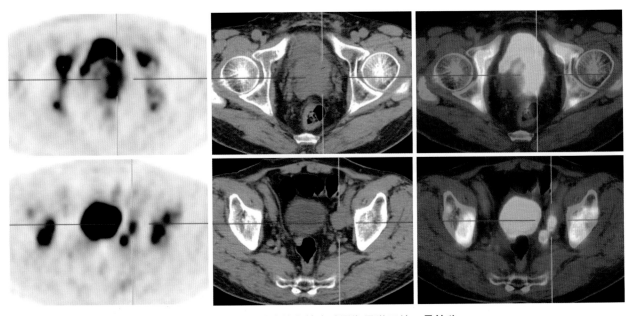

图6-8-1 前列腺癌伴左精囊腺浸润及淋巴结、骨转移

前列腺增大，向前上挤压膀胱，累及左侧精囊腺基底部，SUVmax为5.8；左髂血管旁及盆底右侧多发淋巴结肿大，最大者直径约1.2cm，SUVmax约7.5

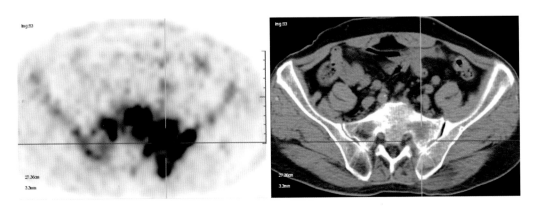

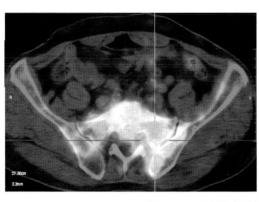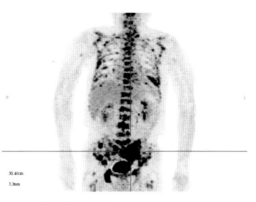

图 6-8-2　前列腺癌全身多发溶骨性转移灶

全身骨骼弥漫多发放射性分布增高区，SUVmax 为 13.9，相应部位髓腔密度略增高，其中双侧肋骨、骶骨、左髂骨髓腔多发溶骨性破坏

【组织病理学】无。

【临床诊治经过】结合 PET/CT 所见的前列腺病灶、转移性淋巴结、全身骨病灶征象及血 PSA 显著增高，并综合评价患者状况后临床未再活检，直接开始内分泌治疗。

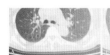 点评

前列腺癌（prostate cancer）位列男性恶性肿瘤发病率的第 6 位，55 岁后发病率逐渐升高，高峰年龄是 70~80 岁。影响肿瘤分期评估的因素包括：年龄和期望寿命、基于直肠指诊的原发灶临床分期、血清 PSA、Gleason 评分以及影像学检查（放射性核素骨扫描、MRI、PET/CT 等）。前列腺癌好发骨转移，大多数为成骨性转移，^{99m}Tc-MDP 骨扫描为常用的初始评估手段，对于前列腺癌成骨性及混合性转移敏感有效，但对于偶尔的以溶骨性转移为主的患者显示并不理想，而 PET/CT 对溶骨、成骨性转移灶均能敏感显示，并显示原发灶的局部侵犯及淋巴结转移，为临床分期提供全面、可靠的依据。

本例患者全身骨骼弥漫性 FDG 摄取增高区，提示全身弥漫性骨病灶，其中双侧肋骨、骶骨、左髂骨多发溶骨性病灶，其余骨病灶成骨及溶骨均不明显，为比较少见的前列腺癌骨转移形式，此例如行 ^{99m}Tc-MDP 骨扫描可能表现为阴性。本例 PET/CT 发现前列腺肿块、盆部淋巴结肿大、血清 PSA 显著增高，前列腺癌诊断成立，但多发溶骨性骨病灶尚需排除前列腺癌伴发多发性骨髓瘤等少见的二元论可能。随后临床查血 M 蛋白提示阴性，排除骨髓瘤可能。因患者全身病灶弥漫，影像及临床征象典型，临床综合评估并无其他恰当治疗选择，于是未再进行病理检查而直接开始内分泌治疗。

第
6
章

第 9 节　甲状腺癌术后多发骨转移

患者女性，57 岁。

【简要病史】下肢麻木 2 个月，加重伴无力 2 周。10 余年前行甲状腺手术。

【其他影像检查】MR 平扫示 T4、T5 附件区肿块伴骨质破坏，椎管狭窄，考虑 MT。

【PET/CT 影像分析】T4 附件见骨质破坏伴软组织肿块影，大小约 3.4cm×2.9cm，肿块突入椎管压迫硬脊膜囊，相邻 T3、T5 附件部分骨质少许侵蚀，肿块 SUVmax 约 5.6（图 6-9-1）；右肱骨头见类圆

形骨质破坏区，直径约 1.6cm，周围见骨质硬化环，放射性增高，SUVmax 约 4.1（图 6-9-2）；考虑恶性肿瘤，骨髓瘤？转移瘤？

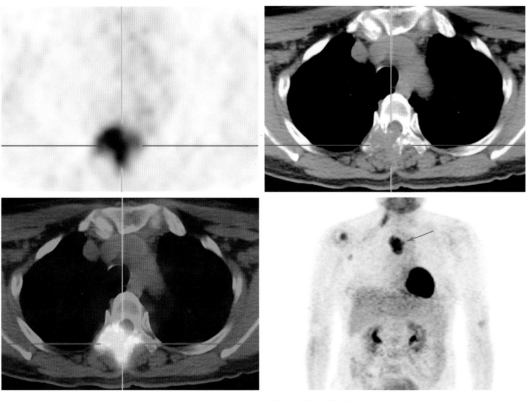

图 6-9-1　**T3~T5 附件多发骨病灶**

T4 附件见骨质破坏伴软组织肿块影，大小约 3.4cm×2.9cm，肿块突入椎管压迫硬脊膜囊，相邻 T3、T5 附件部分骨质少许侵蚀，肿块 SUVmax 约 5.6

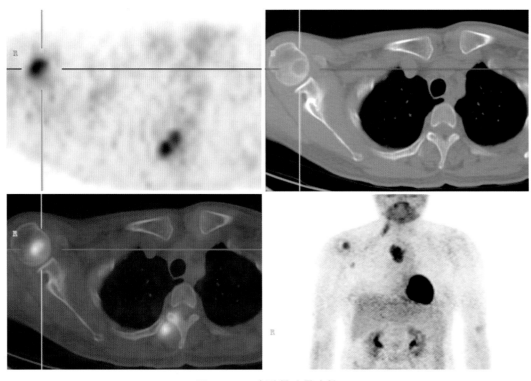

图 6-9-2　**右肱骨头骨病灶**

右肱骨头见类圆形骨质破坏区，直径约 1.6cm，周围见骨质硬化环，SUVmax 约 4.1

【手术所见】全麻下行胸椎肿瘤切除术，术中见肿瘤广泛侵润破坏肌层及 T4、T5 棘突椎板，血供丰富，范围约 6cm×4cm×4cm。

【组织病理学】（胸椎）转移性甲状腺癌，倾向滤泡癌。免疫组化结果：Ki-67（1%＋），CK19（＋），CD56（＋/−），TPO（＋），HBME-1（局灶＋），TG（＋），TTF-1（＋）。

 点评

　　滤泡状甲状腺癌（follicular thyroid cancer，FTC）是分化程度较高的甲状腺上皮细胞肿瘤，发生率仅次于乳头状甲状腺癌，往往发生于年龄较大的人群，高峰年龄段为 40~60 岁，女性是男性的 3 倍。滤泡状癌多为单结节病变，常侵犯血管，常经血行播散转移，10%~15% 的患者发生远处转移，常见部位是骨（溶骨性病变）和肺。

　　本例患者 10 年前有甲状腺手术史，可能当时病理未能确诊 FTC，或者患者家属有意隐瞒病史而时间长久之后将之遗忘，以致未能及时获悉肿瘤病史。PET/CT 示甲状腺残余腺体未见病灶，全身未见淋巴结病灶，仅发现脊柱及右肱骨头病灶（比 MRI 发现更多病灶）。患者正处于骨髓瘤及转移瘤的好发年龄，两种可能性需首先考虑；虽然 PET/CT 是寻找原发灶和转移灶的利器，但临床常有经 PET/CT 检查后仍不能明确原发灶者，PET/CT 只能客观提示全身病灶分布并建议恰当的活检部位，因此骨转移瘤不能排除；骨髓瘤虽然常为全身多发病灶，但单发性病灶或较少病灶的病例也屡见不鲜，病灶常表现为穿凿样骨质破坏，少数情况下可出现膨胀性改变及硬化改变而鉴别困难。就该患者而言，由于肿瘤病史的遗漏，从而在病变性质的优先性判断上造成了一定的误导，但不影响临床的下一步处理计划。

第 10 节　骨纤维异常增殖症合并病理骨折

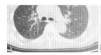

患者女性，30 岁。

【简要病史】外伤后右下肢跛行、夜间痛 7 天。

【其他影像检查】右股骨中上段 CT：右股骨上段病理性骨折，周围软组织密度欠均。

【PET/CT 图像分析】右股骨中上段粉碎性骨折，折端短缩移位，局部骨皮质变薄，髓腔密度稍增高，可见多发游离碎骨片影陷入髓腔，髓腔呈放射性缺损区；右股骨中上段肌肉组织普遍肿胀，放射性不均匀增高，以折端旁为著，SUVmax 约 5.7，考虑骨囊肿伴病理性骨折可能性大；右大腿中上段肌肉组织及右臀部皮下软组织肿胀（图 6-10-1）。

【右股骨术后平片分析】显示骨折区域局部膨胀性改变，骨皮质变薄（图 6-10-2）。

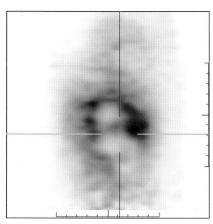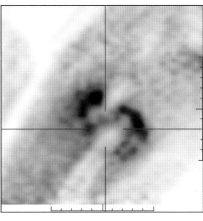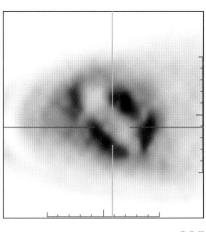

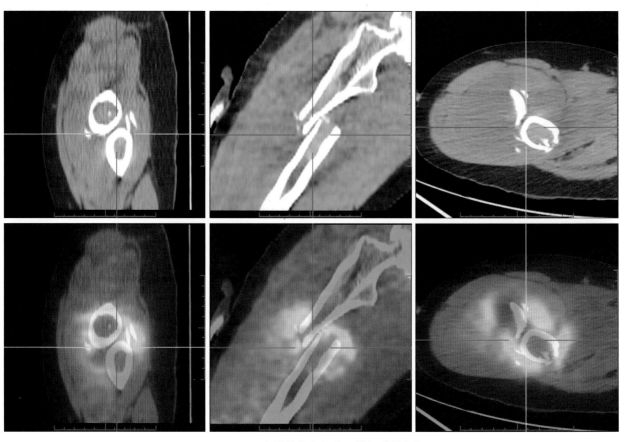

图 6-10-1　**右股骨中上段病理性粉碎性骨折**

右股骨中上段粉碎性骨折，折端短缩移位，局部骨皮质变薄，髓腔密度稍增高，可见多发游离碎骨片影陷入髓腔，髓腔呈放射性缺损区；右股骨中上段肌肉组织普遍肿胀，放射性不均匀增高，以折端旁为著，SUVmax 约 5.7

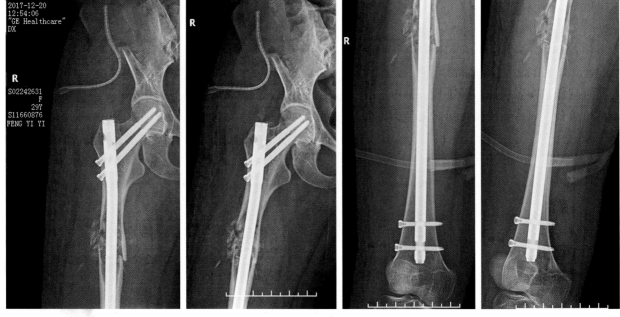

图 6-10-2　**右股骨中上段骨折内固定术后 X 线片复查**

骨折区域局部膨胀性改变，骨皮质变薄，邻近多发碎骨片

【手术所见】全麻下行右股骨病理性骨折病灶清除植骨，股骨髓内钉内固定术。

【组织病理学】右侧股骨髓腔内组织：灰白暗红碎组织，为少量纤维结构不良结构，余为肉芽组织及骨性骨痂。右侧股骨髓腔外组织：灰白暗红碎组织，为肉芽组织及骨性骨痂。免疫组化结果：Ki-67（15%＋），P53（散在＋），CK（－），CD31（血管＋），CD34（血管＋），Vim（＋），SMA（＋），S-100（－），Desmin（－），P63（－），MDM2（－）。

 点评

　　骨纤维异常增殖症（fibrous dysplasia of bone）是一种病因不明、进展缓慢的自限性良性骨纤维组织疾病，正常骨组织被均质梭形细胞的纤维组织和发育不良的网状骨骨小梁所取代。多发生于30岁以前，偶见于婴儿和70岁以上老年人，男稍多于女。以单骨型多见，常发生于四肢骨，而躯干骨则以多骨型常见。X线及CT上常表现为病骨囊状膨胀性改变、磨玻璃样改变、丝瓜络样改变、虫蚀样改变、硬化改变等多种征象混合存在，多数病灶征象典型而易确诊；PET/CT一般为偶然发现，病骨可出现高低不等的FDG摄取增高，当出现局部恶变时有助于早期发现局灶性肿块的代谢异常增高而指导穿刺活检。

　　本例为年轻女性，PET/CT示病灶略有膨胀，内可见"骨片陷落征"，局部FDG代谢缺损，周边软组织肿胀并FDG代谢不均匀增高，符合局部囊性病灶合并病理性骨折，首先考虑的是骨囊肿、动脉瘤样骨囊肿等，该病灶膨胀不太明显且未见多房状改变，动脉瘤样骨囊肿不太符合，而该病灶髓腔较单一的密度以及骨片陷落征使骨囊肿的可能性增大，从而容易忽略骨纤维异常增殖症的可能性，实际上骨纤维异常增殖症病灶内的纤维组织可出现退化囊变或出血腔，在发生病理骨折后可出现骨片陷落征。此病例骨病灶密度单一，没有出现磨玻璃样、丝瓜络样征象，易与骨囊肿混淆。

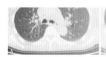

第11节　腰椎包虫病

患者女性，29岁。

【简要病史】反复腰痛伴左下肢疼痛2年余，加重1个月，行走困难。查体：L4、L5棘突及两旁压痛。左下肢浅感觉减退。

【其他影像检查】MRI示：L5占位病变，转移瘤可能。

【PET/CT图像分析】L5椎体压缩变扁、碎裂，L5椎体及附件多发筛孔状骨质破坏，伴有环状软组织影向外膨出，向后突入椎管挤压硬脊膜囊及神经根，而上下椎间盘结构完整清晰，椎体及附件放射性增高，SUVmax为11.4，考虑MT可能大，建议L5椎体穿刺活检协诊（图6-11-1）。

【手术所见】全麻下行腰后路活检术。

【组织病理学】骨组织内查见寄生虫虫体，寄生虫感染，倾向细粒棘球蚴病。

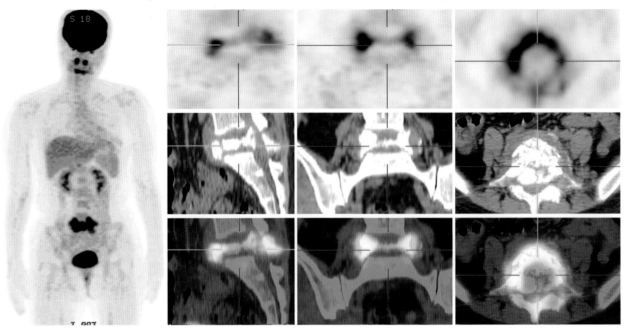

图 6-11-1 L5 椎体及附件包虫病

L5 椎体压缩变扁、碎裂，L5 椎体及附件多发筛孔状骨质破坏，伴有环状软组织影向外膨出，向后突入椎管挤压硬脊膜囊及神经根，上下椎间盘结构完整清晰，椎体及附件放射性增高，SUVmax 为 11.4

点评

　　细粒棘球蚴病又称包虫病，是一种人畜共患病，是细粒棘球绦虫的幼虫感染人体导致患病，幼虫可寄生于人体各个部位，以肝脏最多，其次为肺脏，再其次为脑和骨及其他脏器，骨包虫病占其中的 0.5%～4%，其中骨病灶 60% 发生于脊柱。发生于肝脏者往往有特征性表现，比如巨大囊性肿块，母囊内多发子囊，囊壁漂浮征、囊内壁头节等，而骨包虫由于骨较硬而限制了虫囊的生长，因此囊泡较小且多发。

　　本例为年轻女性，PET/CT 示 L5 椎体变扁、碎裂并多发筛孔状骨质破坏，需要和骨巨细胞瘤、单发浆细胞瘤、脊索瘤、转移瘤、侵袭性血管瘤及其他骨肿瘤相鉴别，还需要和外伤性压缩性骨折鉴别。骨巨细胞瘤一般有膨胀表现，骨质破坏区残存骨质相对少；单发浆细胞瘤呈溶骨性改变，残存骨质相对少；脊索瘤一般发生于颅底和骶椎，以骨质破坏和肿块征象为主，可有少许骨质残留；转移瘤成骨型一般不易压缩骨折，溶骨型一般少有骨质残留，不形成筛孔状表现；侵袭性血管瘤少见，表现为椎体内肿块，当肿块不显著而同时合并良性血管瘤及压缩骨折导致骨结构紊乱时可能造成鉴别困难；单纯外伤性压缩性骨折可致椎体及附件粉碎性骨折，但一般有剧烈外伤史，骨折线清晰，碎骨块内部骨质结构正常，与本例弥漫筛孔状骨质破坏不同。

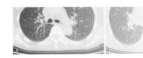

第 12 节 　脊 柱 结 核

　　患者男性，60 岁。

　　【简要病史】腰背痛 1 个月余，加重 1 周。主要集中在腰背部，呈针刺样疼痛，行走时加重，卧位时减轻，无明显向下肢放射痛。

【实验室检查】血肿瘤标志物（–），T-SPOT 阳性，C 反应蛋白 62.3mg/L ↑，血沉 120.00mm/h ↑，抗结核菌抗体 IgM 阴性，抗结核菌抗体 IgG 阴性。

【其他影像学检查】下腹部 CT 示 T12、L1、L4、L5、S1 椎体骨质破坏。胸部 CT 示两肺间质性炎症可能，肺气肿；两肺下叶外基底段胸膜下小结节，肉芽肿可能。

【PET/CT 图像分析】T12、L1 椎体多发骨质破坏区，L4/5、L5/S1 椎间隙稍狭窄，椎间软组织肿胀，相邻椎体多发不规则骨质破坏及骨质硬化区，放射性不均匀增高，SUVmax 约 7.3（图 6-12-1）；双肺上叶、下叶多发模糊斑片影，放射性不均匀增高，右肺下叶背段为著，SUVmax 约 4.3；左肺上叶尖后段、下舌段、下叶内前、外基底段、右肺上叶前段、水平裂旁、中叶外侧段、下叶后基底段见散在多发小结节影，较大者约 0.8cm×0.5cm，放射性未见异常（图 6-12-2）；前述脊柱及双肺病变考虑结核可能大。

【组织病理学】无。

【临床诊疗经过】考虑患者结核感染 T 细胞（ESAT-6 抗原）27 ↑，结核感染 T 细胞（CFP10 抗原）9 ↑，T-SPOT 阳性；给予诊断性抗结核治疗有效，确诊，转往专病医院继续治疗。

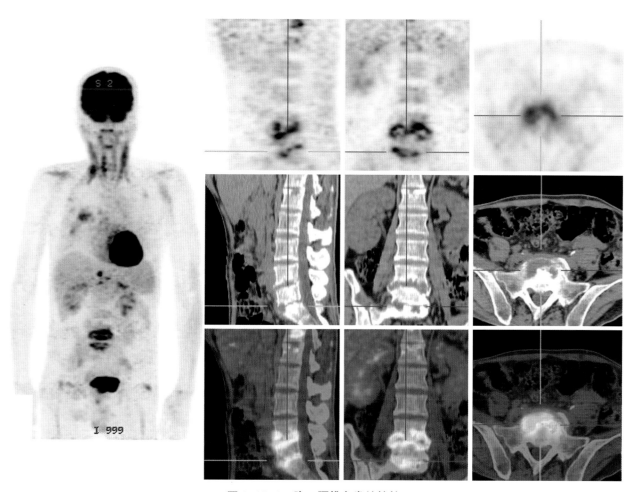

图 6-12-1　胸、腰椎多发结核灶

T12、L1 椎体多发骨质破坏区，L4/5、L5/S1 椎间隙稍狭窄，椎间软组织肿胀，相邻椎体多发不规则骨质破坏及骨质硬化区，放射性不均匀增高，SUVmax 约 7.3

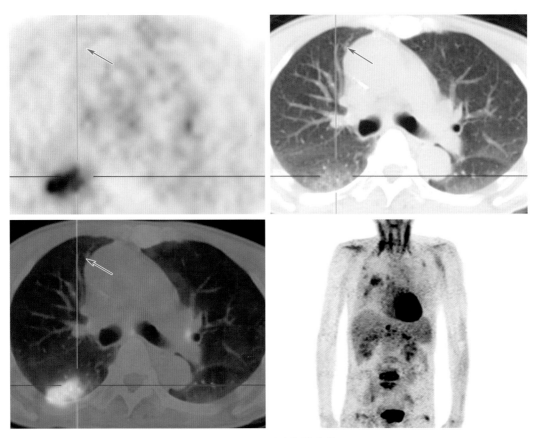

图 6-12-2　双肺多发病灶

双肺上叶、下叶多发模糊斑片影，放射性不均匀增高，右肺下叶背段为著，SUVmax 约 4.3（十字线）；左肺上叶尖后段、下舌段、下叶内前、外基底段、右肺上叶前段（箭头）、水平裂旁、中叶外侧段、下叶后基底段见散在多发小结节影，较大者约 0.8cm×0.5cm，放射性分布未见异常

点评

　　脊柱结核（spinal tuberculosis）常继发于肺结核、消化道结核或淋巴结核等，脊柱结核占全身骨关节结核的首位，腰椎发生率最高，胸椎次之，颈椎更次之，骶、尾椎结核罕见。脊柱结核具有结核病的一般临床表现，同时有脊髓及神经根受压症状，寒性脓肿在有继发感染时会出现高热以及毒血症症状加重。脊柱结核影像表现以骨质破坏和椎间隙狭窄为主，寒性脓肿表现为椎前或椎旁增宽软组织影，PET/CT 可见病灶代谢增高，并检出其他系统（比如肺、消化道等）病变。

　　本例患者为老年男性，有结核毒性症状半年余，PET/CT 发现脊柱多发性病灶，有中央型及边缘型，累及多个椎间盘，为典型的感染性病变特点；PET/CT 同时发现双肺多发实变病灶，双肺门、纵隔、腹膜后、双侧髂血管旁多发淋巴结，符合肺结核及多发淋巴结结核，同时排除了其他器官恶性肿瘤所致的多发转移；影像表现结合结核相关检验，支持结核诊断而确诊。影像诊断需要鉴别的有化脓性感染、布氏杆菌感染、转移瘤等；转移瘤常有原发灶，转移病灶通常不累及椎间盘，不形成流注脓肿；化脓性感染常起病急、病程短，伴高热，但由于抗生素的应用，临床症状可很不典型，骨破坏区边缘骨质硬化相对明显；布氏杆菌感染影像上鉴别困难，需要结合穿刺活检或细菌培养等确诊。

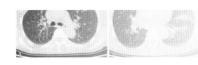

第13节　去分化脂肪肉瘤

患者女性，63岁。

【简要病史】右大腿脂肪肉瘤多次手术后，复发1周。2年前发现右大腿肿瘤，行右大腿肿瘤切除术，术后病理示脂肪肉瘤，术后行放疗治疗，定期复查。半年前MRI示右侧大腿后侧肌群内占位，考虑肿瘤复发，行右大腿肿瘤扩大切除术。1周前患者发现右大腿后方红肿，可见皮下包块，有压痛和波动感，活动性较差。

【其他影像检查】髋关节MRI平扫（右）：两侧髋关节MRI未见明显异常；右股骨上段内侧肌群内肿块。

【PET/CT影像分析】右大腿中下段内后侧肿块及多发结节影，肿块大小约7.4cm×4.5cm×5.1cm，密度欠均匀，未见明显脂肪及钙化密度影，边界不规则，局部突出于皮肤，肿块及诸结节放射性分布不均匀增高，SUVmax为13.3，考虑肉瘤复发（图6-13-1）。

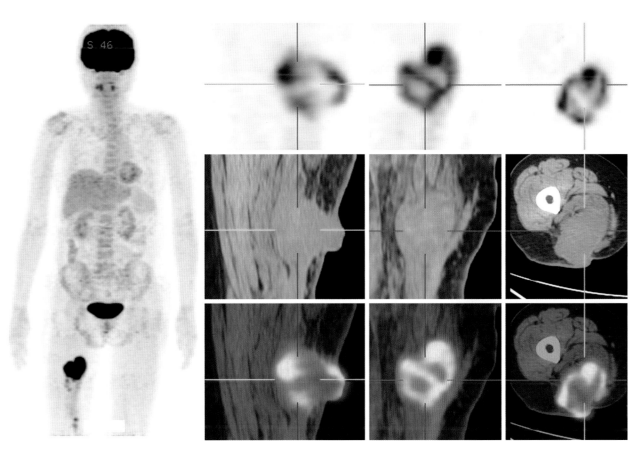

图6-13-1　右大腿去分化脂肪肉瘤

右大腿中下段内后侧肿块及多发结节影，肿块大小约7.4cm×4.5cm×5.1cm，密度欠均匀，未见明显脂肪及钙化密度影，边界不规则，局部突出于皮肤，肿块及诸结节放射性分布不均匀增高，SUVmax为13.3

第6章

【手术所见】全麻下行右髋关节离断术。

【组织病理学】（右大腿）去分化脂肪肉瘤，去分化成分主要为黏液纤维肉瘤；（右侧腹股沟）淋巴结未见肿瘤转移（0/3）。免疫组化结果：Vim（＋），S-100（个别阳性），SOX10（少数阳性），MDM2（－），CD34（－），Ki-67（约70％＋），DES（－），SMA（－）。

 点评

脂肪肉瘤（liposarcoma）是较常见的软组织肉瘤，是一种由不同分化程度和异型性的脂肪细胞组成的恶性肿瘤，好发于40~60岁，很少发生于儿童，男女发病比例接近。脂肪肉瘤常发生在深部软组织，最常发生于下肢，其次是腹膜后，四肢远端和足很少发生，极少发生于皮下。病理亚型包括非典型性脂肪瘤性肿瘤/高分化脂肪肉瘤、去分化脂肪肉瘤、黏液样脂肪肉瘤、多形性脂肪肉瘤、混合型脂肪肉瘤。去分化脂肪肉瘤（dedifferentiated liposarcoma）是指非典型性脂肪瘤性肿瘤/高分化脂肪肉瘤移行为富于细胞的非脂肪源性梭形细胞或多形性肉瘤的混合型肿瘤，5％~10％去分化脂肪肉瘤可有异源性分化，属中度恶性脂肪肉瘤。好发于老年人，61~70岁是发病高峰，男女无差别。临床表现为肿瘤生长缓慢或停滞，但近期出现生长加速，75％发生于腹膜后。

本例为老年女性，右大腿肿块，多次手术后复发，肿瘤整体呈软组织密度，未见成熟脂肪组织及钙化等征象，影像上难以与其他非脂肪源性软组织肉瘤鉴别，但该例患者病史明确，且病灶表浅也易于活检，因患者之前多次手术，复发病灶已无成熟脂肪组织。

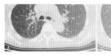 第14节 高分化脂肪肉瘤

患者男性，61岁。

【简要病史】右大腿进行性增大2个月余。

【其他影像检查】MRI增强：右侧大腿中下段后份肌肉内脂肪为主肿块，高分化脂肪肉瘤？

【PET/CT影像分析】右大腿中下段背侧肌间隙巨大脂肪密度肿块影，大小约10.3cm×11.2cm×22.9cm，边界清晰，内见多发絮状及条片状软组织密度影，放射性不均匀轻度增高，SUVmax为3.6，考虑脂肪肉瘤（图6-14-1）。

【手术所见】全麻下右大腿肿瘤切除术。

【组织病理学】非典型性脂肪瘤性肿瘤/高分化脂肪肉瘤。

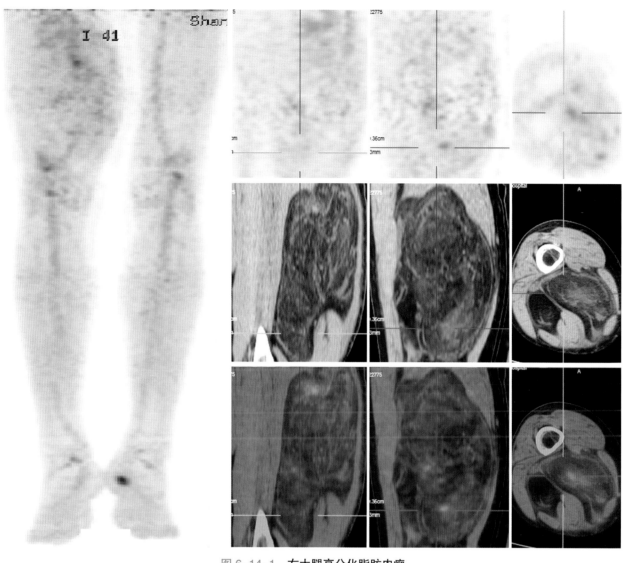

图 6-14-1　右大腿高分化脂肪肉瘤

右大腿中下段背侧肌间隙巨大脂肪密度肿块影，大小约 10.3cm×11.2cm×22.9cm，边界清晰，内见多发絮状及条片状软组织密度影，放射性不均匀轻度增高，SUVmax 为 3.6

点评

　　高分化脂肪肉瘤属低度恶性肿瘤，好发于四肢、腹膜后和躯干，通常为局部浸润，无转移趋势，但切除后局部可复发，可转化成更具侵袭性的脂肪肉瘤。肿瘤由不同大小的脂肪细胞、散在的脂肪母细胞、较宽的纤维间隔和厚壁血管构成。高分化脂肪肉瘤与脂肪瘤的区别在于肿瘤内可见非成熟脂肪成分，在影像上表现为肿瘤内除了大部分的成熟脂肪成分外，出现多少不等的粗线状或结节状分隔或絮片状影，增强扫描可见强化，PET 显示 FDG 摄取轻度增高。本例发生于典型部位，肿瘤边界清晰，肿瘤实质以成熟脂肪密度为主，内见较多量的软组织成分（絮片、索条及小结节）并 FDG 代谢轻度增高，是高分化脂肪肉瘤的典型征象，诊断较容易。

第6章

213

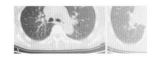

第15节　黏液纤维肉瘤

患者男性，87 岁。

【简要病史】因左下肢肿瘤行 3 次手术治疗，病理示黏液纤维肉瘤，高度恶性。现病灶部位疼痛。

【PET/CT 图像分析】骶骨右侧份见结节状骨质硬化灶及中央少许骨质破坏区，SUVmax 为 4.0；左大腿巨大肿块影，最大截面约 13.6cm×11.5cm，向上伸入左腹股沟，向下达胫骨平台水平，肿块主要位于股骨两侧及前方，包绕并侵犯左股骨干，以不均匀软组织密度为主，间杂多发脂肪密度影，上段伴多发钙化灶，肿块放射性不均匀增高，SUVmax 为 11.0，肿块中上段局部向前侵犯皮肤伴皮下肿块形成，大小约 2.8cm×1.9cm，SUVmax 为 5.5，考虑纤维肉瘤伴周围浸润及骶骨转移（图 6-15-1）。

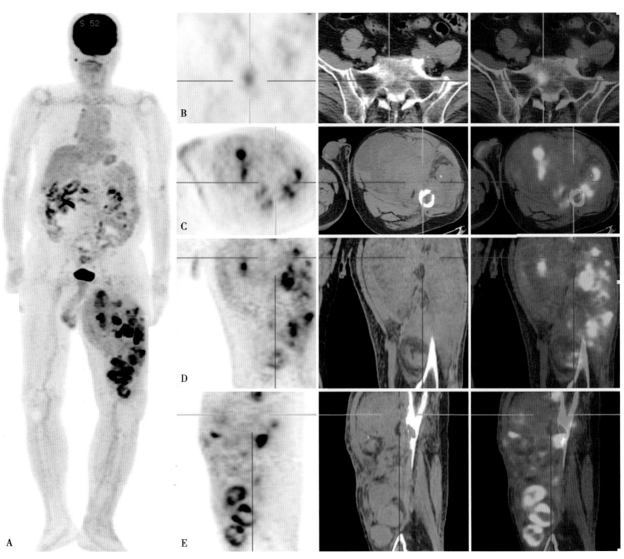

图 6-15-1　左大腿黏液纤维肉瘤及骶骨转移

A. PET MIP 图；B. 骶骨右侧份见结节状骨质硬化及中央少许骨质破坏区，SUVmax 为 4.0；C~E. 左大腿巨大肿块影，最大截面约 13.6cm×11.5cm，向上伸入左腹股沟，向下达胫骨平台水平，肿块主要位于股骨两侧及前方，包绕并侵犯左股骨干，以不均匀软组织密度为主，间杂多发脂肪密度影，上段伴多发钙化灶，肿块放射性不均匀增高，SUVmax 为 11.0，肿块中上段局部向前侵犯皮肤伴皮下肿块形成，大小约 2.8cm×1.9cm，SUVmax 为 5.5

点评

黏液纤维肉瘤（myxofibrosarcoma）包括一系列恶性成纤维细胞性病变，有不同程度的黏液样间质，多形性，并有独特的曲线形血管。常见于老年人，男性略多见，主要累及50~80岁患者，20岁以下患者非常罕见。肿瘤大多位于肢体，包括肢带部位（下肢 > 上肢），罕见于躯干、头颈部、手和足，约2/3病例发生于真皮/皮下组织，其余位于下方筋膜和骨骼肌，发生于腹膜后和腹腔者相当少见。大部分表现为缓慢生长的无痛性肿物，术后局部复发率达50%~60%，常为多次复发，并与组织学分级无关。除肺和骨转移之外，少部分发生淋巴结转移。总体5年存活率为60%~70%。诊断黏液肉瘤以前，需排除有明显黏液变性的其他软组织肉瘤，结合临床表现及组织病理学可诊断。

本例为高龄男性，为高度恶性黏液纤维肉瘤，术后多次复发，本次复发肿块巨大，密度不均匀，伴有左股骨干的侵蚀及骶骨的转移，PET/CT显示肿瘤FDG代谢的不同程度增高区，代表了肿瘤细胞的不同活跃程度及恶性程度，结合病史易于诊断。此肿块成分复杂，表现了肿瘤的异质性，在肿块内间质有脂肪组织，还需要与去分化脂肪肉瘤相鉴别，部分脂肪肉瘤在生长过程中出现高度的异质性，形成部分高分化、部分低分化或去分化的情况，与其他肿瘤不易鉴别。

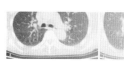

第16节　肠系膜韧带样纤维瘤

患者女性，50岁。

【简要病史】宫颈癌术后3年。4个月前大便不畅，触及左下腹包块，质韧，有移动。

【其他影像检查】盆部MRI增强：宫颈癌术后，子宫及附件未见显示；中腹腔内团状软组织信号影。彩超：脂肪肝，肝囊肿；腹腔实性占位。上腹部CT增强：小肠系膜肿块，考虑转移灶。

【PET/CT图像分析】中腹区肠系膜稍低密度肿块，大小约5.2cm×4.3cm，密度不均匀，CT值约30HU，内部及左缘见少许点状脂肪密度影，放射性不均匀轻度增高，SUVmax为3.4，考虑脂肪肉瘤可能，宫颈癌转移不除外（图6-16-1）。

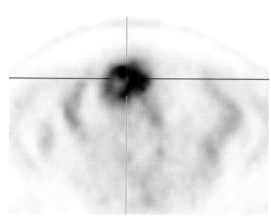
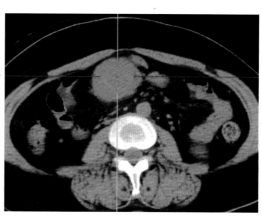

第6章

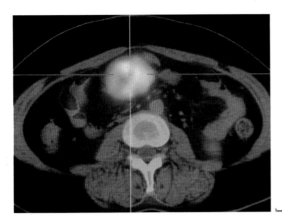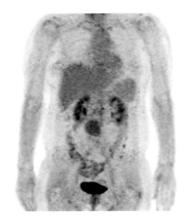

图 6-16-1　肠系膜韧带样纤维瘤

中腹区肠系膜稍低密度肿块，大小约 5.2cm×4.3cm，密度不均匀，CT 值约 30HU，内部及左缘见少许点状脂肪密度影，放射性不均匀轻度增高，SUVmax 为 3.4

【手术所见】子宫双附件缺如；肠管与盆壁、肠管见广泛致密粘连；回肠系膜段见 7cm×6cm 肿块，质硬，色灰白，与周围分界清；肠管及肝脾表面尚光滑，大网膜未触及明显结节。

【组织病理学】韧带样纤维瘤（中间型肿瘤）。免疫组化结果：CK（－），Vim（＋），CD117（弱＋），Dog-1（－），CD34（－），DES（＋），SMA（弱＋），H-Caldesmon（弱＋），S-100（－），Ki-67（+7%），β-catenin（＋）。

点评

　　韧带样纤维瘤（desmoid tumor）是好发于腹壁肌层和筋膜鞘的纤维瘤，故又称腹壁硬纤维瘤、带状瘤、纤维瘤病，因具有侵袭性、易复发性和局部破坏性，亦称侵袭性纤维瘤病、纤维组织瘤样增生、腹壁复发性纤维样瘤和腹壁成纤维瘤等，其生物特征介于良性成纤维细胞瘤与纤维肉瘤间。本病少见，在所有肿瘤中占比大约 0.03%，在所有软组织肿瘤中占比不到 3%，多发生于 30~50 岁，以女性多见，也可见于青少年，病因不明，可能与外伤、妊娠、手术及全身结缔组织异常有关，妊娠过程中血中雌激素升高加之生产过程中可能造成腹壁损伤，这可能是好发于成年女性的原因，也可作为直肠多发息肉、骨瘤、皮肤囊肿及硬纤维瘤组成的加德纳（Gardner）综合征的一部分。大多数肿瘤会缓慢长大，但少数可生长停滞或自然消退。大部分韧带样纤维瘤在 CT 上表现为边界清楚的软组织肿块；在 MRI 可由于其细胞构成和纤维含量不同而表现不同；肿瘤确诊需活检。

　　本例为宫颈癌术后 3 年，肠系膜出现一较密实肿块，临床需首先排除转移可能，以及了解可能的转移灶分布，但在 PET/CT 上仅发现肠系膜肿块，且征象不太符合转移性肿瘤，更倾向软组织肉瘤，由于其内少许脂肪密度影造成了诊断的误判，但 PET/CT 显示病灶单一，为临床选择手术切除提供了有力依据。

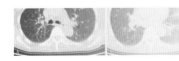

第 17 节　横纹肌肉瘤

患者男性，18 岁。

【简要病史】胸腔积液待查。感冒、发热，偶咳嗽、腹痛、腹胀。

【其他影像检查】CT 示腹腔、腹膜后、左侧胸腔多发结节影，左侧胸腔大量积液。

【PET/CT 影像分析】左颈深下淋巴结，大小约 3.0cm×2.0cm，SUVmax 约 10.2（图 6-17-1），左腋窝、纵隔、左内乳、双侧膈上、腹腔及腹膜后多发淋巴结肿大，左膈及双侧膈脚增厚，左膈肌饼状增厚，最厚约 1.6cm，SUVmax 约 12.4（图 6-17-2），左侧胸膜、腹膜、大网膜弥漫性增厚，胸骨体、右髂骨、右股骨上段病灶，葡萄糖代谢不同程度增高，右股骨上段髓腔内稍高密度影，SUVmax 约 7.2（图 6-17-3）。考虑恶性肿瘤，建议左锁骨上淋巴结活检。

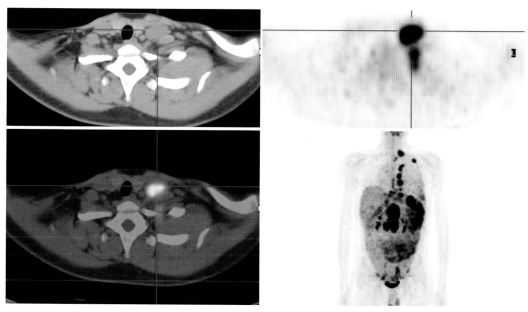

图 6-17-1　横纹肌肉瘤累及左颈部淋巴结
左颈深下淋巴结大小约 3.0cm×2.0cm，SUVmax 约 10.2

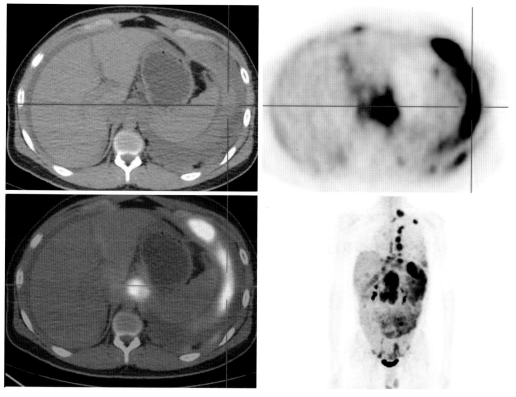

图 6-17-2　横纹肌肉瘤累及左膈肌
左膈肌饼状增厚，最厚约 1.6cm，SUVmax 约 12.4

第6章

217

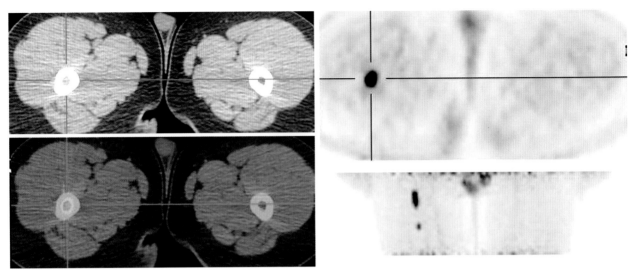

图 6-17-3　**横纹肌肉瘤累及右股骨髓腔**

右股骨上段髓腔内稍高密度影，SUVmax 约 7.2

【**手术所见**】左颈深下淋巴结活检术。

【**组织病理学**】横纹肌肉瘤。

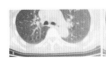 点评

　　横纹肌肉瘤（rhabdomyosarcoma，RMS）来源于将要分化为横纹肌的未成熟间叶细胞，是儿童最常见的软组织肿瘤，约占儿童软组织肉瘤中的 1/2，占儿童恶性肿瘤的 3%~4%，2/3 发生于 6 岁以下，男女发病率之比为（1.3~1.5）∶1。肿瘤可累及身体的任何部位，其不同亚型与原发部位、组织学及诊断年龄有关。横纹肌肉瘤国际协作组（Intergroup Rhabdomyosarcoma Study Group，IRSG）将 RMS 分为 4 个主要亚型：胚胎型占 59%，大多数（50%）的病例是典型的胚胎型，预后中等，多发于 8 岁前儿童（平均年龄为 6 岁）；葡萄状型和梭形细胞型分别占 6% 和 3%，通常预后良好；腺泡型 RMS 占 21%，预后较差，见于青春期男性（平均年龄为 12 岁）。其他为未分化型（8%）、多形性/未分化型（1%）或非特指型（11%），多型性横纹肌肉瘤常见于成人，也可见于儿童。

　　RMS 在影像上无特异性，早期单发病灶可误认为炎性病灶或边界清晰而误为良性肿瘤，局部侵袭性病灶与其他类型肉瘤无法区分，全身多发病灶则与淋巴瘤及其他肉瘤全身累及难以鉴别。本例为 18 岁男性患者，全身多发病灶，影像上仅能判断恶性肿瘤多发累及，左侧膈肌的饼状增厚可提示横纹肌来源可能，但不能最终诊断，PET/CT 的优势是检出全身所有病灶，并指出适当的活检部位。本例左锁骨上淋巴结活检为外院完成，病理亚型不详，推测可能为腺泡型，预后差。

第18节　尤因肉瘤/原始神经外胚层肿瘤

患者男性，29 岁。

【**简要病史**】发现右肩部肿块 1 年余，近期明显增大。

【**其他影像检查**】MRI 提示右三角肌下占位，MT？

【PET/CT 图像分析】右侧三角肌下间隙右肱骨上段外侧见软组织密度肿块，大小约 10.2cm×5.9cm×10.5cm，前下及外下缘与三角肌分界模糊，下缘部分伸入肱三头肌间隙，内侧部分包绕并浸润右肱骨上段外侧皮质及髓腔，髓腔内见条状骨质硬化灶，肿块上缘及内下份少许颗粒状钙化斑，肿块放射性不均匀增高，SUVmax 为 14.0，右肱骨髓腔 SUVmax 约 2.7，考虑软组织肉瘤可能大（图 6-18-1）。

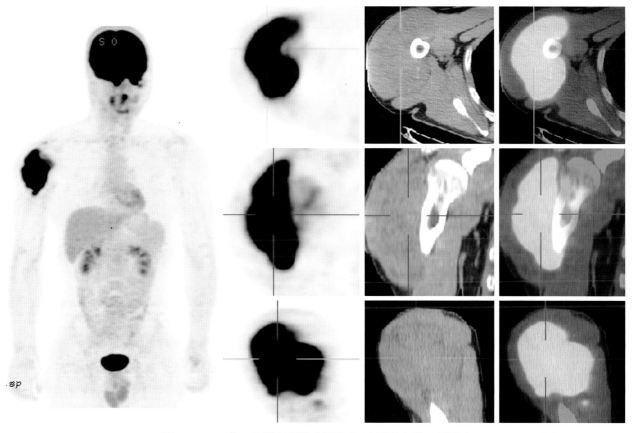

图 6-18-1　**右三角肌下间隙尤因肉瘤 / 原始神经外胚层肿瘤**

右侧三角肌下间隙右肱骨上段外侧见软组织密度肿块，大小约 10.2cm×5.9cm×10.5cm，前下及外下缘与三角肌分界模糊，下缘部分伸入肱三头肌间隙，内侧部分包绕并浸润右肱骨上段外侧皮质及髓腔，髓腔内见条状骨质硬化灶，肿块上缘及内下份少许颗粒状钙化斑，肿块放射性不均匀增高，SUVmax 为 14.0，右肱骨髓腔 SUVmax 约 2.7

【手术所见】全麻下行右侧肩关节软组织肿瘤活检术，4 个疗程化疗后行右侧肩胛带离断术。

【组织病理学】（右肩关节）小圆细胞肿瘤，结合 HE 形态及免疫组化结果符合尤因（Ewing）肉瘤 / 外周原始神经外胚层肿瘤。免疫组化结果：CD99（+），CK（-），CAM5.2（-），EMA（-），NSE（弱 +），LCA（-），CD56（-），Vimentin（+），MPO（-），Kp-1（-），S-100（-），CD57（部分弱 +）。

 点评

　　尤因（Ewing）肉瘤 / 原始神经外胚层肿瘤（PNET）被定义为：圆细胞肉瘤伴不同程度神经外胚层分化，Ewing 肉瘤指缺乏神经外胚层分化的肿瘤，PNET 为有神经外胚层分化特点的肿瘤。Ewing 肉瘤 /PNET 相对少见，占骨原发恶性肿瘤的 6%~8%，在男性稍多，发病高峰为 10~20 岁，多发生在长骨的骨干和干骺偏干部，少数累及软组织，影像表现为长管状骨骨干或扁骨的边界不清溶骨性病变，特征性表现是有渗透性或虫蚀样破坏，常伴葱皮样骨膜反应，瘤体表面的皮质不规则变薄或增厚，Ewing 肉瘤常有较大软组织包块，有时见肥皂泡样的膨胀性骨破坏。对于溶骨性病变，影像需要鉴别骨嗜酸性肉芽肿、巨细胞瘤、骨肉瘤、骨原发性淋巴瘤、骨未分化高级别多形性肉瘤、急性白血病以及其他非骨肿瘤的转移瘤；对于发生在软组织的肿瘤，与其他各种软组织肉瘤鉴别困难。

本例为青年男性，肿瘤主要位于肌间隙，为少见的骨外病灶，从软组织肿块角度难以与其他软组织肉瘤进行鉴别，从骨病灶角度，更像软组织肉瘤的直接侵蚀改变，PET/CT 提示仅有右上臂病灶，为临床进一步诊治提供可靠依据，该患者随后在新辅助化疗后行右上肢离断术，当然在其后的随访和治疗中 PET/CT 将继续敏感监测其复发、转移情况及后续化疗和（或）放疗疗效。

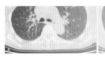

第19节　恶性纤维组织细胞瘤

患者男性，76 岁。

【简要病史】恶性纤维组织细胞瘤术后多次复发。23 年前发现左上臂恶性肿块，手术切除，后多次复发，予手术切除或放疗。3 个月前自觉左上肢残端疼痛，肿胀。

【其他影像检查】MRI 示左上肢肿瘤截肢术后，左腋窝及胸壁可见巨大软组织信号，大小约 9.3cm×8.6cm，左肱骨局部见虫蚀样骨质破坏。

【PET/CT 影像分析】左上臂肿瘤术后复查（2010 年 5 月 20 日与 2009 年 12 月 22 日对照）：（上排）2009 年 12 月 22 日 PET/CT 示左肱二头肌下段软组织肿块，大小约 4.1cm×3.3cm，密度不均匀，呈环状放射性增高，SUVmax 为 3.6，为肿瘤复发。（下排）2010 年 5 月 20 日 PET/CT 示左肱骨下段内前方稍低密度影（光标及长箭头），呈条状放射性轻度增高，SUVmax 约 3.0；左肱二头肌中段外侧缘小条状稍低密度影，边缘模糊，SUVmax 为 2.9；考虑肿瘤复发（图 6-19-1）。

左上臂肿瘤术后复查（2017 年 7 月）：左上肢术后大部分缺如，左腋窝见稍低密度软组织肿块，大小约 10.0cm×11.5cm×8.9cm，部分边界稍模糊，肿块旁脂肪间隙少许絮片状影，肿块 SUVmax 约 3.6；与 2010 年 5 月 20 日 PET/CT 相比，左上肢已大部切除，左腋窝肿块为新增病灶，肿瘤复发（图 6-19-2）。

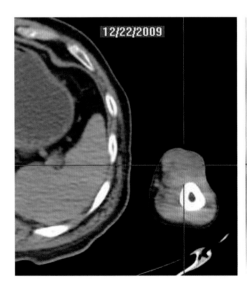
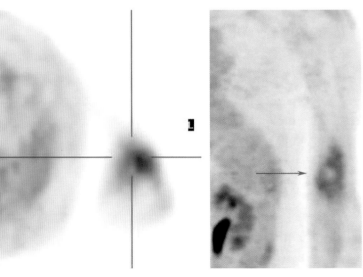

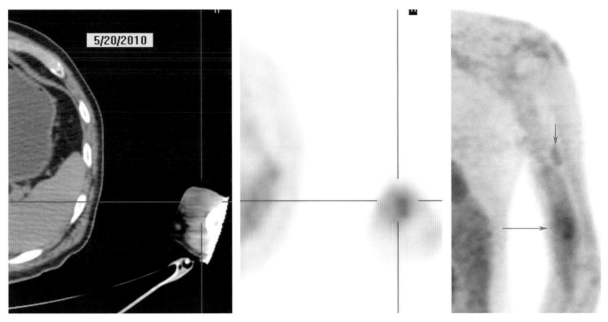

图 6-19-1 左上臂恶性纤维组织细胞瘤多次复发

（上排）第一次 PET/CT 示左肱二头肌下段软组织肿块，大小约 4.1cm×3.3cm，密度不均匀，呈环状放射性增高，SUVmax 为 3.6；（下排）第二次 PET/CT 示左肱骨下段内前方稍低密度影（光标及长箭头），呈条状放射性轻度增高，SUVmax 约 3.0；左肱二头肌中段外侧缘小条状稍低密度影（短箭头），边缘模糊，SUVmax 为 2.9

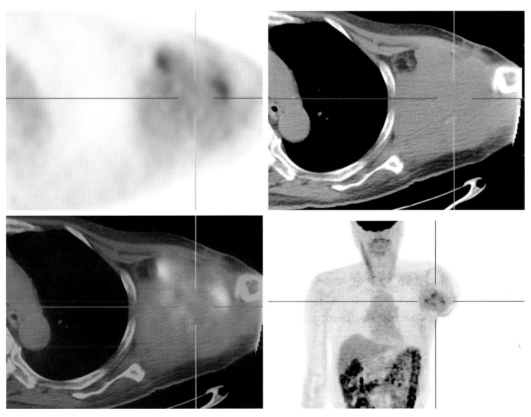

图 6-19-2 左上肢肿瘤复发，病理转变为高级别黏液性纤维肉瘤

左上肢术后大部分缺如，左腋窝见稍低密度软组织肿块，大小约 10.0cm×11.5cm×8.9cm，边界稍模糊，SUVmax 约 3.6

第6章

【手术所见】左上肢截肢残端恶性肿瘤，与周围组织粘连，侵犯臂丛神经及腋血管、胸壁。

【组织病理学】（左上肢残端肿瘤组织）高级别黏液性纤维肉瘤。免疫组化结果：Ki-67（30% +），S-100（-），SOX10（-），CD34（+/-），SMA（散在 +），DES（-），Vim（+），Myogenin（-）。

 点评

　　恶性纤维组织细胞瘤（malignant fibrous histiocytoma，MFH）是一种多形性梭形细胞肉瘤，是成人最常见的软组织肉瘤，占软组织肉瘤的20% ~30%。好发于50~70岁，20岁以下罕见，但儿童亦可发病，男多于女。肿瘤多见于四肢深部组织、下肢多见，近半数的肿瘤累及深筋膜或骨骼肌，肿块通常较大，病史较长，大部分属于高度恶性，预后差。2002年WHO对骨和软组织肿瘤的新分类中认为MFH并没有纤维组织细胞分化，因此改称为未分化多形性肉瘤，但目前仍沿用原名称，而许多既往被界定为MFH的肉瘤被重新分类为其他亚型，余下者特指那些缺乏分化特异性的肉瘤，并用"肉瘤，非特指（not otherwise specified，NOS）"指代，根据细胞成分的不同分为多形性型、巨细胞型、黄色瘤型（炎症型），而以前的黏液样MFH的肉瘤被分类为一种独立的黏液纤维肉瘤。

　　本例患者肿瘤反复发生23年，在2009年手术病理诊断为多形性未分化肉瘤，本次（2017年）手术病理为黏液纤维肉瘤，成为MFH之外的另一类肉瘤，表现了该肉瘤易复发性和异质性。PET/CT屡次敏感检出局部复发病灶并排除其他部位的转移而获得多次手术机会，其FDG代谢水平还有助于预测、分级及确定肿瘤对新辅助化疗的反应，反映了FDG PET/CT对肉瘤的良好评价价值。

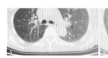 **第20节　纤维肉瘤粒子植入术后**

患者男性，77岁。

【简要病史】右前胸壁皮肤纤维肉瘤术后5年余，右颈部及左大腿包块2个疗程介入治疗及粒子植入治疗半年余。经治疗，颈部及腿部肿块基本消失，但仍有疼痛，近1个月来发现右颈部再发小结节，伴有右侧头皮及耳部麻木感。

【PET/CT影像分析】纤维肉瘤治疗后，右颈部胸锁乳突肌后缘见略低密度结节，大小约1.0cm×1.2cm，放射性增高，SUVmax为12.5，考虑肉瘤病灶（图6-20-1）。右咽旁间隙及颈动脉鞘区肿块^{125}I粒子植入术后，肿块大小约5.1cm×2.9cm×4.8cm，肿块边缘区软组织放射性不均匀轻度增高，SUVmax为3.1，粒子植入区局部放射性相对减低，考虑肿瘤仍有活性（图6-20-2）。左大腿中段前侧肌群内低密度肿块，边界欠清，大小约5.5cm×2.9cm×18.7cm，肿块中上份见多发金属颗粒影（^{125}I粒子），肿块放射性不均匀增高，SUVmax为8.1，粒子植入区局部放射性相对偏低，考虑病灶较前（粒子植入时）进展（图6-20-3）。

【手术所见】5年前右胸壁手术，半年前右颈部及左大腿肿块^{125}I粒子植入术。

【组织病理学】纤维肉瘤。

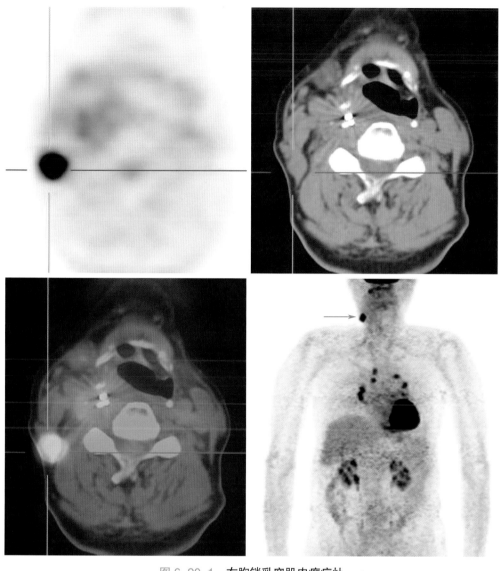

图 6-20-1　右胸锁乳突肌肉瘤病灶

右颈部胸锁乳突肌后缘见略低密度结节，大小约 1.0cm×1.2cm，SUVmax 为 12.5

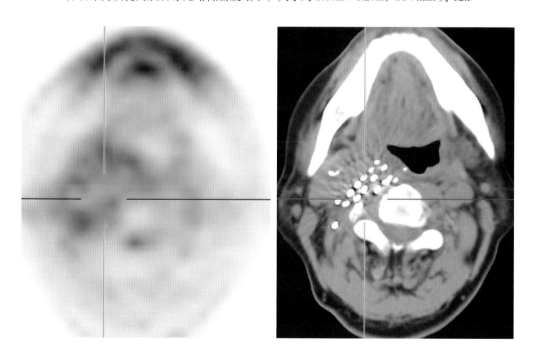

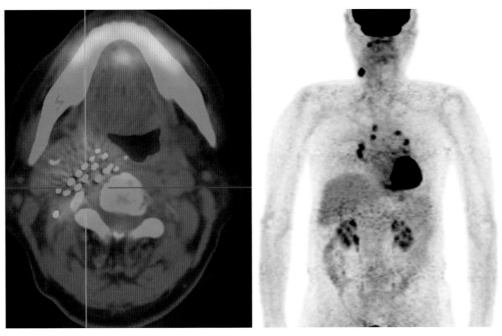

图 6-20-2　右咽旁间隙及颈动脉鞘区纤维肉瘤 ^{125}I 粒子植入术后

右咽旁间隙及颈动脉鞘区肿块，大小约 5.1cm×2.9cm×4.8cm，内见多发金属颗粒影（^{125}I 粒子），肿块边缘区软组织放射性不均匀轻度增高，SUVmax 为 3.1，粒子植入区局部放射性相对减低

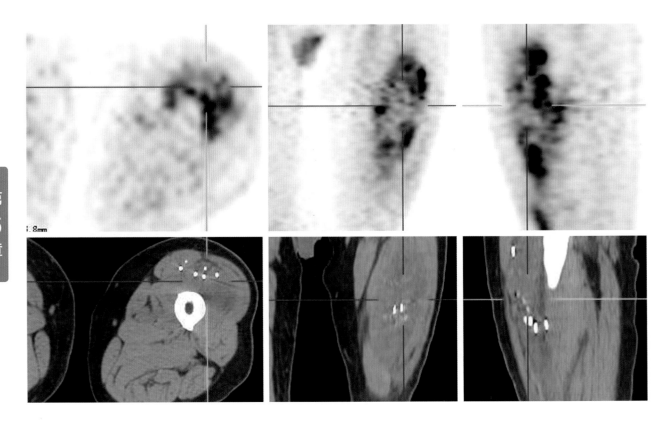

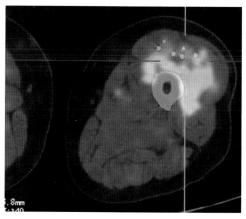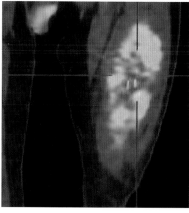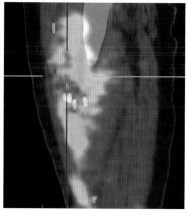

图 6-20-3　左大腿中段前侧肌群纤维肉瘤 ^{125}I 粒子植入术后

左大腿中段前侧肌群内低密度肿块，边界欠清，大小约 5.5cm×2.9cm×18.7cm，肿块中上份见多发金属颗粒影（^{125}I 粒子），肿块放射性不均匀增高，SUVmax 为 8.1，粒子植入区局部放射性相对偏低

 点评

　　本例为纤维肉瘤术后复发、行 ^{125}I 粒子植入术后复查病例。^{125}I 粒子利用 ^{125}I 的 β 射线对局部肿瘤起杀伤作用，半衰期为 60.2 天，对肿瘤产生持续照射，是一种有效的局部内照射治疗手段。由于 β 射线在人体内射程很短，需要合理配置粒子的分布和密度，如果放置不理想，可致病灶控制不佳，一般可根据经验选择穿刺路径或根据 TPS 治疗系统进行设置。

　　右咽旁肿块粒子植入术后，肿瘤中央区粒子相对密集，FDG 代谢不高，提示局部控制良好，但肿块边缘区葡萄糖代谢轻度增高，且边界不清晰，考虑肿瘤仍有活性，可能由于边缘区肿瘤组织所受照射相对较少而控制不佳，或由于粒子活度衰减后肿瘤存活组织再次增殖活跃。左大腿中段肌肉肿块仅中部有少量粒子分布，边缘大块的肿瘤组织内并无粒子分布且葡萄糖代谢明显增高，应为肿瘤未得到控制而新增浸润区域，且明显大于粒子植入术时的肿瘤大小，病灶进展迅速。右胸锁乳突肌结节为新发病灶。

　　^{125}I 粒子植入术后，局部金属粒子在 CT 上会产生高密度伪影，对 MRI 图像也存在金属伪影，对局部肿瘤的评价存在一定影响。PET/CT 的 FDG 代谢不受金属伪影的影响，能够较好地反映肿瘤的代谢活性，是 ^{125}I 粒子植入术后的良好的疗效评价手段。

第6章

第 21 节　软组织转移性肉瘤样癌

　　患者男性，74 岁。

　　【简要病史】左肺癌术后 4 年余，发现左上臂肿块 5 个月余。

　　【其他影像所见】MRI 示左上臂三角肌内偏后下份肿块，大小约 4.6cm×5.3cm×7.4cm，形态不规则，边缘不光整，T_1WI 呈等、低信号，T_2WI 呈高信号，增强后不均匀环状强化，周围肌肉组织呈推挤改变，周围软组织水肿，邻近骨质未见异常（图 6-21-1）。

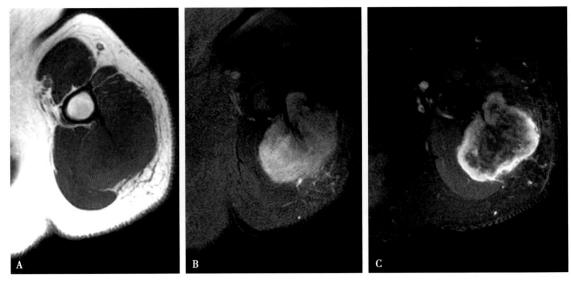

图 6-21-1　左上臂三角肌转移性肉瘤样癌 MRI 表现

A. T$_1$WI；B. T$_2$WI；C. T$_1$WI 增强扫描。肿块大小约 4.6cm×5.3cm×7.4cm，形态不规则，边缘不光整，T$_1$WI 呈等、低信号，T$_2$WI 呈高信号，增强后不均匀环状强化，周围肌肉组织呈推挤改变，周围软组织水肿，邻近骨质未见异常

【PET/CT 图像分析】左侧三角肌下间隙见稍低密度肿块，大小约 5.4cm×4.3cm，与三角肌分界不清，内侧与肱骨干相连，肱骨未见明显骨质破坏征象，肿块 SUVmax 约 17.1；左侧肱三头肌下份条片状放射性分布轻度增高区，SUVmax 约 4.5，大小约 4.2cm×2.1cm，局部未见明显肿块征象；左三角肌下间隙肿块考虑转移瘤或肉瘤均可能，建议穿刺活检协诊；左侧肱三头肌下份局部葡萄糖代谢轻度增高，考虑生理性摄取可能大（图 6-21-2）。

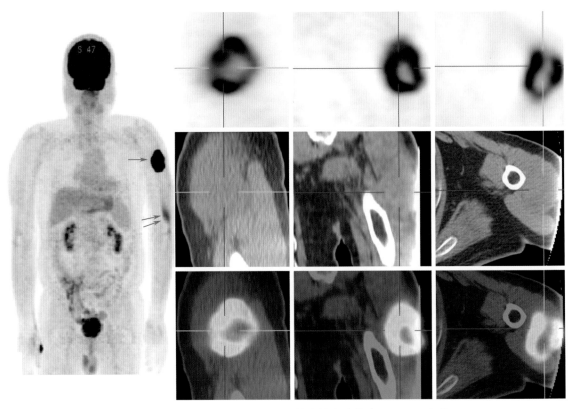

图 6-21-2　左上臂三角肌下间隙转移性肉瘤样癌 PET/CT 表现

左侧三角肌下间隙见稍低密度肿块（MIP 图单箭头及断层图），大小约 5.4cm×4.3cm，与三角肌分界不清，内侧与肱骨干相连，肱骨未见明显骨质破坏征象，肿块 SUVmax 约 17.1；左侧肱三头肌下份（MIP 图双箭头）条片状放射性分布轻度增高区，SUV 最大值约 4.5，大小约 4.2cm×2.1cm，局部未见明显肿块征象

【**手术所见**】左三角肌内肿瘤组织，与三角肌肌肉粘连，无明确分界；肿瘤组织紧贴肱骨骨面，活动度差，侵蚀肌肉及筋膜组织。

【**组织病理学**】（左上臂）高级别梭形细胞恶性肿瘤，结合临床及免疫组化考虑为转移性肉瘤样癌。免疫组化结果：CK（散在＋），CEA（－），EMA（散在＋），Vim（＋），TTF-1（－），P63（－），Napsin-A（－），SPA（－），CK7（－）。

 点评

　　肺肉瘤样癌是一种少见的肺部恶性肿瘤类型，占肺部肿瘤的 0.3%～4.7%，预后差，临床表现无特异性。肿瘤为含有肉瘤成分或肉瘤样分化成分的低分化非小细胞肺癌，包括多形性癌、梭形细胞癌、巨细胞癌、癌肉瘤和肺母细胞瘤 5 个亚型；其中的癌成分多为鳞癌及腺癌，少数为未分化癌及小细胞癌。肉瘤样癌转移兼具肉瘤和癌的淋巴、血行转移的偏好，使单发血行转移病灶的概率相应增高。

　　该患者为肺癌术后 4 年，全身单发病灶，位于左上臂肌间隙并侵犯左三角肌，密度似较均匀，放射性环状增高，提示内部有液化坏死区，肿块未见钙化、骨化、骨质侵蚀及其他有助于鉴别的征象，从孤立性病灶表现来看，需优先考虑软组织肉瘤的诊断，而具体肉瘤类型则难以判断，但肉瘤发病率低；该患者有肺癌病史，如产生转移，常多发病灶，多有淋巴结累及，而此例患者全身除该肿块外并无其他转移性病灶，考虑肿瘤转移的可能性并不大，但显然也不能排除。PET/CT 显示该肿瘤单发局限病灶，高代谢征象提示恶性肿瘤，为临床手术提供了可行依据，并最后手术病理证实了此前影像推理的合理性。

（宋建华）

神经系统

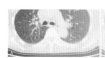

第1节　弥漫性大B细胞淋巴瘤

患者男性，44岁。

【简要病史】头晕伴四肢乏力10天，左侧为著，活动不协调致摔倒1次。

【其他影像学检查】头颅CT平扫：右侧额叶占位伴白质水肿，左侧额叶白质水肿。头颅MRI增强：右额叶见大片异常混杂信号影，T_1WI混杂低信号，T_2WI混杂等高信号，增强后可见其间明显强化，范围约2.0cm×4.5cm，周围大片水肿，呈"指样"，另左额叶可见一小片类似信号及强化方式病灶（图7-1-1）。

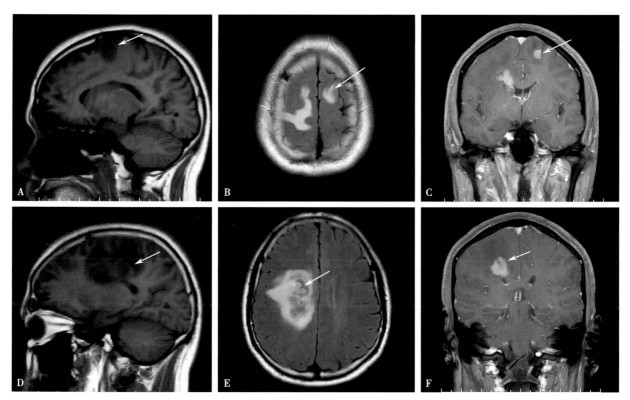

图7-1-1　双侧额叶占位

A~C.左额叶占位：T_1WI低信号（A），T_2WI Flair混杂等高信号（B），增强示明显强化（C）；D~F.右额叶占位伴周围水肿：病灶T_1WI混杂低信号（D），T_2WI Flair混杂等高信号（E），增强示明显强化（F）

【PET/CT 图像分析】右侧额叶见一稍高密度肿块影，形态欠规则，大小约 2.1cm×4.0cm×2.0cm，伴周围片状水肿区，肿块放射性分布增高，SUVmax 约 27.8，周围水肿区呈放射性相对减低区；左额叶见直径约 0.9cm 稍高密度结节，放射性增高，SUV 最大值为 23.9，周围伴小片水肿区（图 7-1-2）。

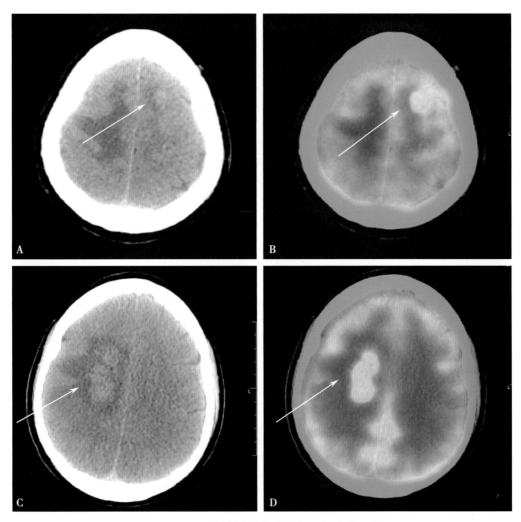

图 7-1-2　双侧额叶原发弥漫大 B 细胞淋巴瘤

A、B. 左额叶结节（0.9cm）伴周围小片水肿，SUVmax 为 23.9；C、D. 右额叶占位（2.1cm×4.0cm×2.0cm）伴周围水肿，SUVmax 为 27.8

【手术所见】行颅内肿瘤切除术，术中见皮层下 3.5cm 深见肿瘤组织，血供丰富，质地松烂。

【组织病理学】（颅内）中枢神经系统原发性弥漫性大 B 细胞淋巴瘤，免疫表型为生发中心细胞样（GCB）特征。免疫组化结果：CD3（-），CD5（-），CD79α（+），CD10（+），CyclinD-1（-），Mum-1（少数 +），GFAP（-），Bcl-2（-），Bcl-6（+），Ki-67（80% +），CD20（+）。

 点评

　　原发性中枢神经系统淋巴瘤（primary central nervous system lymphoma，PCNSL）占颅内原发肿瘤的 2%~6%。90% 的 PCNSL 为弥漫大 B 细胞淋巴瘤，通常为高级别，其余为伯基特淋巴瘤和 T 细胞淋巴瘤。免疫功能缺陷者发生 PCNSL 与 EB 病毒感染有关，而免疫功能正常者发生 PCNSL 与 EB 病毒感染无关。PCNSL 临床表现无特异性，常表现为神经系统症状。PCNSL 的治疗方法与其他颅内原发肿瘤手术治疗为主不同，其主要的治疗方法为放化疗，因此影像学诊断及评价在 PCNSL 的治疗和随访中显得尤为重要。

　　本例患者因头晕、四肢乏力、活动不协调，脑部 MRI 示双侧额叶占位性病变伴周围水肿。一般 PCNSL 实性占位性病变 MRI 显示占位征象明显，T_1WI 呈等或稍低信号，T_2WI 呈稍低、等或高信号，病变周围可见不同程度的水肿，增强扫描病灶明显强化，表现为多种特殊的强化征象，如"缺口征""握拳征"和"脐凹征"等。本例患者由于 MRI 强化后表现不典型，MRI 误诊为转移瘤，后行全身 ^{18}F-FDG PET/CT 显像，明确了 PCNSL 的诊断。

　　由于 90% 的 PCNSL 为弥漫大 B 细胞淋巴瘤，其肿瘤侵袭性强、恶性程度高，所以在 ^{18}F-FDG PET/CT 显像中主要表现为异常高代谢，PCNSL 的标准化摄取值（SUV）一般明显高于其他脑肿瘤，同时可为脑肿瘤的活检提供精确定位，提高了活检成功率，指导治疗方案的选择。对于颅内占位，行全身 ^{18}F-FDG PET/CT 显像可更好地鉴别病变的良恶性、原发或转移灶，再结合其他影像学信息提高对 PCNSL 的诊断水平。

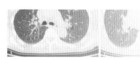

第 2 节　高级别 B 淋巴细胞瘤

患者女性，74 岁。

【简要病史】因言语不能伴右侧肢体乏力就诊，治疗后稍有好转。否认手术外伤史。

【其他影像学检查】头颅 MRI 增强：左基底节区和颞叶见数个异常强化结节信号，大者约 2.2cm×0.9cm，周围额顶颞岛叶脑白质大片水肿，左侧脑室受压变窄，中线右移 0.8cm。

【PET/CT 图像分析】脑中线右移，左额、顶、枕、颞叶及左基底节区大片状稍低密度水肿区，其内左基底节区、左颞、枕叶多发条片状或结节状稍高密度影，边界不规则、模糊，较大者约 2.2cm×1.0cm，放射性增高，SUVmax 为 17.6，余水肿区呈放射性减低区；右半卵圆区见小片稍高密度影，边缘模糊，放射性增高，SUVmax 为 6.3；余脑实质密度未见明显异常征象；右小脑放射性分布较对侧减低（交叉性小脑失联络）；左侧脑室受压变扁（图 7-2-1）。

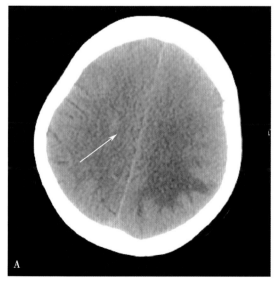
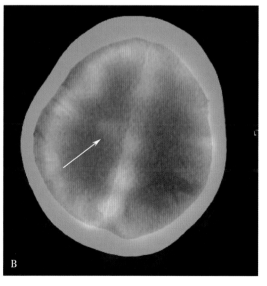

第7章

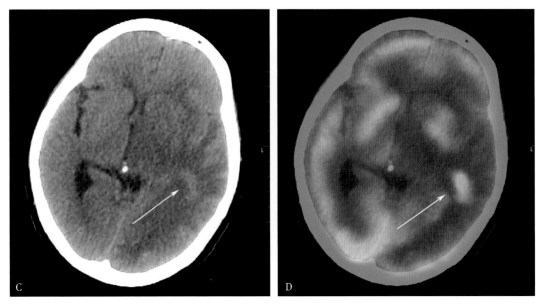

图 7-2-1 颅内多发占位（高级别 B 细胞淋巴瘤）

A、B.右半卵圆区小片稍高密度占位，SUVmax 为 6.3；C、D.脑中线右移，左颞叶稍高密度占位（2.2cm×1.0cm），SUVmax 为 17.6

【手术所见】行颅底肿瘤切除术，术中见肿瘤位于左侧颞叶，约为皮层下 2cm，呈果冻状，与周围脑组织边界不清，质地偏韧，血供不丰富，脑水肿不明显。

【组织病理学】（左侧颞叶）高级别 B 细胞淋巴瘤。免疫组化结果：GFAP（－），S-100（－），Ki-67（99%＋），EMA（－），P53（部分＋），CK（－），OLIG2（－），IDH-1（－），CD20（＋），CD79α（＋），CD3（－），CD5（－），Bcl-2（－），Bcl-6（＋），CD10（＋），CyclinD-1（－），Mum-1（少数＋），CD21（－）。

点评

高级别 B 细胞淋巴瘤（high grade B-cell lymphoma，HGBL）是形态学与遗传学特点介于弥漫大 B 细胞淋巴瘤（DLBCL）与伯基特淋巴瘤（BL）之间的淋巴瘤。HGBL 分为两类：① HGBL，伴 Myc、BCL-2 和（或）BCL-6 重排，即双打击/三打击淋巴瘤（DHL/THL）；② HGBL，非特指型（HGBL-NOS）。

HGBL 是高侵袭性淋巴瘤，HGBL-NOS 较预后 DHL 好，原发 HGBL 较转化的 HGBL 预后好，Myc/Bcl-6 的 DHL 预后要比 Myc/Bcl-2 的 DHL 和 THL 要好，TP53 表达对 DHL 预后无影响，伴低清蛋白血症的 DHL 预后差。因此，临床上早发现、早治疗以及精确定位明确病理对 HGBL 尤为重要。

本例患者言语不能伴右侧肢体乏力，头颅 MRI 增强示左基底节区和颞叶多发结节异常强化伴左侧半球脑实质水肿，考虑淋巴瘤可能。结合全身 ^{18}F-FDG PET/CT 显像，病灶的 ^{18}F-FDG 异常增高，而身体其他部位未发现病灶，明确了颅内原发淋巴瘤的诊断。

第7章

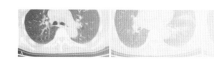

第3节 肺癌脑转移

患者男性，67岁。

【简要病史】左肺腺癌术后，现左侧胸痛加重1个月。

【其他影像学检查】头颅MRI增强：右侧额叶皮层下见异常信号结节影，大小约2.6cm，T_1WI及T_2WI均为等信号，内见小片脑脊液信号区，DWI为边缘高信号，明显强化，周围见大片水肿。右侧脑室及丘脑轻度受压，脑中线轻微左移。左侧顶叶皮层下见等信号小结节影，直径约0.9cm，周围见小片水肿。考虑转移瘤（图7-3-1）。

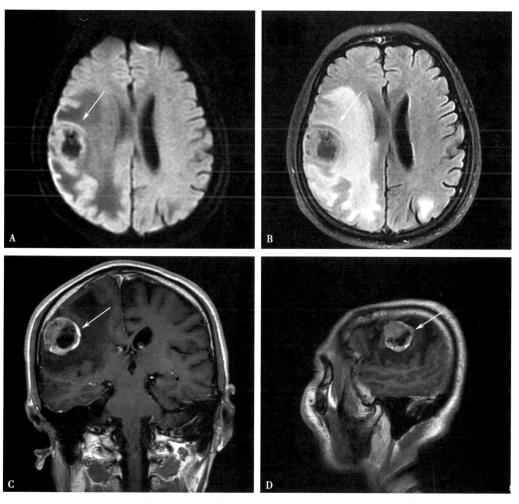

图7-3-1 右额叶皮层下结节半周围大片水肿
A. DWI边缘高信号；B. T_2WI Flair 等信号；C、D. 增强示明显强化

【PET/CT图像分析】脑中线结构稍左移，右额叶皮层下见一不规则环状肿块影，大小约1.8cm×2.3cm，内见液化坏死区，放射性分布不均匀增高，SUVmax约13.2，右额顶叶大片低密度水肿带，放射性分布减低；左额顶叶皮层下略高密度结节影，边界模糊，直径约0.7cm，边缘小片状稍低密度水肿区，放射性分布与邻近脑实质相仿。左侧胸膜多发增厚，肝右叶结节，左肾上腺增厚，左肺门、纵隔、左侧内乳、左腋窝、左膈上、腹膜后多发淋巴结，T2~T5及左第2、3肋多发骨病灶。（图7-3-2）。

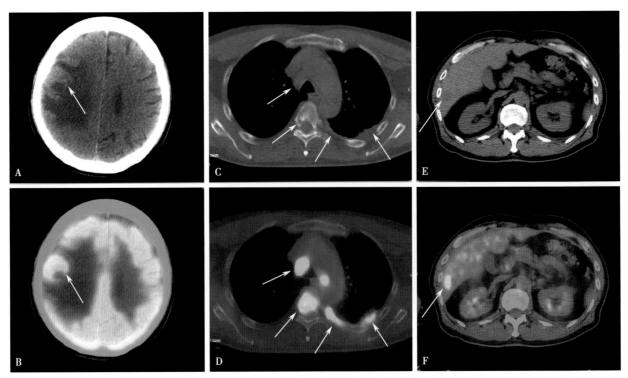

图 7-3-2　肺癌术后，全身多发转移

A、B. 右额叶皮层下肿块（1.8cm×2.3cm），内见液化坏死区，SUVmax 为 13.2；C、D. 箭头从左往右依次为：纵隔淋巴结（SUVmax 为 16.9）、椎体及肋骨骨病灶（SUVmax 为 13.4）、左侧胸膜增厚（SUVmax 为 10.6）；E、F.肝右叶结节（SUVmax 为 7.2）

【手术所见】行颅内肿瘤切除术，术中见肿瘤为灰红暗红组织。

【组织病理学】（左枕叶）脑组织内转移性腺癌。免疫组化结果：TTF-1（＋），CK7（＋），CK20（－），P53（＋），P63（－），Ki-67（60％＋），GFAP（－），EGFR（－）。

点评

脑转移瘤指身体其他部位肿瘤经血、淋巴、脑脊液或直接入侵颅内者。临床上较常见，70％为多发，占成人脑内肿瘤的 40％，原发肿瘤以肺癌最常见。肺癌脑转移瘤的典型 CT 表现多种多样，可呈密度均匀的实质性结节或肿块，亦可见瘤内程度不等的坏死、出血。当表现为多发结节状和（或）环形的小病灶且瘤周水肿明显，多为转移瘤，有时候仅见水肿不见瘤结节。

MRI 平扫 T_1WI 表现为实质性低信号，囊性低信号，或为不规则高信号，信号均匀或不均匀。T_2WI 表现为等高信号或混杂信号。增强扫描后实性瘤体呈明显均匀强化，坏死囊变的转移瘤显示环形、不规则结节状强化，瘤体境界清楚。转移瘤周围可见大片指状水肿，瘤体大小常与瘤周水肿程度不成比例，即"小病灶、大水肿"征象，为其特征表现。临床上脑转移瘤诊断技术以 MRI 为主。

^{18}F-FDG PET/CT 可提高脑转移瘤的诊断率，对原发肿瘤进行准确分期。当脑转移瘤 CT 表现为等密度结节时，摄取 ^{18}F-FDG 较高；表现为高密度结节时，^{18}F-FDG 摄取较低。所以行 PET/CT 检查时，脑转移灶为等密度结节时，CT 虽不易观察到，但 PET 图像上 ^{18}F-FDG 摄取明显增高；无明显 ^{18}F-FDG 摄取的高密度结节、囊性密度结节、无结节水肿可结合增强 CT 或 MRI 检查明确诊断。

脑转移瘤的 ^{18}F-FDG PET/CT 图像表现形式多种多样，精确显示实性转移灶的大小、形态、数目及代谢信息，在肺癌的诊断、分期、预后、疗效评估、复发再评估等方面起到了重要作用。

第7章

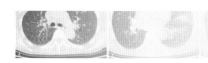

第4节 脑 脓 肿

患者男性，67岁。

【简要病史】右侧肢体活动不能半个月余。

【实验室检查】PRP（1:4），TPPA（+）。

【其他影像学检查】头颅 MRI 增强示左侧额顶叶交界处近大脑镰旁肿块，大小为 1.7cm×1.5cm，脑中线结构轻度右偏，脑白质周围见斑片状水肿区，转移瘤（图 7-4-1）?

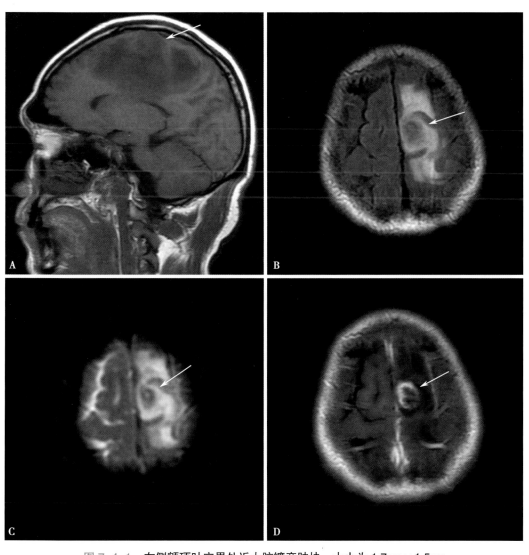

图 7-4-1　左侧额顶叶交界处近大脑镰旁肿块，大小为 1.7cm×1.5cm

A. T₁WI Flair 等低信号；B. T₂WI Flair 等高信号；C. DWI 边缘高信号；D. 增强示边缘明显强化

【PET/CT 图像分析】左额叶近皮层下见约 1.3cm×2.0cm 椭圆环状结节，环壁厚薄不均，呈环状放射性增高，SUVmax 为 7.5，肿块周围大片水肿区，呈放射性相对减低区（图 7-4-2）。

第7章

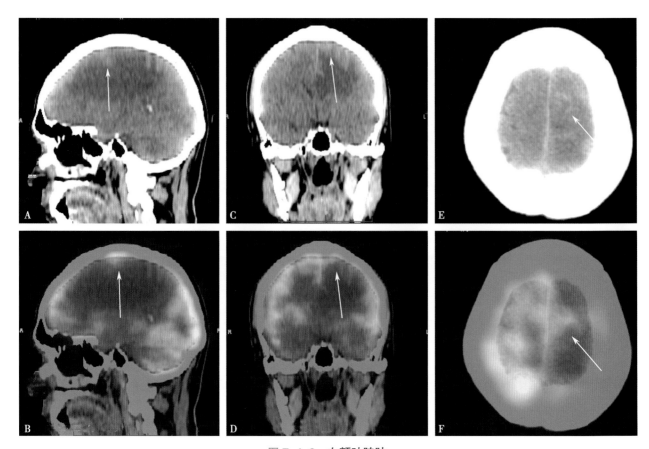

图 7-4-2 左额叶脓肿

左额叶近皮层下椭圆环状结节（1.3cm×2.0cm），环壁厚薄不均，呈环状放射性增高，SUVmax 7.5，肿块周围大片水肿区

【手术所见】行开颅病灶切除术，术中见表面脑回增宽，颜色偏白。病灶位于大脑内侧面，与大脑镰粘连紧密。前、外、后侧与脑组织界限不清，周围脑组织明显水肿。病灶大小约 1.6cm×1.8cm，质地明显坚韧，病灶后缘紧贴中央沟静脉，并与之粘连。病灶外侧附近也有根纵向的静脉。

【组织病理学】（左额顶）送检脑组织部分区域水肿，内见大量中性粒细胞、浆细胞及淋巴细胞浸润，伴小血管增生，部分血管伴闭塞性动脉内膜炎，管周见浆细胞及淋巴细胞浸润，局灶伴坏死及脓肿形成，考虑脑脓肿，不排除梅毒性脑炎。免疫组化：SYN（－），CAM5.2（－），GFAP（－），CK（－），VIMENTIN（－），Lamda（＋），Kappa（＋），CD57（－），CK（－），Ki-67（＋），EMA（－），CD57（－），Vs38c（＋），Masson（－）。特殊染色：银染（－），吉姆萨染色（－）。

点评

　　脑脓肿是化脓性细菌感染引起的化脓性脑炎、慢性肉芽肿及脑脓肿包膜形成，由于脑脓肿有一定的误诊率、致残率和病死率，早期诊断和及时治疗对预后至关重要。患者常出现颅内压增高症状、局灶性神经功能障碍、发热等表现，但部分病人症状不典型。脑脓肿的检查主要依靠 CT 和 MRI，但对非典型脑脓肿难以与脑内高级别胶质瘤、转移癌等鉴别，此时可考虑行 PET/CT 检查加以鉴别。

　　对于脑部占位患者，应详细询问病史，追问是否有过感染史或症状；注重临床表现，充分认识不典型脑脓肿可出现的临床表现特点；实验室检查一般抽血化验炎症指标不明显时可以行腰穿脑脊液检查。

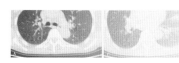

第5节 脑膜瘤伴囊变

患者女性，74岁。

【简要病史】呕吐5天余，无头痛、头晕、发热、咳嗽、腹痛。

【其他影像学检查】头颅MRI增强：左侧额部大脑镰旁囊实性肿块，约4.0cm×3.7cm×4.1cm，实性部分强化显著，大脑镰脑膜强化，可见脑膜尾征，额叶白质大片水肿。中线结构向右移位约1.0cm（图7-5-1）。

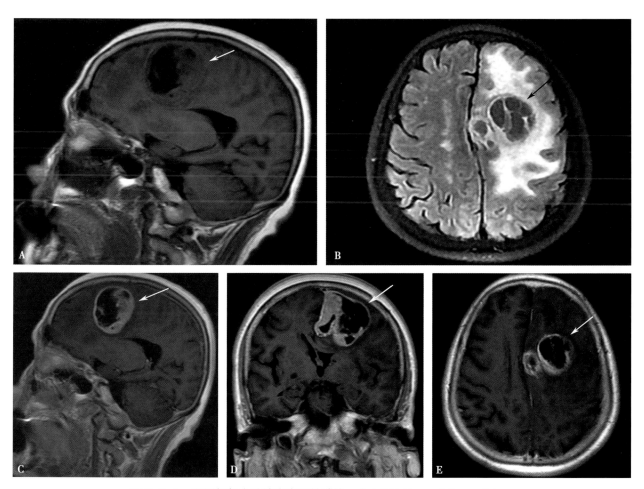

图7-5-1　左侧额部大脑镰旁囊实性肿块，大小约4.0cm×3.7cm×4.1cm
A. T₁WI Flair 为等或稍低信号；B. T₂WI Flair 为高信号；C、D. 增强示实性部分强化显著

【PET/CT图像分析】脑中线结构右移，左额部大脑镰旁巨大囊实性肿块，大小约4.6cm×6.0cm×4.9cm，边界不规则，以宽基底与额部大脑镰相连，内见多发囊变坏死区，实性区呈等密度影，实性区放射性分布轻度增高，SUVmax约4.7（邻近正常脑皮层SUVmax约7.0），囊性区呈放射性缺损区，左额叶脑实质明显受压推挤，双侧额叶、左顶叶及左基底节区大片稍低密度水肿区，放射性分布稍减低（图7-5-2）。

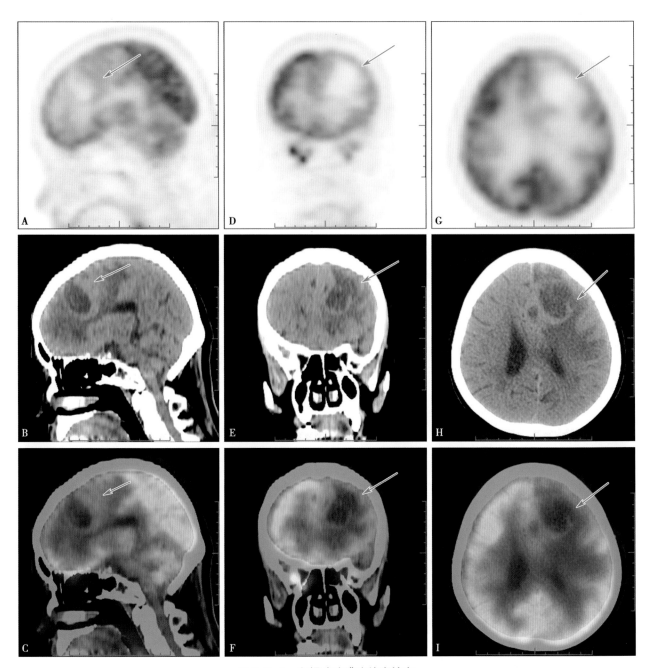

图 7-5-2　左额叶脑膜瘤伴囊性变

左额部大脑镰旁囊实性肿块，大小约 4.6cm×6.0cm×4.9cm，实性区 SUVmax 约 4.7（邻近正常脑皮层 SUVmax 约 7.0），囊性区放射性缺损

【手术所见】行颅内肿瘤切除术，术中见肿瘤主体位于左侧枕部镰旁，肿瘤体积巨大，血供中等，质地较软，伴囊性变，周围蛛网膜间隙大部存在。

【组织病理学】（左侧额叶）脑膜瘤伴囊性变，WHO Ⅰ级。免疫组化结果：EMA（部分 +），PR（少 数 +），AE1/AE3（散 在 少 数 +），Vim（+），CD34（血 管 +），S-100（+），GFAP（-），Ki-67（2% +）。

第 7 章

点评

脑膜瘤为常见的颅内肿瘤，起源于蛛网膜帽状细胞，发病率仅次于胶质瘤，占颅内原发肿瘤的14%~20%，大多数脑膜瘤组织病理学上表现为良性。脑膜瘤肿瘤首选手术切除，术后放疗可改善肿瘤远期控制率，因此术前诊断不仅要求定位，更重要的是定性，CT、MRI 可对脑膜瘤作出定位诊断，通过病灶形态、内部结构、瘤周水肿、病灶的强化特征可在一定程度上鉴别病灶的良恶性，但良恶性病变在形态征象上有时不易区分，此时功能成像可弥补 CT 及 MRI 的不足，进一步提高脑膜瘤的定性诊断准确率。

MRI 增强扫描对恶性脑膜瘤的诊断具有重要价值，恶性征象一般表现为肿瘤边缘不规则和不均匀强化。良性脑膜瘤一般呈膨胀性生长，大多边缘光滑；恶性脑膜瘤生长较快且各部位生长速度不一，呈分叶或结节状，较大的肿瘤瘤体中央常出现坏死或囊变。^{18}F-FDG PET/CT 显像可从肿瘤的代谢来评估病灶的良恶性，良性脑膜瘤 ^{18}F-FDG 摄取低于对侧正常皮质，与对侧白质 ^{18}F-FDG 摄取近似，而恶性脑膜瘤 ^{18}F-FDG 摄取明显高于对侧白质，与灰质近似。

本例患者 MRI 增强示脑膜瘤伴囊变，有恶性征象，后行 PET/CT，其病灶的 ^{18}F-FDG 明显低于脑皮质，从代谢显像上看脑膜瘤倾向良性，术后病理亦证实为 WHO I 级。因此脑膜瘤患者行 ^{18}F-FDG PET/CT 显像，结合 MRI 增强等信息可更好地鉴别病灶良恶性，指导治疗方案的选择。

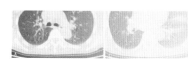

第6节 脑胶质母细胞瘤

患者女性，58 岁。

【简要病史】左侧面部麻木及左侧肢体麻木疼痛 1 周余。

【其他影像学检查】头颅 MRI 增强：右侧额顶叶内见散在的结节状病灶，从 0.4cm 至 2.0cm 大小不等，T_1WI 为等低信号，T_2WI Flair 为等高信号影，DWI 呈高信号。结节边缘欠清晰，形态欠规则，周围见片状水肿，增强后见明显强化。右侧室略受压变形。中线结构未见移位（图 7-6-1）。

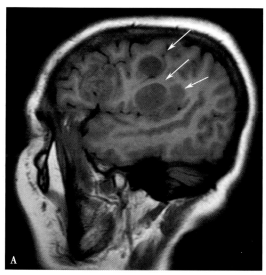
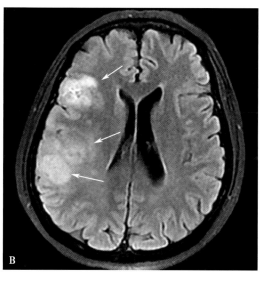

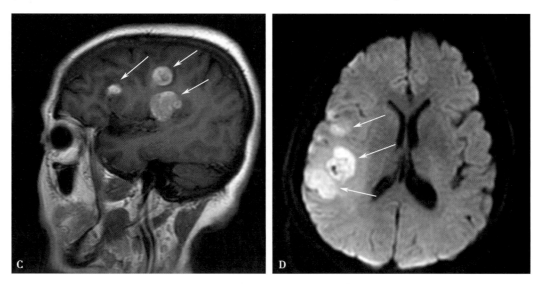

图 7-6-1　右侧额顶叶内多发结节灶
A. T$_1$WI 为等低信号；B. T$_2$WI Flair 为等高信号影；C. 增强示明显强化；D. DWI 呈高信号

【PET/CT 图像分析】右额叶皮层及皮层下多发片状或结节状稍高密度影，皮层累及较弥漫，皮层下结节最大直径约 1.9cm，放射性不均匀增高，SUVmax 为 9.4，结节旁少许斑片状稍低密度水肿区，呈放射性相对减低区；余脑实质密度及放射性未见明显异常征象（图 7-6-2）。

【手术所见】行颅内肿瘤切除术，术中发现脑组织张力高，肿瘤位于右侧额叶、顶叶内，质地不均。顶叶病灶质地韧，血供中等，额叶病灶质地软，血供丰富。病灶与周围脑组织存在相对边界。

【组织病理学】符合胶质母细胞瘤。免疫组化结果：GFAP（＋），S-100（－），CD34（血管＋），Ki-67（约 20%＋），IDH1（＋），NSE（－），LCA（－），CK（－）。

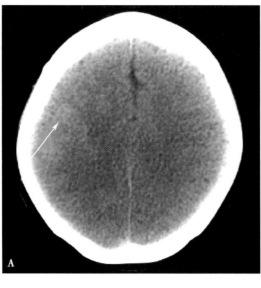
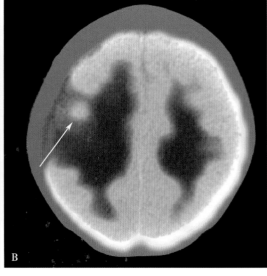

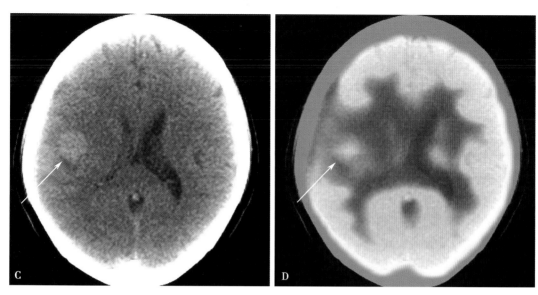

图 7-6-2 右额叶胶质母细胞瘤

右额叶皮层下多发结节，较大为 1.9cm，SUVmax 为 9.4，结节旁少许水肿

点评

胶质母细胞瘤亦称为多形性胶质母细胞瘤（glioblastoma multiforme，GBM），多发生于幕上，多见于中老年人，是最常见且恶性程度最高的星形细胞瘤（WHO Ⅳ级），5 年存活率约 2%，目前标准的治疗方法是最大范围的切除肿瘤并辅以术后放化疗。GBM 呈浸润性生长，恶性程度高，生长迅速，随着肿瘤的增大及浸润，常有颅内压增高症状和其他一般症状，如头痛、呕吐、视力减退等。

当临床遇到脑内单发或多发占位性病灶时，难以排除脑转移瘤的可能。对这些患者行全身 18F-FDG PET/CT，可帮助鉴别颅内病灶原发或转移。本病例中，MRI 增强考虑脑转移瘤可能，但 18F-FDG PET/CT 显像后并未寻找到原发肿瘤，提示颅内病灶为脑原发恶性肿瘤可能大，术后病理亦证实为颅内原发恶性肿瘤。

此外，18F-FDG PET/CT 显像正常脑皮质代谢较高，脑胶质瘤病灶与周围正常组织病灶差异小，有时候不利于病灶的检出，新的 PET 显像剂如 11C-蛋氨酸（11C-MET）在脑占位病变的诊断中发挥重要作用，显像中，除脑垂体外，11C-MET 在正常脑组织中摄取很低，肿瘤病灶与正常脑组织差异明显，因此 11C-MET PET 显像对胶质瘤，特别是低级别胶质瘤的检出、肿瘤边界的区分等方面优于 18F-FDG，胶质瘤患者行 11C-MET PET/CT 可提高诊断的准确性。

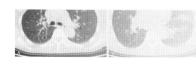

第 7 节　中枢神经细胞瘤

患者男性，38 岁。

【简要病史】无明显不适，自诉血压偏高，否认其他病史。

【实验室检查】脑脊液：氯 133mmol/L ↑，乳酸脱氢酶 45U/L ↑，脑脊液蛋白定量 0.81g/L ↑，糖 5.7mmol/L ↑，脑脊液红细胞 32×10^6/L ↑。

【其他影像学资料】头颅 MRI 增强：左侧脑室内见团块异常信号影，范围约 5.4cm×3.9cm×3.8cm，

平扫时 T_1WI、T_2WI Flair 混杂稍高、等信号，DWI 信号增高，其内见小片 T_1WI 低、T_2WI Flair 高信号影，增强后病灶信号与白质类似，病灶周围未见水肿。中线右移约 1.4cm，左侧脑室后角及下角积水。左侧脑室内占位，中央神经细胞瘤？

【PET/CT 图像分析】脑中线结构受推挤右移，左侧脑室体部稍偏前份见一形态不规则稍高密度肿块影，大小约 3.9cm×4.7cm，边缘分叶状，密度不均，内见多发小条片状钙化斑，后上份小片低密度坏死区，放射性分布增高，稍欠均匀，SUVmax 约 5.1，左侧脑室稍增宽，右侧脑室稍受推挤变形。

【手术所见】行侧脑室肿瘤切除术，术中见左侧侧脑室肿瘤，大小约 6cm×5cm×4cm，为实质性，充满整个侧脑室，阻塞室间孔，肿瘤质软，易吸除，血供丰富，与额角、体部脑室壁及透明隔无明显分界（图 7-7-1）。

【组织病理学】（侧脑室肿瘤）中枢神经细胞瘤。免疫组化结果：GFAP（-），IDH-1（-），P53（-），Ki-67（2%+），EMA（-），CD34（血管+），OLIG2（-），Bcl-2（-），CAM5.2（-），S-100（+），Vim（-），CK（-），Syn（+），Neu-N（+），CgA（+），NF（-）。

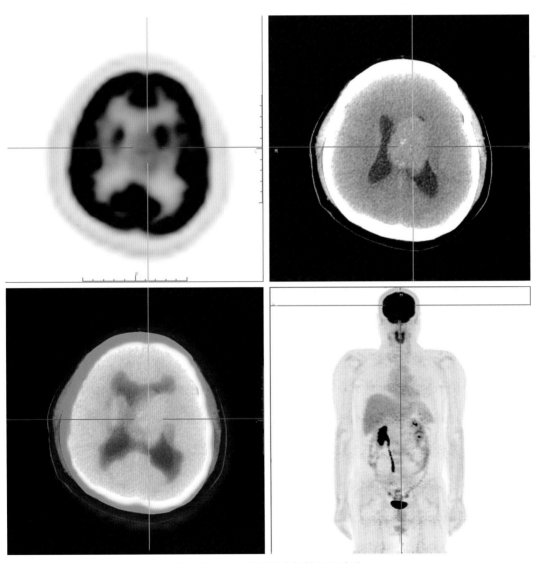

图 7-7-1　左侧脑室中枢神经细胞瘤

左侧脑室体部稍偏前份见稍高密度肿块影，大小约 3.9cm×4.7cm，边缘分叶状，密度不均，内见多发小条片状钙化斑，SUVmax 为 5.1，左侧脑室稍增宽，右侧脑室稍受推挤变形

点评

　　中枢神经细胞瘤为神经系统的少见原发肿瘤，约占中枢神经系统原发肿瘤的0.1%，好发于侧脑室孟氏孔区，主要来源于成熟神经元细胞，患者以青年人居多。由于中枢神经细胞瘤的生物学特征呈良性，预后良好，初发时肿瘤较小，症状不明显，当肿瘤增大引起梗阻性脑积水时出现颅内压增高症状，表现为头痛、呕吐等症状。术前进行准确诊断是制定有效治疗方案，改善患者预后的基础。

　　中枢神经细胞瘤大部分位于侧脑室前2/3、透明隔或孟氏孔区，以广基底与侧脑室透明隔相连，呈圆形或类圆形，边界清楚，轮廓光整或呈分叶状。MRI平扫肿瘤信号不均匀，T_1WI呈等或低信号，T_2WI呈等或略高混杂信号，其内可见坏死、囊变、钙化，一般局限于脑室内，不侵入脑实质，增强扫描多呈轻中度强化，有研究显示瘤周无水肿或轻度水肿也可作为中枢神经细胞瘤的表现特征。

　　中枢神经细胞瘤PET/CT显像国内报道少见，本例患者PET/CT示病灶位于脑室内，密度不均，伴钙化、坏死，^{18}F-FDG摄取低于脑实质，因中枢神经细胞瘤生物学特征呈良性，所以^{18}F-FDG摄取较低，与周围脑组织对比明显。充分认识影像学表现，可明显提高中枢神经细胞瘤术前诊断正确率，但是最后确诊仍依赖病理。

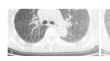

第8节 神经鞘瘤

　　患者女性，56岁。

　　【简要病史】自诉扪及左锁骨上区包块1年余，稍增大。

　　【其他影像学检查】MRI增强：左侧锁骨上区见约1.0cm范围异常信号影，STIR序列呈稍高信号，T_1WI呈稍低信号，增强后呈轻中度强化，延迟期强化不明显，余颈部未见明显异常信号影，脂肪间隙清晰。颈部气管、食管上段、颌下腺及喉部等均未见异常。

　　【PET/CT影像解读】左锁骨上结节影，直径约1.2cm，与邻近肌肉及血管结构分界欠清，放射性分布略增高，SUVmax约1.9（图7-8-1）。

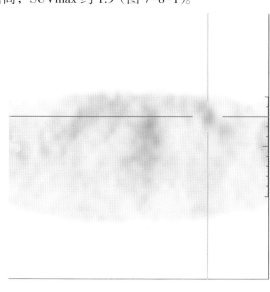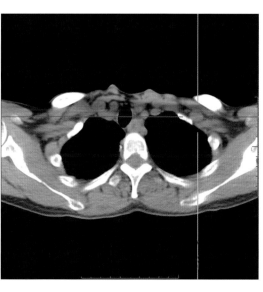

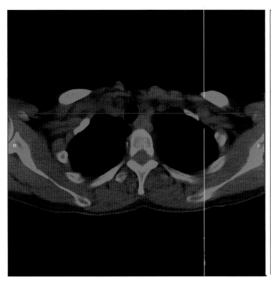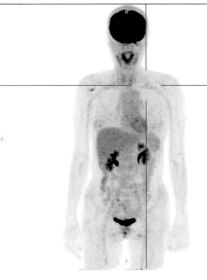

图 7-8-1　左锁骨上神经鞘瘤

左锁骨上结节，直径约 1.2cm，与邻近肌肉及血管结构分界欠清，SUVmax 为 1.9

【手术所见】行颈部神经瘤切除术，术中见左侧锁骨上窝 1cm 质中肿块。

【组织病理学】（左颈部）神经鞘瘤。免疫组化染色结果：AE1/AE3（−），Vim（＋），S-100（＋），SOX10（＋），CD34（血管＋），CD57（−），P53（少数弱＋），Ki-67（约 3% ＋）。

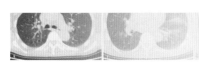 点评

　　神经鞘瘤为神经系统常见的良性肿瘤，来源于神经鞘细胞，可发生在周围神经、脑神经及交感神经，多见于中年女性。对于发生在锁骨上神经处临床则少见。大部分患者因扪到锁骨上包块或上肢酸麻就诊，在未确诊为肿瘤前，常诊断为淋巴结结核甚至转移癌等。临床查体主要为可扪及锁骨上窝孤立的类圆形肿物，约蚕豆至鸡蛋黄大小不等，质中，可活动，肿瘤较小时一般无症状，较大者因累及受压神经引起麻痹或疼痛，呈放射性。MRI 检查示 T_1WI 肿瘤信号近似于肌肉组织，T_2WI 信号接近于脑脊液。CT 平扫肿瘤密度与肌肉相仿，增强后密度高于肌肉但低于血管。

　　根据文献报道，神经鞘瘤 SUVmax 摄取值范围为 0.33~3.7。本例患者因锁骨上区无痛包块就诊，PET/CT 发现锁骨上区结节，SUVmax 为 1.9，左锁骨上区为腹部肿瘤转移好发部位，首先全身的 PET/CT 可帮助排除与神经鞘瘤鉴别困难的淋巴结结节及转移癌，依据 PET/CT 表现，更倾向神经鞘瘤的诊断。对于神经鞘瘤，行全身的 PET/CT 检查并结合其他影像学表现可以提高诊断的准确率。

第 9 节　弥漫性星形细胞瘤

患者男性，49 岁。

【简要病史】左侧肢体乏力伴肌肉震颤 5 小时。

【实验室检查】CA724 7.22U/ml ↑，其余肿瘤标志物均（−）。

【其他影像学检查】头颅 MRI 增强：双侧额顶枕叶、海马区皮层及皮层下、双侧丘脑区可见多发斑片状异常信号影，以右侧为甚，T_2WI 及 Flair 均为高信号，T_1WI 为低信号，DWI 呈等信号，增强后未见

明显强化；其中右侧丘脑区病灶呈占位效应，大小约 3.3cm×1.9cm，边缘尚清楚，相邻脑中线结构向左移位约 0.8cm。双侧大脑半球及丘脑区多发异常信号，以右侧丘脑区为甚，相邻脑中线结构向左移位约 0.8cm，感染性？脑胶质细胞增生（图 7-9-1）？

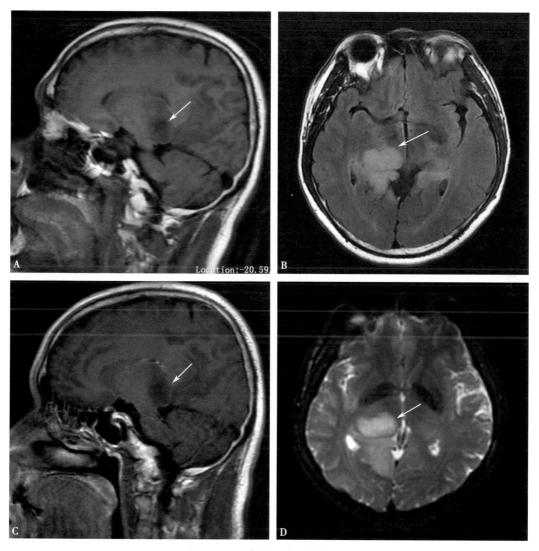

图 7-9-1　右侧丘脑异常信号影

A. T_1WI 低信号；B. T_2WI Flair 高信号；C. 增强后未见明显强化；D. DWI 呈等信号

【PET/CT 影像解读】脑中线结构左移，右侧丘脑及右顶枕叶不均匀片状稍低密度影，边界模糊，右丘脑为著，范围大小约 2.9cm×4.3cm，放射性分布减低；余脑实质密度及放射性未见明显异常征象。右侧脑室及第三脑室受推挤变形，余脑沟、脑池、脑室未见增宽，其内密度及放射性分布未见异常（图 7-9-2）。

【手术所见】行脑肿瘤切除术，术中见病变呈肿瘤样，质地软，呈鱼肉样，血供不丰富，与正常脑组织界限不清。

【组织病理学】（右侧顶叶）弥漫性星形细胞瘤（WHO Ⅱ级）。免疫组化结果：EMA（+），GFAP（+），S-100（+），CD34（-），Ki-67（-），P53（+），VEGF（+），IDH1（-）。

第7章

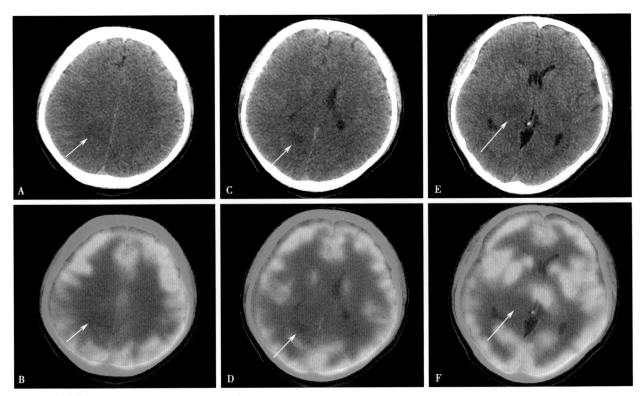

图 7-9-2 右侧丘脑及右顶枕叶弥漫性星形细胞瘤

A、B. 右顶叶低密度影；C、D. 右枕叶低密度影；E、F. 右侧丘脑低密度影，范围约 2.9cm×4.3cm。上述病灶放射性分布均减低

点评

星形细胞瘤为最常见的胶质瘤，占颅内肿瘤的 13%~26%，占胶质瘤的 50% 左右，发病年龄高峰为 31~40 岁，男性多于女性。肿瘤发生部位以幕上多见，占 77.8%；成人多位于额叶和颞叶，儿童多见于小脑半球、第四脑室、小脑蚓部、脑干。

星形细胞瘤通常分为 4 级：①Ⅰ级为毛细胞型星形细胞瘤；②Ⅱ级为低度弥漫性星形细胞瘤；③Ⅲ级为间变性星形细胞瘤；④Ⅳ级为多形性胶质母细胞瘤。弥漫性星形细胞瘤为进展性 WHO Ⅱ级细胞瘤，可进展为 WHO Ⅲ级间变性星形细胞瘤，有进展为Ⅳ级为多形性胶质母细胞瘤的趋势，影像学表现复杂，易与高级别胶质瘤混淆。CT 平扫为低密度或低、等混合密度，边缘常不清楚，钙化和出血少见，增强后无强化或轻度强化。MRI 大多表现为边界不清的异常信号病灶，T_1WI 呈等低信号，T_2WI 呈高信号，病灶内信号欠均匀，占位效应轻，MRI 增强后病变不强化或仅轻中度强化，伴有囊变者多表现为大小不一的不规则环形强化，这些强化常代表肿瘤的间变区，提示有转化为更高级别的星形细胞瘤倾向。Ⅲ、Ⅳ级星形细胞瘤 CT 表现以混杂密度为主，呈花环状改变，坏死囊变多见，占位征象重，均有强化。Ⅰ、Ⅱ级星形细胞瘤表现为 ^{18}F-FDG 摄取减低，Ⅲ、Ⅳ级星形细胞瘤表现为 ^{18}F-FDG 摄取增高。本例病变 ^{18}F-FDG 摄取减低，符合 WHO Ⅱ级星形细胞瘤的代谢表现。PET/CT 对鉴别星形胶质瘤的恶性程度有重要意义。

第7章

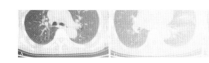

第10节 结节性硬化

患者女性，37岁。

【简要病史】腰部酸胀半年余。

【其他影像学检查】腹部增强CT：双肾多发占位，转移瘤或肾癌可能，建议MR检查；双肾血管平滑肌脂肪瘤可能；肝及双肾囊肿；盆腔积液；多发胸腰椎及骶髂骨局部骨密度异常。

【PET/CT影像解读】左尾状核头部结节状钙化斑，双侧脑室沿室管膜见多发颗粒状钙化斑，放射性分布未见异常。双肺多发小结节；双肾多发稍高密度结节及脂肪密度影，葡萄糖代谢轻度增高，考虑多发错构瘤；肝脏多发脂肪密度小结节；全身多发骨质硬化灶（图7-10-1）。

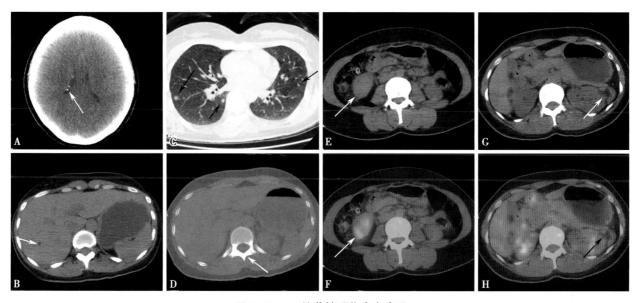

图7-10-1 结节性硬化全身表现

A. 室管膜钙化；B. 肝脏多发脂肪密度小结节；C. 双肺多发结节；D. 全身多发骨质硬化灶；E、F. 右肾下极稍高密度结节，大小约3.6cm×2.3cm，SUVmax为2.9；G、H. 肾脏脂肪密度影，放射性未见异常

点评

结节性硬化（tuberous sclerosis，TSC）又称Bournerille病，是一种常染色体显性遗传性疾病，散发多见。TSC可出现皮肤、中枢神经系统等多器官受累，典型临床表现为癫痫、智力低下、面部皮脂腺瘤。依病变部位不同，临床表现不一，临床上常会因认识不足而致误诊。

目前常采用2012年国际结节性硬化症联盟新修订的诊断标准：①主要临床表现11项：面部血管纤维瘤（≥3）或前额斑块；甲周纤维瘤（≥2）；色素脱失斑（≥3）；鲨革斑或多发胶原瘤；大脑皮层结节（≥3）；室管膜结节；室管膜下巨细胞星形细胞瘤；多发视网膜结节状错构瘤；心脏横纹肌瘤（单发或多发）；肺淋巴管肌瘤病；肾血管平滑肌脂肪瘤（≥2）。②次要临床表现6项：牙釉质多发性小凹（≥3）；口腔内纤维瘤（≥2）；非肾脏的错构瘤；视网膜色素缺失斑；"斑驳状"皮肤改变；多发肾囊肿。患者有2项主要临床表现或1项主要临床表现＋2项次要临床表现，即可确诊。发现致病基因*TSC1*或*TSC2*突变，亦可确诊。

第7章

　　此例患者行 PET/CT 发现有室管膜钙化结节，肝、肾多发错构瘤，双肺多发小结节，全身多发骨质硬化，已有多器官累及，诊断并不困难。后再观察患者皮肤，追问患者病史，发现皮肤确有色素脱失斑，脸部对称性分布皮脂腺瘤，既往有癫痫病史、智力低于同龄人，更能明确诊断。

　　PET/CT 结合 CT 解剖成像及 PET 功能成像，可为病灶提供精确的解剖及功能代谢信息，在病灶的良恶性鉴别方面具有优势，一次显像可提供全身各脏器的情况，系统分析患者病情，结合临床资料，提高诊断正确率，减少误诊率。

（吴　珊　赵晋华）

内分泌系统

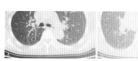

第1节　甲状腺髓样癌术后多发转移

患者女性，26岁。

【简要病史】5年前因"甲状腺占位"行"甲状腺癌根治术"，术后病理示：甲状腺髓样癌。2年前发现降钙素升高，肝脏及右肺转移。

【实验室检查】血清降钙素 560.44pg/ml ↑，CA125 363.30U/ml ↑，甲状腺激素正常。

【其他影像学检查】CT 平扫：膈顶及腹膜后多发淋巴结，胸腔积液、心包积液。

【PET/CT 图像分析】双肺多发大小不等结节，大者形态不规则，直径约 2.3cm，^{18}F-FDG 摄取略增高，SUVmax 为 1.8；双肺门及纵隔内、左侧膈脚后间隙、腹膜后多发淋巴结，大者直径约 2.5cm，FDG 摄取轻度增高，SUVmax 为 3.5；盆腔内可见巨大囊实性占位，边界尚清，大小约 10.7cm×9.9cm，实性部分 FDG 摄取轻度增高，SUVmax 为 3.7；考虑甲状腺髓样癌双肺、多发淋巴结及盆腔转移（图 8-1-1）。

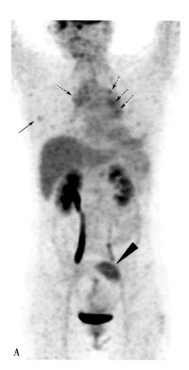

A

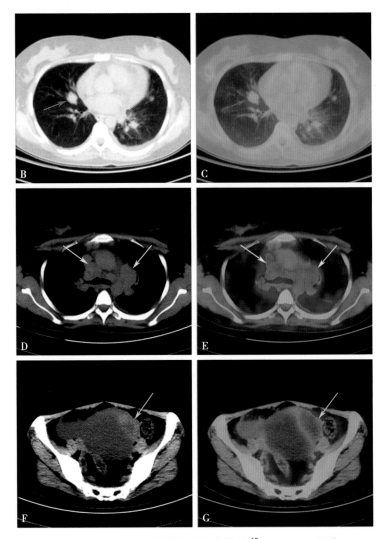

图 8-1-1　**甲状腺髓样癌术后多发转移 ¹⁸F-PET/CT 显像**

A. MIP 图：右肺见结节状放射性摄取轻度增高灶（实线箭头），纵隔及肺门多发结节状及团块状放射性摄取轻度增高灶（虚线箭头），盆腔内见条片状放射性摄取轻度增高灶（三角箭头）；B. 横断位 CT 肺窗：双肺结节，大者位于右肺中叶近心缘旁，形态欠规则（红色箭头）；C. 横断位融合影像：肺部结节 FDG 摄取略增高（红色箭头）；D. 横断位 CT 纵隔窗：纵隔及双肺门多发大小不等淋巴结（黄色箭头）；E. 横断位融合图像：纵隔及双肺门多发淋巴结 FDG 摄取轻度增高（黄色箭头）；F. 横断位 CT：盆腔内可见巨大囊实性占位（绿色箭头）；G. 横断位融合图像：盆腔占位实性部分 FDG 摄取轻度增高（绿色箭头）

【组织病理学】甲状腺髓样癌。

　点评

　　甲状腺髓样癌起源于甲状腺滤泡旁细胞，占甲状腺恶性肿瘤的 3% ~5%，恶性程度在甲状腺癌中较高，且具有复发率高、早期转移率高以及放化疗不敏感的特征。该病的发生与 ret 原癌基因（*ret proto oncogene*，*RET*）的突变有关，依据遗传特征可分为散发型和遗传型，两者具有不同的临床特征。血清降钙素及癌胚抗原为监测甲状腺髓样癌的良好实验室指标。CT 表现为甲状腺内形态不规则、边缘不清的占位，可见不均匀强化伴内部不规则低密度区，部分可见点状或圆形钙化；淋巴结转移多见，表现为与原发肿瘤一致的不均匀强化背景下低密度区；常见的远处转移部位包括肺、肝及骨。

　　¹⁸F-FDG PET/CT 在甲状腺髓样癌的诊疗中并非常规推荐，但对于降钙素和癌胚抗原水平高及倍增时间短的患者，FDG 摄取阳性率增加，因此 ¹⁸F-FDG PET/CT 可能更有利于检出更具侵袭性的甲状腺髓样癌病灶。基于芳香族氨基酸脱羧酶（如 FDOPA）以及生长抑素类似物构建的新型 PET 示踪

剂可有助于该疾病的诊断，但并未大规模用于临床。

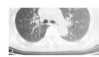

第2节 甲状旁腺高功能腺瘤伴全身甲旁亢性骨病

患者男性，23岁。

【简要病史】反复发作泌尿系结石3年，多次体外碎石治疗，4天前再次因肾结石就诊。

【实验室检查】血钙3.92mmol/L↑，血磷0.57mmol/L↓，碱性磷酸酶1731.4U/L↑，血尿酸603μmol/L↑，甲状旁腺激素117pmol/L↑。

【其他影像学检查】甲状旁腺B超见右下甲状旁腺实质性占位。颈部CT示右侧甲状腺区占位，双侧颈部淋巴结肿大。

【PET/CT图像分析】甲状腺右叶下极后方见囊实性占位，大小约3.8cm×3.1cm，CT值平均约45HU，FDG摄取不均匀轻度增高，SUVmax为3.2，邻近气管、甲状腺右叶明显受压。上颌骨、下颌骨、双侧肱骨上段、双侧肋骨多处、双侧肩胛骨、胸骨、多个椎体及附件、骨盆诸骨和双侧股骨上段多发囊性变，FDG摄取明显增高，SUVmax为10.0（图8-2-1）。

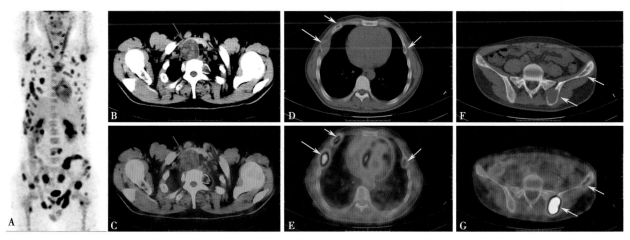

图8-2-1 甲状旁腺高功能腺瘤伴甲旁亢性骨病 ^{18}F-PET/CT显像

A. MIP图：全身多发骨骼异常放射性浓聚影；B. 横断位CT图像：甲状腺右叶下极后方囊实性占位（红色箭头），邻近气管及甲状腺右叶明显受压；C. 横断位融合图像：甲状腺右叶下极后方占位FDG摄取不均匀轻度增高（红色箭头）；D~G. 横断位CT骨窗图像及PET/CT融合图像：双侧肋骨及髂骨多发溶骨性骨质破坏，呈"囊性变"，FDG摄取明显增高（黄色箭头）

【手术所见】甲状腺右叶下极背面可见一暗红色肿块，大小约3.5cm×2.5cm，肿块质软，境界清楚，形态规则，活动度好。

【组织病理学】甲状旁腺腺瘤伴局部囊性变，肿瘤大小4cm×3.5cm×2.5cm。免疫组化：肿瘤细胞表达Syn（-），CgA（散在+），TTF1（-），Ki-67<1%（+），TG（-），PTH（+）。

 点评

80%~90%的甲状旁腺功能亢进症是由甲状旁腺高功能腺瘤导致，临床主要表现为反复发作的泌尿系结石、消化性溃疡、精神改变与广泛的骨吸收。核医学检查中 ^{99m}Tc-MIBI甲状旁腺显像和 ^{99m}Tc-MDP骨显像分别在探查甲状旁腺腺瘤或增生以及骨骼受累情况中有着不可替代的作用。

　　^{18}F-FDG PET/CT 在该疾病中的应用相对少见，但该病例及既往研究均证实了 PET/CT 有助于定位甲状旁腺病变并探查骨质改变。甲状旁腺腺瘤在 PET/CT 上表现为于甲状腺周围区域密度较均匀的软组织结节，大小多在 1~3cm，边缘较清晰，形态较规则，相应区域 FDG 摄取轻度增高。

　　纤维囊性骨炎是甲状旁腺功能亢进的特征性骨质破坏，病理特点是由局限性集聚的纤维组织及巨细胞取代正常的骨组织并使之膨胀，病灶随之发生坏死、液化而形成囊肿，在 PET/CT 上表现为多发破骨性骨质破坏及囊状膨胀，FDG 摄取增高，需要与骨转移瘤、多发性骨髓瘤等疾病进行鉴别。

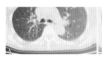

第 3 节　肾上腺皮质癌复发伴腹腔多发转移

　　患者男性，65 岁。

　　【简要病史】20 个月前行"左侧肾上腺肿瘤切除术"，术后病理诊断为"肾上腺皮质癌"。近 1 个月自觉左上腹部疼痛，呈持续性隐痛，渐加重，伴恶心，未呕吐。

　　【实验室检查】NSE 32.17ng/ml ↑，β_2- 微球蛋白 3720.00ng/ml ↑，铁蛋白 603.80ng/ml ↑。血清皮质醇、血浆促肾上腺皮质激素、血清醛固酮、血清肾素血管紧张素均未见明显异常。

　　【其他影像学检查】平扫 CT：左侧肾上腺占位术后观，左肾上腺区及左肾周肿块，考虑复发。

　　【PET/CT 图像分析】左肾上腺区见软组织密度结节，与周围组织分界欠清，约 2.3cm×1.4cm，放射性摄取轻度增高，SUVmax 为 3.5。脾脏周围见不规则条片及结节影，局部呈液性密度，累及脾脏实质，放射性摄取不均匀增高，SUVmax 为 6.5。左肾外侧见类圆形软组织密度占位影，内部密度欠均匀，可见小片状致密影，大小约 8.1cm×6.9cm，放射性摄取不均匀增高，SUVmax 为 9.1（图 8-3-1）。

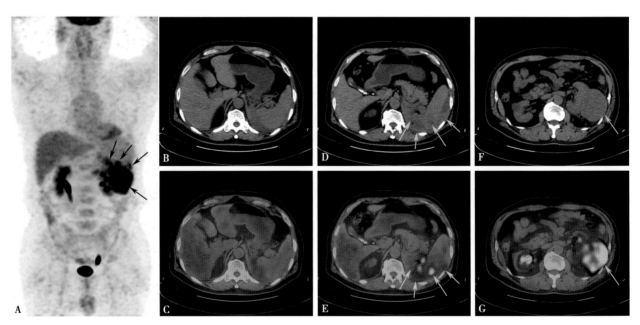

图 8-3-1　**肾上腺皮质癌复发伴腹腔转移 ^{18}F-PET/CT 显像**

A. MIP 图：左上腹及左肾周多发结节状、团块状放射性浓聚灶（黑色箭头）；B. 横断位 CT 图：左肾上腺区软组织密度结节（红色箭头）；C. 横断位融合图：左肾上腺区结节放射性摄取轻度增高（红色箭头）；D. 横断位 CT 图：脾脏周围不规则条片及结节影，局部呈液性密度，累及脾脏实质（橙色箭头）；E. 横断位融合图：脾周及脾脏病灶放射性摄取不同程度增高（橙色箭头）；F. 横断位 CT 图：左肾外侧占位，内部密度欠均匀，可见小片状致密影（绿色箭头）；G. 横断位融合图：左肾外侧占位放射性摄取不均匀增高（绿色箭头）

【手术所见】左侧腹膜后球形占位，直径约 15cm，质硬，血供丰富，较固定，活动度差，周围组织粘连受压明显。

【组织病理学】（左腹膜后肿瘤）结合免疫组化及临床病史考虑为肾上腺皮质癌。免疫组化：肿瘤细胞表达 Syn（+++），α-inhibin（++），A103（+++），CgA（-），CK（-）。

 点评

肾上腺皮质癌（adrenocortical carcinoma，ACC）是肾上腺皮质起源的恶性肿瘤，发病率为 1/100 万 ~2/100 万，可分为功能性 ACC 和无功能性 ACC。功能性 ACC 可出现肾上腺皮质激素过度分泌的表现；无功能性 ACC 通常在瘤体较大后出现占位性表现，如腹痛、腹胀、纳差等，部分患者无临床症状。

ACC 的影像表现多为肾上腺区巨大占位，形态多不规则；坏死多见，尤以瘢痕型及中央坏死常见；钙化亦多见，但钙化的形态及分布缺乏特异性；增强扫描呈不均质、不同程度的强化，强化程度常低于嗜铬细胞瘤；邻近器官脂肪间隙及血管受累及远处转移（常见肝、肺、淋巴结）亦是 ACC 的重要特征。ACC 主要需与肾上腺嗜铬细胞瘤、肾上腺皮质腺瘤、神经节细胞瘤及肾上腺转移瘤等相鉴别。肾上腺良性肿瘤有时亦可见坏死、钙化等表现，鉴别困难。

¹⁸F-FDG PET/CT 在鉴别肿瘤良恶性上有独特优势，肾上腺皮质癌在 PET/CT 上常表现为不均质的巨大肿块伴 FDG 摄取增高，但单从 FDG 摄取上难以区分肾上腺皮质癌和肾上腺转移瘤等其他恶性肿瘤，PET/CT 在肿瘤分期、探查复发和转移及预后等方面与 CT 互补具有优势。

第4节 肾上腺低分化癌伴淋巴结、腹膜、肺及肌肉转移

患者男性，73 岁。

【简要病史】2 个月前出现右腰背部钝痛，伴发热，无恶心及呕吐，无肉眼血尿，无腹痛、腹胀、腹泻，无尿频、尿急、尿痛。

【实验室检查】白细胞计数 11.2×10^9/L ↑，血红蛋白 114g/L ↓，血钙 2.15mmol/L ↓，总蛋白 52.8g/L ↓，白蛋白 32.3g/L ↓，C 反应蛋白 108.0mg/L ↑，血皮质醇 397.00nmol/L ↑，尿去甲肾上腺素 91.3μg/24h ↑。

【其他影像学检查】增强 CT：右肾上腺占位，周围多发轻度肿大淋巴结。

【PET/CT 图像分析】右侧肾上腺区不规则团块影，最大截面约 8.0cm×5.6cm，边界欠清，内部密度不均，可见低密度坏死部分，实性部分 FDG 摄取显著增高，SUVmax 为 16.6。腹腔内右肾上腺周、肝胃间隙及右腹股沟多发淋巴结 FDG 摄取增高，最大者约 3.7cm×2.9cm，SUVmax 为 19.5。右上腹腔腹膜见大片软组织密度影，边缘见絮状渗出，大小约 6.7cm×3.8cm，FDG 摄取显著增高，SUVmax 为 16.7。左侧臀中肌见片状低密度影，边界欠清，横截面大小约 5.7cm×2.9cm，FDG 摄取明显增高，SUVmax 为 14.7（图 8-4-1）。

【手术所见】B 超引导下右肾上腺占位穿刺活检。

【组织病理学】（右肾上腺穿刺组织）恶性肿瘤，免疫组化提示其为上皮来源，故考虑为低分化癌。免疫组化：肿瘤细胞表达 CK（++），CD20（-），CD3（-），CD21（-），Ki-67 约 50%（+），CD10（-），Bcl-6（-），MUM-1（-），CD5（-），CD30（-），Bcl-2（-），MYC（-），Syn（-），CgA（-），CD56

第8章

（-），CD79α（-）。原位杂交：EBER（-）。

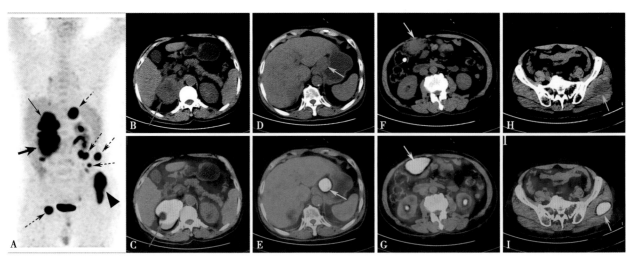

图 8-4-1　**肾上腺低分化癌伴多发转移 ¹⁸F-PET/CT 显像**

A. MIP 图：右上腹肾上腺区团块状放射性浓聚影（细黑箭头），右中腹部大片放射性浓聚影（粗黑箭头），腹腔及右腹股沟区域多发结节状放射性摄取增高灶（虚线箭头），左臀部条块状放射性浓聚影（三角箭头）；B. 横断位 CT 图像：右肾上腺区不规则团块影（红色箭头），边界欠清，内部密度不均，可见低密度坏死部分；C. 横断位融合图像：右肾上腺占位实性部分 FDG 摄取显著增高（红色箭头）；D. 横断位 CT 图像：肝胃间隙肿大淋巴结，内可见小片状低密度坏死区（橙色箭头）；E. 横断位融合图像：肝胃间隙肿大淋巴结 FDG 摄取显著增高（橙色箭头）；F. 横断位 CT 图像：腹膜大片软组织密度影，边缘见絮状渗出（黄色箭头）；G. 横断位融合图像：腹膜占位 FDG 摄取显著增高（黄色箭头）；H. 横断位 CT 图像：左侧臀中肌片状低密度影（绿色箭头），边界欠清；I. 横断位融合图像：左臀中肌占位放射性摄取显著增高（绿色箭头）

 点评

　　该病例肾上腺穿刺组织病理及免疫组化结果提示为上皮源性低分化癌，未能提示肿瘤来源部位；PET/CT 显像除肾上腺占位外未发现其他可疑原发性肿瘤，且肿瘤转移途径为肾上腺占位周围、腹腔及远处（右腹股沟）淋巴结、右上腹膜以及远处转移（肌肉），符合肾上腺癌转移的路径，因此考虑原发肿瘤定位于肾上腺较为明确。该病例向我们展现了 PET/CT 全身扫描的优势，有利于从整体出发，和病理诊断的"局部金标准"形成优势互补，有助于做出全面而准确的诊断。

　　值得注意的是，该病例中出现的骨骼肌转移瘤是非常少见的疾病，骨骼肌转移瘤在 CT 上多表现为边界不清的低密度灶，特征性表现为边缘明显强化伴中心坏死，但亦可表现为等密度灶从而导致漏诊，¹⁸F-FDG PET/CT 则有助于探查无临床症状或少见的肌肉受累部位，同时探查原发灶及其他组织器官的受累情况，具有很好的临床应用价值。

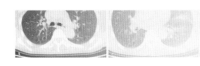 # 第 5 节　肾上腺嗜铬细胞瘤

　　患者女性，59 岁。

　　【简要病史】半年前出现头昏、头晕，伴胸闷、心悸，最高血压 190/110mmHg，予降压治疗症状好转；1 个月余前再次出现头痛、头晕，伴有一过性黑蒙，伴心悸，大汗淋漓，血压 195/110mmHg。

　　【实验室检查】尿去甲肾上腺素 230.1μg/24h ↑，SE 20.36ng/ml ↑。

【其他影像学检查】CT 增强：左侧肾上腺占位，直径约 7.2cm，呈分叶状，密度欠均，CT 值平均约 43HU，增强扫描后不均匀强化，CT 值平均约 72HU（图 8-5-1）。

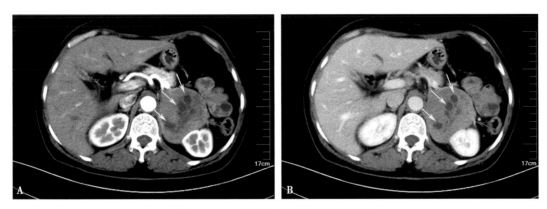

图 8-5-1 肾上腺嗜铬细胞瘤增强 CT

左肾上腺占位（红色箭头），边缘清晰，动脉期（A）即可见强化，静脉期（B）强化程度进一步增加；病灶密度不均，内见数枚小囊性变（黄色箭头），增强扫描后无强化

【PET/CT 图像分析】左肾上腺不规则软组织占位，边界尚清，横截面大小约 7.1cm×5.8cm，密度欠均匀，内见囊变及钙化，FDG 摄取不均匀轻度增高，SUVmax 为 3.2（图 8-5-2）。

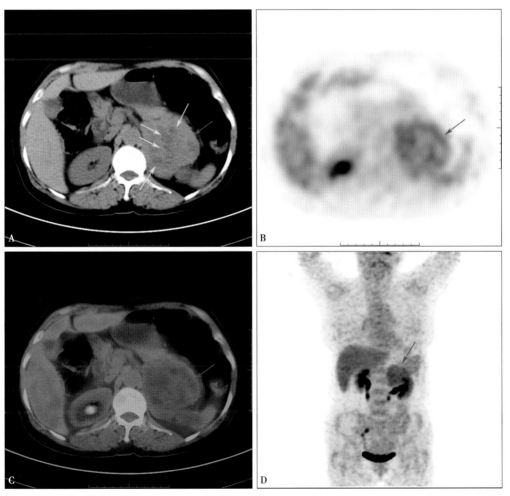

图 8-5-2 肾上腺嗜铬细胞瘤 ^{18}F-PET/CT 显像

左肾上腺不规则软组织占位（红色箭头），边界尚清，密度欠均匀，内见囊变（黄色箭头），FDG 摄取不均匀轻度增高，SUVmax 为 3.2

【手术所见】左肾上腺肿瘤大小约 6.0cm×6.0cm，质软，血供丰富。

【组织病理学】嗜铬细胞瘤，肿块大小为 6.5cm×6.0cm×6.0cm，未见肿瘤坏死；未见明确肿瘤侵犯脉管和包膜。免疫组化：肿瘤细胞表达 Syn（+++），CgA（+++），CD56（+），Ki-67（<1%+），S-100（间质细胞+），HMB45（-），α-inhibin（-）。

 点评

嗜铬细胞瘤是起源于肾上腺髓质、具有分泌儿茶酚胺功能的肿瘤，亦可发生于肾上腺外的交感与副交感神经组织，即肾上腺外副神经节瘤。该疾病发病率为每百万人每年 3~8 例。嗜铬细胞瘤最常见的临床表现为高血压，约 10% 的患者可表现为典型的"头痛、心悸、出汗"三联征。

嗜铬细胞瘤在影像学上表现为肾上腺较大的软组织肿块，多为圆形或椭圆形，亦可为分叶状；囊变较多见，钙化被认为是可疑的恶性表现；增强扫描动脉期明显强化，静脉期进一步强化，延迟期强化程度减低。^{18}F-FDG PET/CT 上，嗜铬细胞瘤表现为不同程度的摄取增高。约 10% 的嗜铬细胞瘤为恶性，但常规影像学检查，甚至病理检查，都难以准确评估肾上腺嗜铬细胞瘤的良恶性，而 ^{18}F-FDG PET/CT 则可为其良恶性鉴别提供有效信息。文献报道，以 SUVmax = 8.85 作为临界值，^{18}F-FDG PET/CT 鉴别肾上腺嗜铬细胞瘤良恶性的灵敏度和特异度分别为 100% 与 81.8%。本例患者肿瘤体积大，密度不均，伴囊变及钙化，CT 表现有一定恶性倾向，但 PET/CT 示肿瘤 FDG 摄取程度较低，SUVmax 为 3.2，病理检查亦未见恶性依据，符合良性嗜铬细胞瘤的表现。

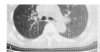 **第6节　肾上腺嗜酸性细胞瘤**

患者男性，76 岁。

【简要病史】体检发现左侧肾上腺区肿块 1 个月，无不适。

【实验室检查】8mg 大剂量地塞米松抑制试验示：皮质醇增高不能被抑制，皮质醇基础值 406nmol/L，皮质醇服药后第 1 天 389nmol/L，皮质醇服药后第 2 天 361nmol/L。

【其他影像学检查】CT 增强：左侧肾上腺区团块状软组织密度影，较大层面约 8.3cm×8.4cm，CT 值约 37HU，增强后呈轻度不均匀强化（图 8-6-1）。

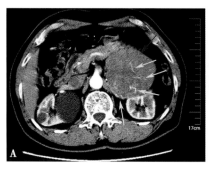 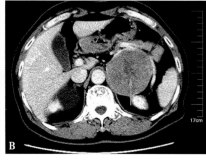 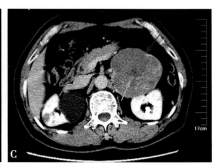

图 8-6-1　肾上腺嗜酸性细胞瘤增强 CT

左肾上腺占位（红色箭头），边缘清晰，动脉期（A）可见分枝状供血小动脉（黄色箭头），门静脉期（B）强化程度增高，中心见"辐轮状"无强化区（橙色箭头）；延迟期（C）强化程度有所减低，中心"辐轮状"低密度区持续不强化（橙色箭头）

【PET/CT 图像分析】PET/CT 示左肾上腺区巨大占位，截面积约 8.5cm×8.7cm，边缘见分叶，病灶密度不均，内见"轮辐状"低密度区，实性部分放射性摄取不均匀轻中度增高，SUVmax 为 5.9（图 8-6-2）。

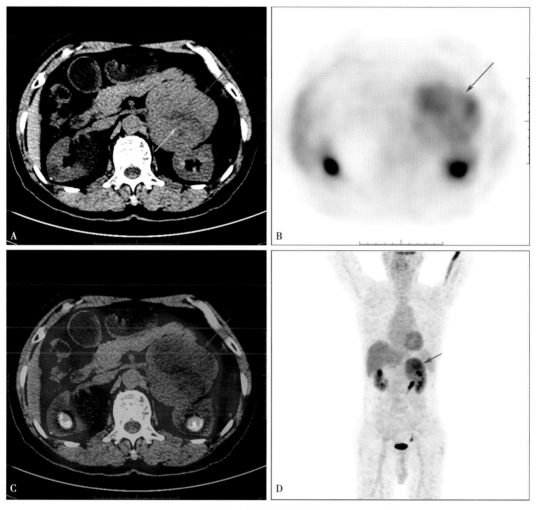

图 8-6-2 **肾上腺嗜酸性细胞瘤 ^{18}F-PET/CT 显像**

A. 横断面 CT 平扫：左肾上腺区占位（红色箭头），软组织密度为主，边界欠清，边缘略呈分叶状，中心见"轮辐状"低密度区（橙色箭头）；B. 横断面 PET 显像；C. PET/CT 融合显像：左肾上腺占位放射性摄取不均匀轻中度增高，中心低密度影呈放射性稀疏区；D. MIP 图：左肾上腺区团块状放射性摄取轻至中度增高

【手术所见】腹膜后肿瘤，大小约 10cm×8cm，与周围结构界限较清楚。

【组织病理学】（左肾上腺肿瘤）结合免疫组化考虑肾上腺皮质嗜酸细胞肿瘤，肿瘤大小 12cm×9cm×8cm。肿瘤周边见少量肾上腺皮质腺瘤成分，部分区肿瘤细胞异型显著，可见多量坏死，考虑具有恶性潜能。肿瘤细胞累及但未突破被膜，脉管内未见明确瘤栓。免疫组化：肿瘤细胞表达 Ki-67（约 10 % +），A103（－），HMB45（－），CD56（++），Syn（++），CgA（－），CK（±），MyoD1（－）。

 点评

　　嗜酸性细胞瘤可以在多种器官中发生，最常见的部位为肾脏，甲状腺、垂体、唾液腺、甲状旁腺、泪腺、皮肤、呼吸系统、胃肠道等均可发生。嗜酸性细胞瘤通常为良性，但亦有潜在恶性。

第8章

　　肾上腺嗜酸性细胞瘤极为罕见，截至 2017 年 6 月，英文文献报道该疾病例数不超过 120 例。由于病例数稀少，该疾病的发病率、诊断标准、病理生理学等方面尚未明确。据目前已知的病例统计，该疾病发生于 5 ~ 77 岁，女 / 男性别发病比率为 2.5∶1，左 / 右比率为 3.5，肾上腺激素水平异常的病例占 17% ~ 31.5%。临床表现可有激素水平异常的表现或占位性表现，但多数病人为体检或其他疾病就诊时意外发现。

　　肾上腺嗜酸性细胞瘤 CT 通常表现为较大的软组织密度占位，多呈非浸润性生长表现，密度相对均匀，增强扫描可见不均匀强化。由于病例数量稀少，该病的影像学表现尚未总结出特点，但肾脏嗜酸性细胞瘤具有较为特异性的"中心瘢痕"表现，在本病例中，该特征亦有所表现。该疾病的 ^{18}F-FDG PET 表现尚不详，本病例表现为中等程度、不均质的 FDG 摄取，仍需更多病例进一步总结。

（孙一文）